JN298464

子どもと家族の認知行動療法 ② 不安障害

COGNITIVE BEHAVIOUR THERAPY WITH CHILDREN AND YOUNG PEOPLE

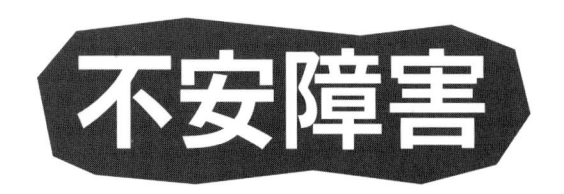

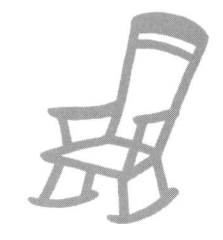

著者 **P. スタラード**
Paul Stallard

監訳者 **下山晴彦**　訳者 **高橋 洋**

誠信書房

Anxiety: Cognitive Behaviour Therapy with Children and Young People
Paul Stallard

Copyright © 2009 Paul Stallard
All Rights Reserved.
Authorized translation from English language edition
published by Routledge, a member of TAYLOR & FRANCIS GROUP.
Japanese translation rights arranged with TAYLOR & FRANCIS GROUP
Through Japan UNI Agency, Inc., Tokyo.

日本版への序文

　20年以上にわたり，認知行動療法（CBT）は，子どものメンタルヘルス上の問題を解決するための心理療法として確固たる地位を築いてきました。今や認知行動療法は，心理療法の中でも最も広範かつ厳密に研究された技法であり，経験とデータに裏打ちされたその有効性は最も高いものだと思います。

　認知行動療法の特長は，明快で実施が簡単な理論モデルにあります。その理論モデルは，「人が世界をどのように捉えるのか」そして「自分の身に起きた出来事をどのように解釈するか」に重点を置いたものです。出来事が偏った見方――偏向的で不適切な見方――で評価されるとき，心の問題が生じるのです。これら適切でない認知は不快な感情を引き起こし，それが今度は個人の行動に影響を及ぼしはじめます。

　認知行動療法を学べば，思考・感情・行動の関連がどのようになっているのか，その構造が理解できるようになります。自分の大事な認知に気づき，無益で「不適切な」認知を特定し，それに疑問を持ち，再評価するよう，人を鼓舞してくれます。そうすることで，代わりとなる，もっと有益な「適切な」認知が発達できる余地が出てくるのです。これら適切な認知はより快適な感情を呼び起こし，それが今度は現実にふさわしい「適応的な」行動につながっていきます。

　本シリーズ『子どもと家族の認知行動療法』は全5巻で構成され，多様な症状に対応した包括的，かつ実践的な認知行動療法の手引き書です。それぞれの巻で，各分野の主導的な地位にある専門家が，精神疾患の子どもを治療するための技法について詳細な解説を提示しています。各巻のタイトルは『うつ病』『不安障害』『PTSD』『摂食障害』『強迫性障害』となっています。どの巻もほぼ同じ形式を採用し，要点を強調し，事例を収録し，実践的な概念を解説し，さらに巻末に資料とワークシートを収録しています。

　いま，世界中で認知行動療法が子どものために活用されはじめていますが，こうした状況のなかで，東京大学の下山晴彦教授とその同僚の方々と共に仕事ができて，私は大変嬉しく思っています。下山教授は日本における子どもの認知行動療法のパイオニアであり，その知識の蓄積と技量の向上に多大な支援をされてきました。下山教授の手でこのシリーズが翻訳されたことを光栄に思います。そして彼らによって，日本における子どもの認知行動療法が発展し続けることを願ってやみません。

Professor of Child and Family Mental Health

ポール・スタラード

シリーズ監訳者まえがき

　周知のように認知行動療法は，世界のメンタルヘルス活動の主要な方法となっています。これは，子どもや若者のメンタルヘルス活動においても同様です。特に我が国では，子どもや若者の不登校，引きこもり，いじめ，さらには自殺などの問題が数多くみられます。その背後には，うつ病や不安障害などが隠れている場合も少なからずあります。その点で子どもや若者の心理支援において認知行動療法の普及が広く期待されているところです。

　しかし，我が国では，これまで児童青年期の心理的問題解決に認知行動療法が適切に導入されているとはいえませんでした。いくつかの問題点がありました。ひとつは，大人の認知行動療法を子どもや若者にそのまま適用する傾向がみられたことです。子どもや若者に対しては，発達段階に即したモデルが必要となります。たとえば，重要な他者（特に家族）の協力を得て，認知の発達レベルに合わせた非言語的媒体を活用することなどが必要となります。

　もう一つは，児童青年期の心理的障害や問題は，家族や学校との関係も含めて問題の成り立ちが多様であるのにもかかわらず，それへの対応ができていないことです。多様な問題に対処するためには，個々の事例に即したケース・フォーミュレーション（定式化）が必要となります。ところが，我が国における認知行動療法の学習においては，（成人対応の認知行動療法も含めて）マニュアル適用型の教育が中心となっていました。児童青年期の問題の多様性を考えるならば，そのような紋切型の介入では適切な支援は困難となります。それと関連して子どもや若者の心理支援については，単なる心理教育だけでなく，問題を外在化し，動機づけを高めるといった作業も必要となりますが，その点への配慮がされることも少なかったといえます。

　本書は，英国における子どもと若者のための認知行動療法開発のリーダーであるポール・スタラード（Paul Stallard）教授が編集した5巻本シリーズの翻訳です。いずれの巻も，児童青年期の発達的特徴を考慮して，個別の障害や問題に関して具体的にどのようにケース・フォーミュレーションを構成するのかが分かりやすく説明されています。まさに我が国の児童青年期のメンタルヘルス支援領域の発展のために待望されていた書物です。監訳者は，この5年ほど，スタラード教授の著書の翻訳，ワークショップの開催，共著の出版などを通して共同研究を継続してきました。本シリーズについては，以前よりスタラード教授に話を聞いており，出版後すぐに翻訳の作業を開始しました。本シリーズの日本語版が完結する2013年にはスタラード教授が来日し，ワークショップなどを開催予定です。

　本書の出版が我が国の児童青年期のメンタルヘルス支援に貢献することを期待して筆を擱くことにします。

平成25年新春　　　　　　　　　　　　　　　　　シリーズ監訳者　下山晴彦

謝　辞

　本書を執筆するにあたってつねに支援と励ましを与えてくれた私の家族ロージー，ルーク，そしてエイミーに感謝します。また本書で展開される思考の発展に大きく寄与してくれた，私の多くの同僚にも感謝したいと思います。彼らと出会い共に研究する機会に恵まれたことは，私にとってまさに大きな幸運です。そして，もう一つつけ加えておくべきは，私がセラピーで協働する機会をもつことのできた子どもたち，若者たち，そして親御さんたちの存在です。この方々がいなければ，本書が陽の目をみることはなかったでしょう。

本シリーズについて

　本シリーズは，子どもや若者に一般的に見られる心と体の問題と，それに関連する家族の問題に認知行動療法を用いるための，包括的で実用的な5冊のガイドブックで構成されています。

　現在，認知行動療法（CBT）は，英国の国立機関（NHS）および民間の医療機関においても広く行われている治療方法で，採用するメンタルヘルスの専門家もどんどん増えています。子どもや若者に対する心理療法やカウンセリングの必要性は高まる一方であり，家族や学校における早い段階での介入が有効，かつ不可欠であることが分かっています。

　本シリーズは，各分野の著名な専門家によって執筆されているため，直近の問題に対処する際の適切な情報・アドバイスを得ることができます。

　シリーズの各巻はそれぞれ，「うつ病」「不安障害」「PTSD」「摂食障害」「強迫性障害」の五つの問題に焦点を当て，初期のアセスメントから治療技法，セラピストを悩ます典型的な問題，治療後の課題などを解説し，読者を導いてくれます。また臨床の専門家向けに特化した重要ポイントの要約，臨床的な実例，子どもや若者とともに取り組める資料やワークシートが各巻に収録されていますので，是非，ご活用ください。

「子どもと家族の認知行動療法」シリーズ
1. うつ病　クリシー・ヴァーダイン，ジュリア・ロジャーズ，アリソン・ウッド著
2. 不安障害　ポール・スタラード著
3. PTSD　パトリック・スミス，ショーン・ペリン，ウィリアム・ユール，デイヴィッド・M・クラーク著
4. 摂食障害　サイモン・G・ガワーズ，リン・グリーン著
5. 強迫性障害　ポリー・ウェイト，ティム・ウィリアムズ編著

はじめに

　今日,さまざまな研究により,子どもと若者の不安障害の介入に認知行動療法が有効であることが実証されています。

　本書『子どもと家族の認知行動療法2　不安障害』では,著者のポール・スタラードが,認知行動療法の概要と,それをどのように不安障害を持つ子どもの支援に役立てられるかについて,詳しく解説しました。子どもの頃に発現する不安の問題の性質,程度,そして認知行動療法モデルの介入手段としての有効性が,事例をまじえて描かれます。

　本書は読者に,専門家向けの内容を簡潔で読みやすい文体で提供することを目指しています。不安障害に苦しむ子どもに認知行動療法を適用する方法には,さまざまな注意点がありますが,それらを順を追って理解できるようになっています。さらに,日常の中で活用できるたくさんのアイデアと,臨床技法,症例,子どもと若者が利用できるワークシートが盛り込まれています。

　本書は,不安の問題を抱えた子どもと,それに関わる心理カウンセラー,社会福祉士,教育関係者などの専門家にとって,不可欠の参考書となるはずです。

■子どもと家族の認知行動療法シリーズ2　不安障害

目　次

日本版への序文　iii
シリーズ監訳者まえがき　iv
謝　辞　v
本シリーズについて　vi
はじめに　vii

第1章　子どもの不安障害　1

1. 有病率　2
2. 併存症　3
3. 経過　4
4. 問題の要因　4
5. 不安障害のタイプ　6
6. 分離不安障害（SAD）　7
7. 恐怖症性不安障害　9
8. 社交恐怖／社交不安障害　10
9. パニック発作　11
10. 全般性不安障害（GAD）　13

第2章　認知行動療法　16

1. 認知行動療法のプロセス　16
2. 家族の参加　17
3. 守秘義務と親子の境界線の明確化　18
4. セッション構造の概略　18
5. 不安を対象とする認知行動療法の中心的構成要素　20
6. 不安障害に対処するプログラムの構造　21
7. 認知行動療法の効果　23
8. 結論　36

第3章　不適切な認知とプロセス 39

1. 注意バイアス 40
2. 脅威の認知 41
3. 否定的な認知の頻度 42
4. 肯定的な認知の頻度 44
5. 肯定的な認知と否定的な認知の比率 44
6. 認知の特異性 45
7. 認知の誤りの特異性 46
8. 対処バイアス 48
9. コントロールについての認識 49
10. 結論 50

第4章　親の行動と子どもの不安 52

1. 親の過度のコントロール 53
2. 親の否定的な態度 53
3. 親へのモデリング 54
4. 親による回避行動の強化 55
5. 親の思い込みと認知 55
6. 介入における親の役割 56
7. 変化のモデル 58
8. 親の参加はセラピーの効果を向上させるか 59
9. 要約 63
10. 結論 65

第5章　アセスメントと問題のフォーミュレーション 67

1. 臨床面接 68
2. 構造化診断面接 69
3. 自己記入式の質問表 72
4. 問題のフォーミュレーション 76

第6章　心理教育，目標設定，問題のフォーミュレーション　84

1. 動機づけ　87
2. 介入目標を定める　94
3. 目標を個別の課題に細分化する　97
4. フォーミュレーション　97

第7章　親の参加　106

1. 親の動機づけと変化への心構えを評価する　107
2. 親のマネージメントを評価する　111
3. 対処行動を強化する　113
4. どのように親をプログラムに参加させるべきか　117

第8章　情動の認識とマネージメント　120

1. 心理教育：逃走か闘争かの反応　121
2. 情動への気づき　122
3. 情動の評価　124
4. 情動のモニタリング　125
5. 不安マネージメント　129

第9章　認知の強化　135

1. 気づきを発達させる：思考の特定と伝達　136
2. 有益な思考と有害な思考を特定する　138
3. 有害な思考を有益な思考に転換する　140
4. 肯定的なセルフトーク　142
5. 対処バイアス　143
6. よくある認知の歪みやねじれを特定する――「思考の罠」　143
7. 認知の歪みを検証しそれに疑問を呈する　147

第 10 章　問題解決，エクスポージャー，再発防止　153

1. 問題解決　153
2. 不安を引き起こす状況に立ち向かい対処する　156
3. 段階的なステップを踏む課題階層表の作成　158
4. 行動実験　160
5. 対処とその達成を承認し褒める　164
6. 再発防止　165

第 11 章　よくある問題　168

1. 家族の協力が得られない　168
2. 動機づけを欠いている，関心がない　169
3. 家で行う課題を実行しない　172
4. 子どもが受動的で話をしようとしない　174
5. 子どもの認知能力や成長能力が限られている　177
6. 自分の思考を表現するのが困難である　178
7. 子どもが言葉による方法に反応しない　179
8. 親に不安障害が認められる　180
9. 子どもがセラピーを欠席しがちである　181
10. 成功を否定する　182

第 12 章　配付資料とワークシート　186

1. 心理教育用の資料　187
2. 情動の認知とマネージメントに役立つワートシート　187
3. 認知の強化に役立つワークシート　189
4. 問題解決に役立つワークシート　189

- 不安を退治する方法を学ぶ 1　191
- 不安を退治する方法を学ぶ 2　194
- 逃走か闘争かの反応　196
- 私の身体の不安の徴候　197
- 私が不安を感じること　198
- 私の緊張した感情の日記　199
- 私の身体活動　200
- 呼吸のコントロールの日記　201
- 自分専用のリラックスできる場所　202
- 私の感情の道具箱　203
- 私の心配　204
- グルグルと渦を巻く思考　205
- 思考の罠（わな）　206
- カッコいいネコ　207
- 二人はどう感じているか　208
- 考えられる解決方法　209
- どの解決方法を選べばよいか　210
- 私の行動実験　211
- 私の達成記録　212
- 私の成功へのはしご　213

参考文献 214

邦訳文献 224

索　引 225

不安障害

第1章
子どもの不安障害

　子どもや若者の不安障害はよく見受けられる障害であり，子どものメンタルヘルスにおける最も大きな問題の一つです。それは，日常生活に多大な影響を及ぼし，成長の可能性を妨害し，学校の成績や，友人関係の発達，あるいは家族関係を阻害する場合があります。また，不安障害の多くは長びくため，放っておくと成人してから問題を引き起こす可能性が高くなります。

　不安の反応は複雑であり，それには認知的，生理的，行動的要素が関係します（Weems and Stickle, 2005）。認知的要素には予想される危険な状況や出来事の評価が含まれます。また生理的要素には必要な行動（たとえば逃走や，闘争など）に向けた身体の準備が含まれます。行動的要素は危険を予期し回避できるように子どもを導きます。不安とは，自己防衛を強化するために発達した，恐れと心配に特別の焦点を置く規範的な反応のことです。その内容は，その子どもの成長段階や，それまでの経験に応じて変化します。

　不安における重要な認知的要素の一つは心配です。地域調査によれば心配は子どもの間に普通に見られます。ムリスら（Muris et al., 1998）によれば，8歳〜13歳の子どもの70％が心配をときどき経験すると報告しています。心配の種は学業，死，健康，対人関係となっており，週に2，3度とりわけ強い心配を経験しているようです。シルバーマンら（Silverman et al., 1995）によっても同様な発見が報告されており，最も一般的な三つの心配の領域は①学校，②健康，③個人に対する危害だとされています。

　専門家のもとに連れてこられ不安障害と診断される子どもの間には，類似の心配事が認められます。心配の主要な領域は，健康，学校，災害，個人に対する危害に関係しています。また，最もよく見られる心配は，友達との関係，同級生，学校，健康，成績についてです（Weems et al., 2000）。地域調査における子どものグループと専門家のもとに連れてこられた子どものグループの相違は，必ずしも心配の「特定の内容」にあるわけではなく，その「強さ」にあります（Perrin and Last, 1997; Weems et al., 2000）。この二つのグループの違いは，臨床介入が必要な不安を持つ子どものほうが，普通の子どもと比較してより強い心配を抱いているという点です（Weems et al., 2000）。

　子どもと若者の持つ心配のテーマは，子ども時代を通じて変化します。ウィー

ムスとスティクル (Weems and Stickle, 2005) によると，特定の不安障害の症状は認知，行動，社会に関わる過程で連続して発生する発達上の問題によって形成されるとされています。乳幼児にとっては生存が重要な課題であり，したがって突然の大きな音や，予期せぬ出来事や，見知らぬ人に対する警戒によって恐れと不安が引き起こされます。乳幼児は保護者への愛着を次第に発達させ，一般に1歳になる頃までには分離に対する恐れを経験するようになります。6歳になる頃までに子どもは保護者から独立するようになり，自分自身の脆弱性を認識し始めます。それによって親の喪失に対する，あるいは親からの分離に対する心配が子どもの心に定着していきます。それに加えて，動物に対する恐れや暗闇に対する恐れなど，特定の対象に対する恐れが見られるようになります。10歳～13歳の間に，自分への傷害，死，危険，自然災害に対して恐れを感じるようになり，自分自身の脆弱性にますます気がつくようになります。思春期までには，恐れの性質は社会的な比較に基礎を置くようになり，失敗，批判，身体的な外見についての不安が見られるようになります (Warren and Sroufe, 2004)。このように子どもの頃の恐れと心配はごく普通の現象ですが，それらが長期化し，悪化してさまざまな能力を損なうようになり，その子どもの日常生活とそれに必要な機能を阻害したり制限したりするようになると問題が生じるのです。

- 子どもの不安はごくありふれており，子どもの成長の正常な部分と考えられる。
- 不安障害を持つ子どもは，普通の子どもと比べて，より激しい心配を経験している。
- 子どもが成長し認知能力が発達するにつれ，心配と恐れの焦点が具体的な関心事からより抽象的な関心事へと移行していく。

1. 有病率

イギリスとアメリカ合衆国での有病率地域調査によれば，5歳～16歳の子どもの2％～4％が，『精神疾患の診断と統計の手引き (DSM-IV-TR)』の規定する，大きな障害をともなう重度の不安障害の診断基準を満たすとされています (アメリカ精神医学会, 2000; Costello et al., 2003; Meltzer et al., 2003)。一般に不安障害は，男子よりも女子に，また年長の子どもに多く見られる傾向があります。特に男子に比べて女子は，恐怖症，パニック障害，広場恐怖症，分離不安障害を報告しがちです。

不安障害の本質と経過を考慮すると，経年的研究に大きな成果が期待されます。アメリカ合衆国で実施された「グレート・スモーキー・マウンテン研究」では，9歳，11歳，13歳の1420人の子どもが無作為に集められ，16歳になるまで追跡調査が行われました (Costello et al., 2003)。『DSM-IV』の規定する不安障害の診断基準を満たす子どもの3カ月時点の有病率は，9／10歳で0.5％，11歳で

1.9％，13歳で2.6％，15歳で3.7％であり，最も低い率を示したのは12歳の子どもでした。障害別に見ると，分離不安については年齢とともに有病率が下がったのに対して，社交不安とパニック障害については上がりました。総合的に評価すると，16歳になる頃には，子どものおよそ10％が『DSM-IV』の規定する不安障害の基準を満たすようになります。

　障害基準を考慮に入れない場合には，この率は大きく上がります。たとえば「グレート・スモーキー・マウンテン研究」でコステロら（Costello et al., 1996）は，20％の子どもが情緒障害を抱えていることを見出しています。12歳～17歳の1035人の子どもを対象に実施されたドイツでの地域調査においても有病率として類似の数値が見出されています。この調査では，思春期の若者における不安障害の有病率は18.6％と見積もられています（Essau et al., 2000）。

　障害別に見ると，コステロとアンゴールド（Costello and Angold, 1995）は，過剰不安障害，全般性不安障害，分離不安，単純な恐怖症が「ほとんど常に最も一般的に診断される不安障害であり，子どものおよそ5％に発現するのに対して，社交恐怖，広場恐怖症，パニック障害，回避性障害，強迫性障害は少なく，子どもの2％未満に発現する」と結論づけています。

> 子どもと若者のおよそ10人に1人が子どもの頃に不安障害の診断基準を満たすようになる。

2. 併存症

　さまざまな不安障害の間に，またそれらとその他の情緒障害，特にうつとの間にかなりの併存が見られます（Costello et al., 2003; Essau et al., 2000; Greco and Morris, 2004; Newman et al., 1996）。このような重なりが存在するために，特定の不安障害同士が混同される場合があります。たとえば分離不安障害を持つ子どもの示す心配や恐れが，全般性不安障害を示すものとして誤って解釈されることがあります。同様に，社交恐怖を特徴づける社会的回避は，うつの一般的な特徴である無気力と混同される場合があります。

　その他の併存症の条件としてアルコール乱用が挙げられ，不安障害を持つ子どもは思春期の頃にアルコール乱用の危険が高まります。不快な不安の症状を和らげる一つの手段としてアルコールに手を出そうとするのではないかとする説が提起されています（Schuckit and Hesselbrock, 1994）。

> さまざまな不安障害の間に，またそれらとうつの間に併存症がよく見られる。

3. 経過

　常に一貫した結果が得られているわけではありませんが (Last et al., 1998)，経年的研究のほとんどにおいて，子どもの不安障害の多くが成人へと持ち越されることが示されています。

　9歳〜18歳までの776人の子どもを対象にしてニューヨークで実施された2年後と9年後の追跡調査では (Pine et al., 1998)，思春期の不安と各追跡調査の時点で評価された不安の程度の間に強い相関関係が確認されています。思春期における不安障害やうつの発現は，成人前期にこれらの障害を持つ危険性が2倍〜3倍に高まることを意味します。つまり，思春期における単純な恐怖症と社交恐怖は，成人前期におけるそれらの前兆とも言えるのです。全般性不安障害，過剰不安障害，恐れなどのその他の不安障害に関しては，年齢をわたっての関係はそれほど強くは認められていません。とはいえ，成人前期における不安障害のほとんどが，思春期の不安障害に先行されることがデータによって示されています。

　ニュージーランドで実施された経年的研究では，同一の出生コホートに属する1265人について，14歳〜16歳にかけて不安障害の評価が，また16歳〜21歳にかけてメンタルヘルス，教育，社会的な機能についての一連の評価測定が実施されています (Woodward and Fergusson, 2001)。この研究では，交絡変数をコントロールしたあとで，思春期における不安と，成人前期における不安，うつ，非合法薬物への依存，学業成績の不振の間に有意な相関関係が見出されています。

　類似する結果が，ニュージーランドで実施された「ダニーディン・マルチディシプリナリー・ヘルス・アンド・デベロップメント研究」によって得られています (Kim-Cohen et al., 2003; Newman et al., 1996)。この研究では，同一の出生コホートに属するおよそ1000人の子どもを対象にして，子どもの頃のさまざまな時点と，成年前期に入った18歳，21歳，26歳の時点においてアセスメントが行われています。21歳の時点で不安障害を診断された人のうちの80.5％が，すでに18歳以前に同じ診断を下されていました。この数値は26歳の時点でも類似し，そのときに不安障害を診断された人の76.6％がすでに18歳以前に同じ診断を下されていました。またこの数値は不安障害のタイプにかかわらず比較的一定しており，全般性不安障害が81.1％，パニック障害が78.9％，単純な恐怖症が84.1％，社交恐怖が72.8％でした。

> 子どもの頃の不安は，間断のない経過をたどり，成人前期まで持続する場合がある。

4. 問題の要因

　子どもと思春期の若者の不安障害には発症に至る多数の経路があり，それには

生物学的な要因，環境要因，個人要因の複雑な相互作用が関わっています。これは多結果性（multifinality：一つの要因が複数の結果に至る）と等結果性（equifinality：複数の経路が同一の結果に至る）の原理に基づいています。生物学的な脆弱性（たとえば行動抑制）は，不安障害を引き起こしやすくし，更に環境要因（たとえば親の行動），認知プロセス（たとえば歪んだ認知と歪んだプロセス），学習経験（たとえば条件づけ，回避）によって不安障害が活性化され維持されるとされています。

　ストレスと困難に対する過敏さという形態での，遺伝と気質による生物学的な脆弱性によって，子どもは不安障害を発症しやすくなります。この遺伝的な影響は，家族内における不安障害の一致に関する研究によって調査されてきました。調査には「トップダウン式」のアプローチ（すなわち不安障害を持つ親の子どもの調査）と「ボトムアップ式」のアプローチ（すなわち不安障害を持つ子どもの，成人の親類の調査）があります。これらの研究では分散の3分の1までが遺伝的な影響に帰され，不安障害の高い家族性が一貫して示されています。

　気質はこれまでかなり注目されてきた要素の一つであり，環境と時間に関係なく比較的安定した仕方でさまざまな出来事に反応する，と考えられています。これまで最も大きな関心を集めてきた気質的な要因は，おそらく行動抑制でしょう。行動抑制とは，未知の，あるいは不慣れな出来事や状況に遭遇したときに，恐れや退却を示す傾向をいいます。調査によれば，行動抑制は長期に渡ってその状態が続くと，やがて不安障害を発症する危険性を高めます。ただし，行動抑制と不安の間には重要な関連があるとはいえ，気質的な脆弱性を有するあらゆる子どもが不安障害を発症するわけではありません。環境と個人に特有の要因もまた，不安障害の発症と維持に重要な役割を果たしているのです。

　子どもに対する最も重要な環境の影響の一つは家族です。家族は不安行動がモデル化され強化される文脈を提供するのです。親の精神病理によって，怖がりと回避を示す不安行動に子どもが繰り返しさらされた場合，そのような行動が子どもによってモデルとして受け取られる結果になることがあります。また，これらの行動は，不安を持つ子どもの回避行動を奨励するような親の養育態度によって強化される場合があります。同様に，過度のコントロールや過保護と言った制約的な親の養育態度は，子どもの自主性の発達を損ないます。このような態度は子どもの依存性を助長し，問題解決能力を発達させる機会を子どもから奪い，恐ろしい出来事が予測不可能でコントロールできないとする子どもの思い込みを強化するのです。

　個人への条件づけと観察による学習経験も重要です。それは，特に恐怖症性障害の病因に当てはまります。恐怖症性障害は，認識された出来事が恐怖や極端な驚愕の反応によって条件づけられるさまざまな経路を通して発症します。恐怖症性障害は，他者の恐怖反応をそばで目撃したなどの直接的な経験や，情報の提示を通して引き起こされるのです。ただし，直接的で他者代理的な条件づけの経験

が重要であるとはいえ，それが常に起きるわけではなく，この事実は恐れの発現と不安障害の発症においてはその他の経路も等しく重要であることを示しています。

　また，子どもが環境を認知し解釈する際の決定要因として認知プロセスが重要な役割を果たしています。不安の引き金になる出来事を危険，あるいは脅威であると解釈し，それに注意を向ける子どもの心理が，情報処理のアプローチによって研究されてきました。不安障害を持つ子どもは，脅威をもたらしそうな出来事に選択的に注意を向け，不確かな状況に置かれるとより多くの脅威を認知する傾向を持っています。

- 子どもの不安障害の発症には，それに至るさまざまな経路がある。
- 遺伝的な影響と気質的な要因は，脆弱性を高める可能性を有する。
- 重要な環境の影響として，家族要因，学習経験，認知要因が挙げられる。

5. 不安障害のタイプ

　『DSM-IV-TR』(アメリカ精神医学会, 2000) では，子どもの不安障害に関して，分離不安障害以外には特定のカテゴリーが設けられていません。それらは「不安障害」という一般的な表題のもとに一括して記述されており，子どもの間でさまざまな発現様式がある点について，いくつかの補足があるに過ぎません。

　『国際疾病分類第10版 (ICD-10, 世界保健機関, 1993)』では，子どもに発現する情緒障害に特定化されたセクションと，分離不安障害，恐怖症性不安障害，社交不安障害のセクションが設けられています。子どもによく見られるその他の一般的な不安反応 (社交恐怖, パニック障害, 全般性不安障害) は，ストレスに関連する神経症的な身体表現性障害と一般的に表現されたセクションに記述されています。発現，引き金になる出来事，症状は障害のタイプごとに異なりますが，現実のものであろうが想像上のものであろうが子どもの脅威の認知によって不安が引き起こされるという点では，各障害の間に共通性が認められています。

　これまでに言及しなかった不安障害として，強迫性障害 (OCD) と心的外傷後ストレス障害 (PTSD) が挙げられます。強迫性障害を持つ若者は，再起性の執拗な思考 (強迫観念) と繰り返しの行動 (強迫行動) の両方，またはいずれか一方を経験し，それによって著しい苦痛と不安を感じています。心的外傷後ストレス障害では，誰かの死，死の危険，大きな傷害，自分の身体的な統合への脅威をもたらす出来事やトラウマに直面することで不安と苦痛が引き起こされ，子どもは激しい恐れ，無力感，恐怖などによってそれらに反応します。強迫性障害と心的外傷後ストレス障害については，本シリーズの別の巻で主題として取り上げられているので本書では扱いません。

> 脅威の認知によって不安が引き起こされるという点で，各不安障害は類似する。

6. 分離不安障害（SAD）

歩き始めたばかりの乳児や学校に上がる前の子どもは，愛着を抱いている人びとから実際に離れたり，あるいはそうなる危険を感じたりすると，ある程度の不安を示しますが，これは正常なことです。分離不安障害においては，分離に対する恐れは幼少期に発達し，それが不安の核心を構成するようになります。それが統計的に標準からの偏奇が著しい程度になり（通常の年齢期間を越えて異常に長く維持される場合も含めます），社会的な機能に重大な障害をきたすようになると，正常な分離不安とは区別されるようになるのです。

事例 1-1

サナエは，母親によると，いつも不安を抱いている子どもだったそうです。母親がそばにいないと，激しく動揺して泣き叫ぶことがしばしばありました。3歳になると幼稚園に通い始めましたが，母親がそばにいないと苦痛を訴えるため，母親はサナエに付き添っていなければなりませんでした。そのために最初の二週間，母親は毎日サナエと一緒に幼稚園に滞在するようにしました。二週間が経過し，母親が幼稚園にサナエを残して帰宅すると，サナエはいつまでも泣き叫んでいました。母親の名前を呼び続け，気分が悪くなるまで泣き続けたのです。この出来事があってから，サナエは幼稚園に行かなくなり，自宅で母親と一緒に過ごすようになりました。この頃のサナエは，友達と遊ばせておくこともできなければ，親戚の家にあずけておくこともできませんでした。とにかく母親がいつも一緒にいなければならなかったのです。

学校に上がる年齢になると，サナエは母親がそばにいないことに再び苦痛を感じるようになりましたが，母親と教師は妥協せず，彼女は一人で学校に通うようになりました。ところが彼女の登校状況は急激に悪化していきました。おなかの痛みや気分の悪さを訴えて，1週間に1日か2日は必ず休むようになったのです。サナエは何度か医者に連れていかれましたが，彼女の訴える身体の不調は認められませんでした。8歳のときに友達の家に一泊するように初めて招待されたおりには，行こうとしませんでした。自分のいない間に母親が家を捨ててどこかへ行ってしまい，帰ってきたときにはいなくなっているのでないかと心配だったからです。母親が家を捨ててどこかへ行ってしまうのではないかという恐れや，母親が事故にあうのではないかという恐れがどんどん大きくなっていきました。登校状況は更に悪化し，他の子どもたちとは遊ばず，いつも母親と一緒にいるようになり，母親が家にいるのを常に確認するようになっていました。

この事例の大きな特徴は，自宅や，愛着の対象から，特に母親から離れることに対する，いつまでも続く過度の不安です。この不安は，愛着を抱いている主な人物（通常は親かその他の家族メンバー）を失ったり，そのような人物に何らかの傷害が引き起こされたりすることへの過度の心配から生じるのです。それは分離を経験するまえに生じる場合もあれば，経験している間に生じる場合もあり，さまざまな症状を通して発現します。しかしながら分離不安障害における不安は焦点が明確に特定されており，さまざまな状況の中で，さまざまな出来事によって引き起こされる，より広範な不安反応の一部ではありません。

　分離不安障害においてよく見られる症状として，自分，あるいは愛着を抱いている主な人物に何らかの傷害が引き起こされ，その結果何らかの理由でそのような人物と離ればなれになるのではないかという非現実的で執着的な心配が挙げられます。そのような子どもは，登校や，一人で寝ることをいつまでも嫌がったり，拒否したりするようになります。あるいは離ればなれになるところを繰り返し悪夢に見るようになるかもしれません。また子どもは，愛着を抱いている主な人物と離れるまえに，あるいは離れる間に，あるいは離れた直後に，はき気，胃の痛み，頭痛，嘔吐などの身体症状について頻繁に不平をこぼすようになったり，不安，泣き叫び，かんしゃく，みじめさ，無気力，引きこもりなどの形態によって過度の苦痛を表現するようになったりすることがあります。

　『DSM-IV-TR』（アメリカ精神医学会，2000）では，分離不安障害は18歳以前に発現し，少なくとも4週間続き，社会，学校，家族，あるいはその他の重要な領域において，大きな苦痛や機能障害を引き起こすとされています。

　分離不安障害の症状には，子どもの成長段階に応じた差異が認められるとされています。フランシスら（Francis et al., 1987）は，5歳〜8歳までの子どもが非現実的な危害に対する恐れや，分離に関わる悪夢や，登校拒否を報告することが多いのに対して，より年長の子ども（13歳〜16歳）は身体面での不調を訴えがちであるとしています。症状の発現における男女差は一般に認められませんが，シルバーマンとディック＝ニーダーホイザー（Silverman and Dick-Niederhauser, 2004）は，男子よりも女子に分離不安障害がより多く見られると結論づけています。

> 分離不安障害は，愛着を抱いている主な人物と離ればなれになるのではないかとする，あるいはそのような人物に危害が引き起こされるのではないかとする持続する過度の恐れによって特徴づけられる。

　研究によれば，分離不安障害の有病率は3〜5％であり，この数値は年齢とともに下がり，発現のピークは7歳〜9歳にあるとされています（Silverman and Dick-Niederhauser, 2004）。回復率は良好であり，フォーリーら（Foley et al., 2004）は，分離不安障害と診断された地域サンプルの80％が18カ月の追跡調査までに症状が緩和したと報告しています。併存症は普通に見られ，特に過剰不安障害，特

定の恐怖症，うつとの併存が見出されています。

7. 恐怖症性不安障害

　子どもの間では恐れはありふれたものであり，マークス（Marks, 1969）はそれを「実際の脅威や想像上の脅威に対する正常な反応」と定義しています。ほとんどの子どもは，ある程度の恐れを子どもの頃に経験しますが，大部分は軽度のものであり，成長過程における正常で一時的な現象だとみなせます。実際のところ，子どもはしばしば大きな音，見知らぬ人，暗闇，動物などの一連の物事に対して恐れの反応を示すと，オレンディックら（Ollendick et al., 2002）は述べています。それに対して恐怖症は，長期にわたって続き，適応性に欠け，ある年齢や成長の段階に特定化されない点において子どもの持つ正常な恐れとは異なります（Miller et al., 1974）。かくして恐怖症性不安障害を持つ子どもは，特定の事物や場所（たとえば犬，歯医者など）に対して顕著で持続する恐れを抱いているのです。そのような対象に遭遇すると，ただちに不安反応が引き起こされ，泣き叫んだり，かんしゃくを起こしたり，動けなくなったり，他者にしがみついたりします。

事例 1-2

　メグミ（14歳）は，6歳のときに起きた，ある出来事を思い出しました。友達とかくれんぼうをして遊んでいたときに，暗く狭い戸棚の中に閉じ込められてしまったのです。かくれんぼうに飽きた友達が家に帰ってしまったために，メグミは15分ほど経ってからようやくおばに助け出されました。ひどく取り乱していたメグミは，激しく泣き叫び，震えていました。彼女を落ち着かせるには，抱き寄せてかなり長い間慰め続けなければなりませんでした。その日以来，メグミは暗く狭い場所を恐れるようになったのです。

　恐怖症は，ある特定の対象や状況に特定化されます。それによって引き起こされる不安反応は過度で，臨床的に異常なものです。また恐怖症は，より一般的な障害の一部ではありません。思春期の若者は自分の恐れが過剰だと認識している場合もありますが，年少の子どもはそのような認識を持っていません。

　これは子どもに限ったことではありませんが，『DSM-IV-TR（アメリカ精神医学会, 2000）』の基準には恐怖症に関して，恐怖症を引き起こす刺激にさらされると，ほとんど常に不安反応が引き起こされ，その結果その人は恐怖症を引き起こす状況を回避したり，激しい不安を抱きながらそのような状況に耐えるのを強いられたりすると記述されています。また，子どもの示す不安反応として，泣き叫ぶ，かんしゃくを起こす，動けなくなる，他者にしがみつくなどが挙げられています。

加えて，恐れは子どもの頃にはありふれているので，恐怖症とされるには，特定の恐れが少なくとも6カ月間は発現していなければならないとされています。

『DSM-IV (アメリカ精神医学会, 1994)』には，恐怖症の性質として，動物（ネコやヘビなど），自然環境（雷や水など），血液・注射・外傷，状況（飛ぶ，上がるなど），その他（病気になる，ふくらむなど）などのサブタイプが挙げられています。

> 恐怖症は，特定の対象や状況に対する適応性に欠ける過度の恐れの反応である。そのような反応は長く続き，子どもに激しい苦痛を引き起こす。

研究者によって異なる基準が用いられている点を考慮する必要がありますが，地域研究によれば恐怖症の有病率は2～5%であり，日常生活に重大な障害をきたすとされています (Essau et al., 2000; Ollendick et al., 2002)。また女子と年少の男子に，より高い頻度で恐れの症状を報告する傾向が見られます (Essau et al., 2000)。

8. 社交恐怖／社交不安障害

見知らぬ人に対する警戒と社会に対する不安は，子どもによく見受けられます。子どもによっては，これらの不安が激しくなり，社会的な機能に関わる臨床的な問題に結びつくようになる場合があります。『ICD-10 (世界保健機関, 1993)』によると，社交不安障害は6歳以前に発現し，見知らぬ人（大人，同年齢の子ども）に対する恐れや回避が繰り返し生じたり，いつまでも続いたりすることによって特徴づけられます。

社交恐怖は，思春期に始まるのが普通です。それは同輩集団内での社会状況や，音楽イベント，スポーツイベントなどの人前に立つ状況のなかで，他者から否定的な評価を受けることに対する過度の恐れによって特徴づけられます。通常子どもは，屈辱的な状況や，きまりの悪い状況のなかで行動するのを恐れ，実際にそのような状況に置かれると大きな不安症状を呈します。このような不快な経験によって，子どもは社会的な状況をはっきりと，また極度に回避するようになるのです。

事例 1-3

ナナ（14歳）はひとりっ子で，同級生ともあまり遊ぼうとしませんでした。小学校に上がって以来，他の子どもたちの中にうまくとけ込めず，一人でいることを好んでいました。彼女はいつも礼儀正しく，大人とはよく話をしましたが，クラスの中では孤立していて，休み時間には遊びの輪からはずれていました。からかいの格好の対象になり，その状況は中学校に入るま

> で続きました。友達が欲しかったにもかかわらず，他人が自分にどう反応するかをますます気にするようになってしまいました。何か間違ったことを言うのではないかと心配し，自分と同年齢の子どもと一緒にいると，いくつかの不安の徴候が現われるのに気づき始めていました。たとえば心臓の鼓動が速くなったり，喉が乾いたり，身体がほてったり，顔面が紅潮するようになったのです。そのため一人で過ごすことが多くなっていき，社会的な状況を避け，同級生と一緒に何かをしなければならない状況に置かれるとパニックを感じるようになったのです。

　社交不安障害と診断するには，その子どもは年齢相応の社会関係を結ぶ能力を持ち，そのうえで，大人だけでなく，他の子どもを前にしても不安の症状を呈する状態になければなりません。子どもは自分の恐れが過度である，あるいは不合理であると認識していない場合があり，泣き叫ぶ，かんしゃくを起こす，動けなくなる，自分の殻に閉じこもるなどの行動によって不安を表現します。きまりの悪さに対する恐れは，思春期によく見られるため，それを障害と診断するには，症状が少なくとも6カ月間は持続していなければなりません。

> 社交恐怖は，屈辱や，きまりの悪さのともなう社会的な状況，あるいは人前に立つ状況に置かれることへの顕著で持続的な恐れによって特徴づけられる。

　社交恐怖を持つ子どもは，一連の社会的な状況のもとで中程度の苦痛を報告することがしばしばあります。たとえばバイデルら (Beidel et al., 1999) は，社交恐怖を持つ子どもが，人前で何かを行わなければならない状況（クラスでの朗読：71%，音楽会やスポーツ競技：61%）や，より一般的な会話（大人との会話：59%，自分から会話を始める：58%）を，少なくとも中程度の苦痛を引き起こす状況として最も頻繁に報告するとしています。頻度という点では，社交恐怖を持つ子どもは，二日に一度何らかの苦痛な出来事を経験し，最も頻繁にそれを経験する場所が学校であると報告しています (Beidel, 1991)。彼らはそのような苦痛が自分の能力を大きく損なうと感じており，彼らの3分の2が過去4週間に学校での活動に大きな障害をきたしたと報告しています (Essau et al., 2000)。

　有病率という点では，エソーら (Essau et al., 2000) は，12歳～17歳の1035人のドイツの若者を対象に実施した地域調査において，1.6%が社交恐怖の診断基準を満たしていたとしています。診断基準を満たす傾向は男子によりも女子に高く見られ，年齢とともに発生頻度が上昇するとしています。この調査では併存症が普通に見られ，41%が身体表現性障害の，また29%がうつ障害の基準を同時に満たしていました。

9. パニック発作

　パニック発作は突然に起きる激しい不安の急性症状として特徴づけられます。

パニック発作は特定の出来事や状況に特定化されるわけではなく，したがって予測不可能であるように見えます。不安によるきわめて激しく短い生理的な症状が主な徴候であり，死，コントロールの喪失，発狂などに対する二次的な恐れがそれにともないます。その結果その人は，パニック発作の引き金になった状況を回避しようとするようになり，また更なる発作の発生を常に恐れるようになります。

事例 1-4

　ミサキ（12歳）は社交的で成績がよく，積極的に友達と遊ぶクラスの人気者でした。彼女は特別な問題や心配を抱えてはいませんでしたが，6カ月前に友達と買い物に出掛けたとき，初めてパニック発作を経験したことを思い出しました。そのとき彼女は，突然暑くなったように感じ，めまいがして頭がふらふらし，呼吸が短くなって震えが止まらなくなったのです。何が起きているのかよく分かりませんでしたが，気を失うのではないかと恐くなったことを覚えています。迎えにきてくれるように母親に電話をしましたが，この激しい感覚は数分後に消えました。およそ4週間後，スクールバスに乗って学校から帰る途中に，ミサキは二度目のパニック発作に襲われました。再び激しい暑さとめまいと震えを経験し，心臓の鼓動が速くなりました。目に涙が浮かんできて，あわててバスから降り，心臓発作が起きているのではないかと心配になりました。3分〜4分経つとこの危機的な状況は過ぎ去りましたが，母親が迎えにきたときには目にまだ涙が浮かんでいました。およそ2週間後，学校のクラス会で同じことが起こりました。突然にパニックが起き，気を失うのではないかと感じたのです。このときも症状は数分でおさまりましたが，それ以来ミサキは学校のクラス会にはもう参加できないと感じるようになっていました。

　『DSM-IV-TR（アメリカ精神医学会，2000）』には，三つのタイプのパニック発作が規定されています。それは①不意の発作（特定のきっかけがないもの），②特定の状況に常に結びついている発作（特定のきっかけがあるもの），③特定の状況のもとで起きやすくなる発作，です。①の不意の発作には，特定の引き金が存在しません。②の特定の状況に常に結びついている発作は，子どもがきっかけになる特定の出来事を予期するか，あるいはそれに直面することによって必ず起きます。それに対して③の特定の状況のもとで起きやすくなる発作は，子どもが特定の状況に置かれると起きますが，その状況で必ず起きるわけではありません。

　パニック発作は，予測不可能であり，何ら客観的な危険が存在しない状況のもとで起きます。激しい恐れの突発を除けば，子どもに不安の症状はそれほど認められません。ただし予期的な不安はよく見られます。パニック発作と認めるには，動悸，発汗，震え，息切れ，息のつまり，胸の痛み，顔面潮紅，はき気，めまい

など13の生理症状のうちの少なくとも4つの症状が確認される必要があります。その他の症状には現実感の喪失，離人症，コントロール感の喪失，死に対する恐れがあります。

　カーニーら（Kearney et al., 1997）は，8歳〜17歳の子どもの間に最も頻繁に見られる激しい症状として，心悸亢進（しんきこうしん），はき気，顔面紅潮，顔面蒼白，震え，息切れが挙げられるとしています。パニック発作は，激しい症状が5分以内で収まり，そのあと減退し始めるのが普通です。

> パニック発作は，確認可能な，あるいは明確なきっかけなしにしばしば起きる，再発性の激しい生理的な症状によって特徴づけられる。

　思春期の若者を対象に実施された地域研究によって，パニック発作の有病率が0.5％〜5％であることが示されています（Essau et al., 2000; Goodwin and Gotlib, 2004; Hayward et al., 1997）。また他の不安障害やうつと併存する率が高いとされています（Goodwin and Gotlib, 2004）。

10. 全般性不安障害（GAD）

　全般性不安障害は，それまでの診断カテゴリー「過剰不安障害（OAD）」を置き換えたものです。過剰不安障害は，基準があいまいで他の不安障害との重なりが大きかったために不十分であると一般にみなされていました。全般性不安障害は，過去と未来のさまざまな出来事に対するコントロールできない過度の心配によって特徴づけられ，それには生理的な症状がともなわれます。その結果生じる不安は，執拗に続いて日常生活の重要な領域（家族生活，学業，友達との関係など）を侵害するという意味において，不適応を引き起こすようになります。

事例 1-5

　カズキ（8歳）は，母親に言わせると「心配性」でした。つまりどんなことでも心配になり，いつも母親に自分の心配について話し，安心させてくれるように求めたのです。そのような彼の態度は，最近になって特に学校で問題を引き起こすようになりました。先生から執拗に再保証をもらわないと自分の作業を始められず，また作業を開始してからも自分の手順が正しいかどうかを常に確認しなければならなかったのです。再保証や確認が得られないと，涙を浮かべ，震え，作業に全く集中できない様子でした。毎晩，翌日のことについてあれこれ心配し，友達や，勉強や，日常の活動について心配を見つけては母親に相談をもちかけました。更にそのような態度によって心配はますますひどくなり，涙を浮かべ，震え，眠れなくなってしまったのです。

不安の症状はほとんど毎日現われるのが普通であり，その状態が数週間続くはずです。症状には，不安感，将来起こりうる不幸についての心配，学業やスポーツなどにおける自己の能力についての心配などがあります。また子どもは，時間管理，宿題などの日常の課題についての心配のみならず，戦争やテロリストの攻撃などの悲惨な出来事についての心配を口にすることがあります。落ち着きをなくしたり，そわそわしたり，震えたり，リラックスできないと感じたりなどの運動感覚的な緊張の徴候が見られる場合もあります。また頭がふらふらする，汗をかく，動悸がする，めまいがする，口の中が渇くなどの生理的な症状をともなう場合があります。

　子どもの場合には，頭痛や胃の痛みなどの再発性の身体の不調と，再保証の要求が顕著な特徴として挙げられます。『DSM-IV-TR（アメリカ精神医学会，2000）』では，過度の心配が生じる日がそうでない日よりも多く，そのコントロールが難しく，その状態が6カ月以上続いていることを全般性不安障害の診断条件として挙げています。『DSM』は，子どもに全般性不安障害を診断するには，落ち着きのなさ，疲労，集中力の欠如，怒りっぽさ，筋肉の緊張，不眠の六つの症状のうちの一つが必要とされるとしています。また子どもに対して全般性不安障害が過剰に診断されているとし，徹底したアセスメントによって他の不安障害の有無を確認する必要があるとしています。

> 全般性不安障害とは，過去と未来のさまざまな出来事に対する，執拗に続く過度で激しい不安をいう。

　過剰不安障害／全般性不安障害の症状はありふれているとはいえ，より厳格な診断基準を満たす障害を持っている子どもは1%未満であるという結果が地域調査によって得られています（Essau et al., 2000; Wittchen et al., 1998）。症候に関していうと，ケンドールとピメンテル（Kendall and Pimentel, 2003）は，全般性不安障害を持つ子どもが，じっと座っていられない，リラックスできない，集中できない，すぐに動揺する，すぐに喧嘩腰になる，筋肉に痛みを感じる，眠れないなどの一群の症状を示すとしています。同様にマシら（Masi et al., 2004）は，全般性不安障害を持つ子どもの70%が，緊張，予期的な不安，否定的な自己イメージ，再保証の要求，怒りっぽさ，身体的な不調を報告していると述べています。ケンドールとピメンテル（Kendall and Pimentel, 2003）は子どもの報告する症状の数が年齢とともに増加すると述べていますが，ただし他の研究者はそのような傾向について言及していません（Masi et al., 2004）。

　他の不安障害やうつとの併存率は高く，全般性不安障害のみの発症は標本全体の7%に過ぎなかったとマシら（Masi et al., 2004）は述べています。これは部分的には，全般性不安障害の症状とその他の感情障害の症状（心配，集中力の欠如，不眠）の類似によって説明できます。

- 自己の能力を阻害する過度の不安障害がよく見られ，子どもの頃と思春期を通して10人に1人の子どもがその影響を受けている。
- 思春期の不安障害の発症は，成人前期の間にそれが再発する危険性が高いことを意味する。
- さまざまな不安障害の間に，またそれらとうつの間にかなりの併存が見られる。
- 不安障害の発症には多数の経路がある。重要な要因として以下が挙げられる。
    - 遺伝的な影響
    - 気質，特に行動抑制
    - 親の養育態度
    - 親の精神病理
    - 認知的な要因
    - 条件づけの経験

不安障害 第2章
認知行動療法

　認知行動療法（Cognitive behaviour therapy: CBT）とは，感情と行動の決定要因として認知の役割の重要性を強調する，構造化された心理療法の一形態をいいます。認知行動療法は，現在起きている出来事や困難に焦点を絞る**実践的な**アプローチをとります。**今ここ**に焦点を絞るこのアプローチは，問題の発生理由よりも，たった今経験している問題への対処の方に大きな関心がある子どもたちの興味を引くはずです。セラピーのスタイルは**協働的**であり，子どもとセラピストがパートナーとして協力します。子どもは，セラピー・セッションの中で**能動的な役割**を担い，自分の認知，思い込み，先入観の限界と現実のあり方を検証します。その際，認知の妥当性を評価する客観的な方法として，また自己発見と認知の再構築を促進する強力な手段として，行動実験を行います。**スキルの習得に基礎を置く**認知行動療法によって，子どもはさまざまなスキルと方略を学び発展させることができます。習得した有益なスキルを強化し，それによって**自己効力感**を高め，また新たなスキルを学習し，検証し，評価していきます。つけ加えておくと，認知行動療法には**時間枠**があり，それによって独立心が助長され，自助と反省が促されます。時間枠が設定されているため，認知行動療法は一般的に物事の見方が短期的な子どもに受け入れられやすく，最初の動機づけもうまくいくはずです。

- 認知行動療法は，スキルの習得に基礎を置く実践的な介入方法である。
- 今ここに焦点を絞るアプローチによって，実践面での良好な妥当性がもたらされる。
- 行動実験は，自分の認知を検証するための客観的で強力な方法を子どもに提供する。
- 認知行動療法には時間枠が設定される。

1. 認知行動療法のプロセス

　セラピーを導く認知行動療法の中心的な考え方は協働であり，セラピストと子どもはパートナーとして協力します。セラピストは「解答」を知っているわけではなく，子どもに「助言」を与える「専門家」でもありません。そうではなく，

子どもはセラピストとの協働を通して自分の問題についての理解を深め，有益な方略とスキルを発見していくのです。子どもとセラピストは，各自の有益なスキルを持ち寄ります。その際子どもは，自分の状況と問題についての独自の理解について，また起こった出来事に結びつけて考えている意味について，そしてこれまでの経験から有益である，また無益であると考えている知識について情報を提供します。セラピストは，子どもが抱えている問題の明確な理解に向けて，子どもの経験，認知，情動，行動を統合するための理論的な枠組みを提供します。そのような理解は，障害の除去にきわめて有効であり，自己効力感の発達を促進し，それを通して子どもは問題解決方法の探求を始められるのです。このような協力関係は，情報のオープンな共有と，不安や認知行動療法モデルについての心理教育を通して発展維持されます。また協働は，共感，注意深い聴き取り，ソクラテス的問答などの重要なセラピー技法によって促進されます。こうしてこれらの技法を通じて，セラピー・セッションへの子どもの積極的な参加の重要性が強調されるのです。またオープンな姿勢や実験などの，自己発見に基礎を置く協力関係の発達によって，自己効力感が更に高められるのです。

- 認知行動療法は協働的な協力関係に基礎を置く。
- 情報がオープンに共有される。
- 子どもの積極的な参加が高く評価され奨励される。
- オープンな姿勢と実験が奨励される。

2. 家族の参加

子どもを対象に実施される認知行動療法における親の役割については，以後の章の中で説明しますが，一応ここで簡単に指摘しておくと，親の参加によってセラピーの効果が高められるという確かな証拠はありません。これは，親や教師などの子どもにとって重要な大人が，子どもの変化の促進とセラピーの進展に重要な役割を果たすとする，よく知られている臨床的な見方とは大きく異なります。

介入プログラムへの親の参加の度合いは，子どもの年齢によっても変わってきます。年少の子どもの場合には，親はより中心的な役割を担いますが，年長の若者の場合には，セラピストは若者本人とのみ協働する機会が多くなるはずです。親が参加する場合には，セラピストは介入プログラムを支援する親の能力を評価する必要があります。セッションへの参加，行動実験の実施などに関する実践的な問題について考慮し，親の見方を確認したうえで介入プログラムへの親の支援の仕方について取り決めておくのです。また否定的な認知や有害な認知を親が持っていないかどうかを確認し，確認されたならばそれに疑問を呈し，それを解消していかなければなりません。同様に，親の認知と行動が子どもの不安の発現

と維持に関与していないかどうかを評価し，その事実が認められるようであればそれに対処しなければなりません。

セラピーのセッションへの親の参加の度合いはケースごとに異なります。親がすべてのセッションに参加する場合もありますし，別立てのセッションに参加する場合もあります。あるいは各セッションの終盤に親が参加する場合もあります。しかしながら，セラピーの効果をモニターし，介入プログラムに影響を及ぼす可能性のあるどんな要因をも見逃さないようにするためには，最低でも定期的に親と再検討を行う機会をスケジュールに組み込んでおくべきです。

- 認知行動療法における親の参加の度合いとその役割は，ケースごとに異なる。
- 最低でも，親は定期的なレビュー・ミーティングに参加すべきである。

3. 守秘義務と親子の境界線の明確化

セラピーを開始するにあたって，守秘義務についての同意を得て，親と子どもの境界線を明確にしておかなければなりません。これは若者のみと協働する場合には，特に重要です。どのような情報を全員で共有し，どのような情報を個人的な情報として扱うかについて，若者と親が明確に分かるように取り決めておくのです。したがって大きなリスクをともなう事項が関与する情報は，ぜひとも関係者全員で共有すべきであると強調しておく必要があります。リスクには他者の行動（無視，虐待など）に関わるものと，子ども自身の行動（薬物乱用，自傷など）に関わるものがあります。また子どもの行動が，他者の安全を脅かす場合があります（傷害をちらつかせる威嚇行為や不法な行動など）。

守秘義務の明確化に加えて，セラピーの回数，セラピーの時間，レビューの頻度などのセラピーの必要事項について同意しておく必要があります。場合によっては，セラピストを含めた関係者全員の希望を明確に記した行動契約を正式に作成しておくと良いかもしれません。

守秘義務と境界線を明確化し，セラピーの時間と手順を決めておく必要がある。

4. セッション構造の概略

認知行動療法は標準的なフォーマットに沿うのが一般的です。各セッションは，以下に挙げる七つの構成要素のすべてか，あるいはそのほとんどを含むのが普通です。

(1) **最新の一般情報の収集**：セラピーの進み具合を再検討し，前回の面

接後に起きた，セラピーに影響を及ぼす可能性のある重要な出来事について確認します。それにはさまざまな出来事が含まれ，家庭，家族関係，友人関係，健康，学校，社会活動などにおける変化がその対象になります。

(2) **症状に関する最新情報の収集**：現在の不安の症状について評価し，それらの程度や性質に何らかの大きな変化があったかどうかを確認します。それによってセラピストは，セッションの中でどの領域をもっと詳しく調査すべきかを前もって知ることができます。

(3) **課題の再検討**：家で行った課題の結果を確認します。「課題を実行して何が分かりましたか？」「何か新しいことが分かりましたか？」などと質問して，課題実行について振り返ってみるように促します。

(4) **予定の設定**：セッションの主な焦点をどこに置くかについて取り決め，それがこれまでの面接とどう関連するかについて説明します。問題のフォーミュレーションを用いながら行うと良いでしょう。というのも，それによって介入の具体的な内容を決定する際の枠組みが得られるからです。

(5) **セッションの焦点の決定**：これによってセッション全体の形態が与えられ，心理教育，不安のフォーミュレーションの作成，スキルの習得，実験，課題実行などの，認知行動療法の重要な要素に焦点が絞られます。

(6) **家で行う課題の設定**：家で課題を実行することが有益であるかどうかについて話し合います。家で課題を実行する場合には，その内容を明確に定め，達成を妨げるおそれのある障害について話し合います。

(7) **セッションのフィードバック**：若者にセッションの内容，進行，効果について振り返る機会を与えます。内容については「今日の話し合いの中で，特に有益であると感じたことがありますか」，進行については「自分の言いたいことをすべて言えましたか」，効果については「このプログラムを開始してから何かが変わったと思いますか」などと質問します。

認知行動療法のセッションには，通常以下の項目が含まれる。
- 最新の一般情報の収集
- 問題に関する最新情報の収集
- 前回取り決めた課題の再検討
- 予定の設定
- セッションの主な焦点の決定

- 家で行う課題の取り決め
- セッションについてのフィードバック

5. 不安を対象とする認知行動療法の中心的構成要素

　認知行動療法とは，不安に関連する認知的，行動的，生理的な要因に対処するためにさまざまな組み合わせによって適用できる，一連の技法と方略の総体を指す総称的な用語です。行動的な色彩の濃い初期の介入法から認知行動療法への移行によって，認知的な構成要素と行動的な構成要素のバランスと，どこを強調するかに変化が生じてきました。子どもを対象に実施される認知行動療法の多くのプログラムにおいては，ときに認知的な内容がきわめて限定されている場合があります (Stallard, 2002)。ただし，これらのプログラムでは，介入の実施にあたって認知が無視されているというわけではありません。行動的構成要素である行動実験とエクスポージャー（不安障害を持つ子どもを対象に実施されるプログラムの中心的な構成要素）でも，結果的に何らかの認知的な変化をもたらしてくれるはずです。その点で認知的要素が限定されているように見える場合でも，実際には認知が関わっているのです。

　これまであまり注目されてこなかったのは，不安障害に結びつく，不適切な認知プロセスや認知の歪みに直接的に対処することによって，介入効果を高められるかどうかという点についてです。この問いは認知行動療法のどの要素が効果的であるかについての，より一般的な議論の中の一つの論点と考えられます。カズディンとワイズ (Kazdin and Weisz, 1998) が述べるように，認知行動療法は「さまざまな技法を集めた一つのパッケージとして提供されている」のです。つまり認知行動療法の個々の構成要素の相対的な価値の評価を行う脱構築的研究の必要性があるということであり，それによってどの方略がどの症状を緩和するのに有効かを決定できるはずなのです。

　認知行動療法では，個々の介入の間に内容と強調点に相違が見られるとはいえ，ほとんどの介入において，次のようないくつかの共通要素が認められます (Albano and Kendall, 2002; Kazdin and Weisz, 1998; Stallard, 2005)。

(1) ほとんどの介入において，何らかの形態の心理教育が行われます。子どもと親は，認知行動療法モデルについての教育を受け，思考と感情と行動の間の関係について学びます。

(2) ほとんどの介入において，情動認識と情動マネージメントのトレーニングが行われます。それらによって子どもは，自分の特異な不安反応に気づけるようになり，また自分の不安反応を管理する有益な方法を身につけられるのです。

(3) 不安を引き起こす状況下での自分の認知様式，つまりセルフトーク（42, 100 ページも参照）について，また不安障害に結びついているいくつかの歪んだプロセスやねじれたプロセスを認識できるように子どもを支援します。

(4) それらを認識したあと，子どもは不安を悪化させるセルフトークに疑問を呈し，それを肯定的な対処方法と不安を緩和するセルフトークで置き換える方法を学びます。

(5) 想像上のものであれ実生活上のものであれ，課題の実行とエクスポージャーが強調されます。それによって子どもは，新たな認知を用い，情動的なスキルを実践します。

(6) 心配に立ち向かい打ち勝つ肯定的な試みの有効性を認識し，そのような行動を正しく評価できるように，自己モニタリングと自己補強の技法を身につけます。

(7) 再発予防と，将来起こりうる困難や再発に対する心構えを築くことに介入の一つの焦点が置かれます。

不安障害を対象に実施される認知行動療法プログラムの中心的構成要素として以下が挙げられる。
- 心理教育
- 情動認識と情動マネージメントのトレーニング
- 不安を悪化させる認知と歪んだ認知の特定
- 不安を悪化させる思考への挑戦と不安を和らげる認知の促進
- エクスポージャーと課題の実行
- 自己モニタリングと自己補強
- 再発に対する準備

---

6. 不安障害に対処するプログラムの構造

　不安障害を対象に実施される認知行動療法の標準化されたプログラムでは，通常 12 回〜16 回のセッションが行われます。また，それよりも少ない回数でかなりの変化がもたらされる場合もときにあるとはいえ，フォーミュレーションに基礎を置く個別の介入においても，それと同程度の回数が要求されます。

　個々の認知行動療法プログラムの内容と強調点は，アセスメントとフォーミュレーションによって決定されます。たとえば情動面に鋭敏な子どもがいますが，そのような子どもについては，認知的な側面と行動的な側面に，より大きな焦点を置く必要があるでしょう。というのも，不安感情の発生に対して自分の認知が

果たしている役割についてよりよく理解し，不安を引き起こす状況に立ち向かって対処できるようにする必要があるからです。年少の子どもや，認知能力の発達が十分でない子どもについては，認知的な要素に直接の注意が向けられることはあまりないはずです。あるいはすでに自分の思考と感情についてかなり理解している子どもであっても，不安に対処するスキルを身につけ日常生活に適用できるようにするためには，更なるエクスポージャーと課題の実行の試みが必要とされる場合もあります。したがって，個々の認知行動療法プログラムの実際の内容はケースごとに異なります。とはいえ，標準的な介入の手順はあり，家で行う課題

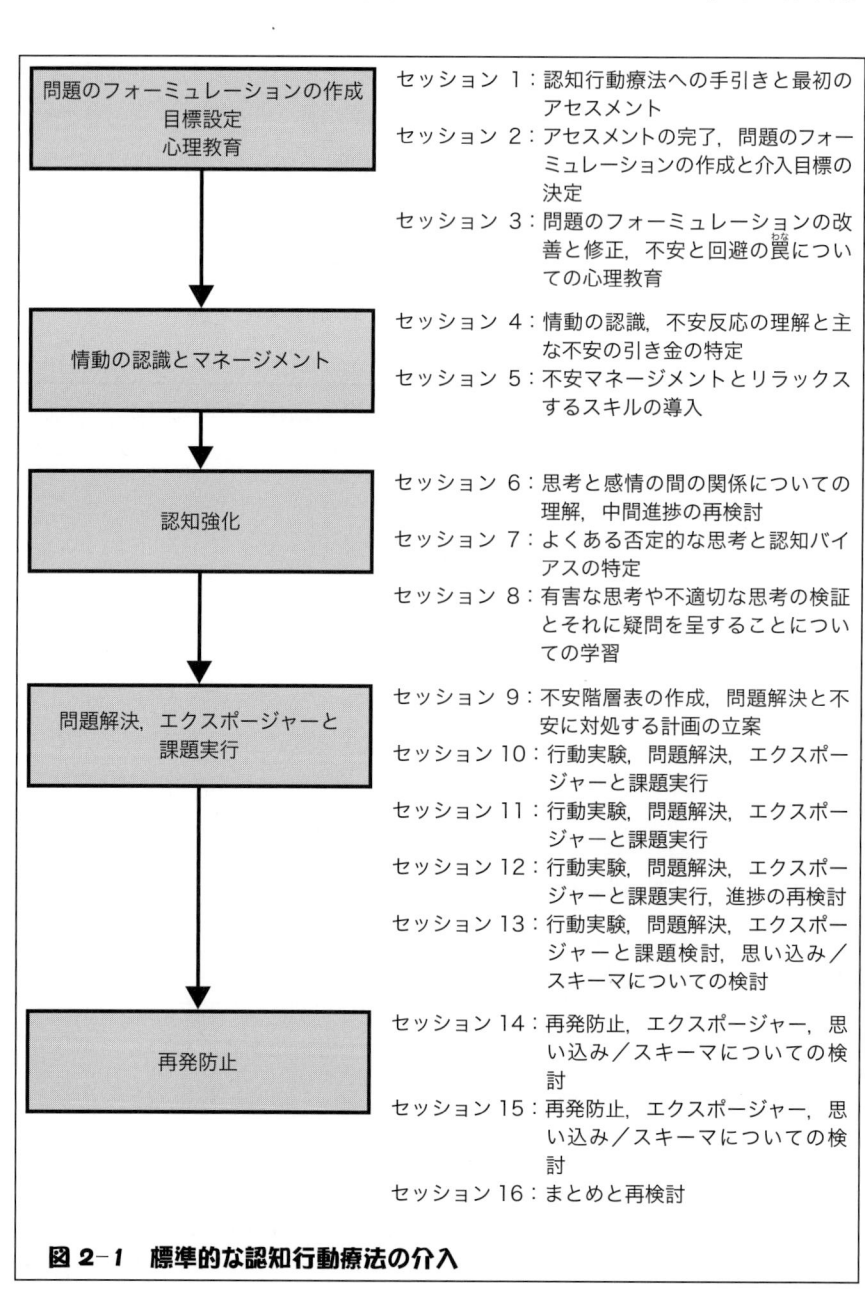

問題のフォーミュレーションの作成 目標設定 心理教育	セッション1：認知行動療法への手引きと最初のアセスメント セッション2：アセスメントの完了，問題のフォーミュレーションの作成と介入目標の決定 セッション3：問題のフォーミュレーションの改善と修正，不安と回避の罠についての心理教育
情動の認識とマネージメント	セッション4：情動の認識，不安反応の理解と主な不安の引き金の特定 セッション5：不安マネージメントとリラックスするスキルの導入
認知強化	セッション6：思考と感情の間の関係についての理解，中間進捗の再検討 セッション7：よくある否定的な思考と認知バイアスの特定 セッション8：有害な思考や不適切な思考の検証とそれに疑問を呈することについての学習
問題解決，エクスポージャーと課題実行	セッション9：不安階層表の作成，問題解決と不安に対処する計画の立案 セッション10：行動実験，問題解決，エクスポージャーと課題実行 セッション11：行動実験，問題解決，エクスポージャーと課題実行 セッション12：行動実験，問題解決，エクスポージャーと課題実行，進捗の再検討 セッション13：行動実験，問題解決，エクスポージャーと課題検討，思い込み／スキーマについての検討
再発防止	セッション14：再発防止，エクスポージャー，思い込み／スキーマについての検討 セッション15：再発防止，エクスポージャー，思い込み／スキーマについての検討 セッション16：まとめと再検討

図 2-1　標準的な認知行動療法の介入

をも含めたその構成を **図2-1** に挙げておきました。図では各セッションの主な目標が強調されていますが，セッションの回を追うごとに，認知的，行動的，情動的な要素の統合が進められ，各セッションはそれ以前に行われたセッションを基盤にして実施される点を認識しておくことが大切です。

7. 認知行動療法の効果

さまざまな調査研究によって，子どもと若者を対象に実施される認知行動療法が有効であることがますます明らかになってきました。介入の有効性を評価するランダム化比較試験について，以下に簡単にまとめておきます。

a. 全般性不安障害

個人認知行動療法

不安障害を対象に実施される認知行動療法に関する，最も初期のランダム化比較試験はフィリップ・ケンドール (Kendall, 1994) によるものです。この試験では，過剰不安障害，分離不安障害，回避性障害の一次診断が下された9歳〜13歳の合計47人の子どもが，対照群（予約待ちの子ども）か，コーピング・キャット・プログラムと呼ばれる16セッションから成る個人認知行動療法が実施されるグループのいずれかに無作為に割り当てられています。このプログラムには，FEAR（恐れ）と略称される，教育関連の構成要素が含まれています。

- F——**恐れを感じる** (Feeling Frightened)：不安感情と不安に起因する身体反応を特定する。
- E——**悪い出来事が起きることを予期する** (Expect bad things to happen)：不安を引き起こす状況における認知について明確に理解する。特に非現実的な，あるいは否定的な投影や予期について理解する。
- A——**有益な態度，行為** (Attitudes and actions that will help)：不安を悪化させるセルフトーク（認知）を，不安を和らげるセルフトークに変える対処方法を立案する。
- R——**結果と報酬** (Results and rewards)：結果を評価し，成功した対処方法を強化する。

プログラム前半の八つのセッションはスキルのトレーニングに，後半の八つのセッションは想像上での，あるいは実生活上でのエクスポージャーを用いた課題実行に焦点が置かれています。エクスポージャーの段階においては，子どもの不

表2-1 コーピング・キャット・プログラム (Kendall, 1994)

セッション1：手引きとアセスメント
セッション2：さまざまな感情の特定
セッション3：不安階層表の作成と身体反応の特定
セッション4：リラックスするためのトレーニング
セッション5：不安を悪化させるセルフトークの特定と削減
セッション6：肯定的なセルフトークや自己教示などの対処方略の導入
セッション7：自己評価スキルと強化スキルの導入
セッション8：概念とスキルの再検討
セッション9〜15：想像上での実践と実生活上での課題実行を通した不安状況への対処
セッション16：再検討，日常生活へのスキルの導入

安階層の各ステップがSTIC課題（「自分ができるということを示す〈Show That I Can)〉」の中に反映されています。つまり，小さな不安を引き起こす状況から大きな不安を引き起こす状況へと次第に難度を上げていくことで，子どもが系統的に困難に立ち向い打ち勝てるように各ステップが構成されているのです。16回のセッションそれぞれの主要な焦点を**表2-1**にまとめておきました。

　認知行動療法グループの子どもにはかなりの改善が見られ，自己記入による評価と親の評価では，不安とうつの軽減が見られました。この効果は介入終了時にはっきりと認められ，1年後の追跡調査の時点でも維持されています。統計的に有意な変化に加えて，介入終了時に診断基準を満たしていなかった子どもの人数の調査によって，臨床的に意義のある改善が確認されています。介入前に不安障害の一次診断を下された子どもの64%が，もはや診断基準を満たさなくなっていたのです。それに対して予約待ちの対照群については，診断基準を満たさなかった子どもは5%でした。

　コーピング・キャット・プログラムの二回目の評価では，9歳〜13歳の94人の子どもが認知行動療法グループか対照群のいずれかに無作為に割り当てられています (Kendall et al., 1997)。前回同様，不安とうつに関する自己記入による評価と親の評価では，介入終了直後にかなりの改善が見られ，その状態は1年後においても維持されています。介入前に不安障害の一次診断を下された子どもの53%が，介入終了直後の時点で診断基準を満たさない状態にありました。それに加えて，一次診断を下された不安障害がまだ残っていた子どもについても，症状の重度にかなりの緩和が見られました。

　また，年齢（9歳〜10歳の子どもと，11歳〜13歳の子どもの比較），診断カテゴリ（過剰不安障害と，分離不安障害と，単純な恐怖症の比較），介入セグメント（教育，スキルトレーニングと，エクスポージャーの比較）の介入結果への影響が調査されています。年齢グループの間と，診断カテゴリーの間では，類似の結果が得られています。しかしながら介入セグメントの比較に関しては，心理教育とスキルトレーニング（プログラム前半の八つのセッション）は，エクスポージャーと課題実行がない場合には有意な変化をもたらすには十分でないという結果が得られています。

この2回目の試験に参加した子どもを対象にして，コーピング・キャット・プログラムのより長期的な効果を評価する追跡調査が実施されています (Kendall et al., 2004)。2回目の試験に参加した94人のうちの86人 (91%) について，プログラムの完了から平均7.4年後の追跡調査が行われたのです。本人または親と行った診断面接に基づくと，90%（子どもとの面接に基づく場合）および80%（親との面接に基づく場合）の子どもに関して，介入前に一次診断が下された不安障害が，もはや診断基準を満たさない状態にありました。これは有望な結果であり，コーピング・キャット・プログラムによって大きな持続効果が得られることが強く示されています。

調査研究のために実施された試験において見出された改善が，日常的な臨床環境においても同程度に得られるかどうかが，ナウタら (Nauta, et al., 2001) の予備研究によって調査されています。この研究では，子どもと思春期の若者のための外来診療所において，コーピング・キャット・プログラムのオランダ版 (12セッション) から成るが，何らかの不安障害を持つ8歳〜15歳の18人の子どもに適用されています。子どもは「個人認知行動療法のグループ」か，「個人認知行動療法に加えて親に7セッションの認知トレーニングが実施されるグループ」のいずれかに無作為に割り当てられています。親の認知トレーニングには，心理教育の実施，問題解決のためのトレーニング，子どもの思い切った行動に報いる方法の学習，子どもの不安行動についての親の中核的思い込みを特定し，それに疑問を呈する方法の学習などが含まれています。どちらのグループの子どもにも不安症状のかなりの緩和が見られています。介入終了直後に診断基準を満たしていなかった子どもは，28%に過ぎませんでしたが，寛解率は時間の経過とともに上がり，3カ月後の追跡調査の時点では80%，15カ月後の追跡調査の時点では71%という数字が得られています。

それに続く研究でナウタら (Nauta et al., 2003) は，最初の研究によって得られた結果を検証するために，よりきめ細かい効果研究を行っています。この研究では，何らかの不安障害を持つ7歳〜18歳の合計79人の子どもが，「個人認知行動療法のグループ」か，「個人認知行動療法に加えて親に認知トレーニングが実施されるグループ」か，「予約待ち対照群」のいずれかに無作為に割り当てられています。試験の結果，予約待ち対照群の子どもと比較して，親の参加の有無にかかわらず認知行動療法を受けた子どもにかなり大きな改善が見られました。介入終了直後，認知行動療法グループの子どもの54%がもはや診断基準を満たしていませんでした。それに対して予約待ちの対照群については10%でした。改善は3カ月後の時点でも維持されており，68%の子どもがいかなる不安障害の診断基準をも満たしていませんでした。

（個人認知行動療法の適用によって，不安症状のかなりの緩和が持続して得られる。）

集団認知行動療法

　前節で取り上げた研究によって示されているのは，さまざまな不安障害に対する個人認知行動療法の効果です。しかし，重要な問題として，子どもを対象に認知行動療法を実施する専門のセラピストの不足があります。そこで一度に複数の子どもを対象とできる集団認知行動療法が不安障害を持つ子どもに有効かどうかを調査する研究がいくつか行われてきました。

　シルバーマンら（Silverman et al., 1999a）は，6歳〜16歳の56人の子どもを，集団認知行動療法群か，対照群（予約待ちの子ども）のいずれかに無作為に割り当てる試験を行っています。集団認知行動療法では，親と子どもがそれぞれ別集団のミーティングに40分間参加した後で，15分間の合同ミーティングに参加します。またピアモデリング，フィードバック，サポート，強化，社会的な比較などの自然な集団プロセスの活用に重点が置かれています。親の集団と子どもの集団のセラピーの内容は類似します。

　この試験では，集団認知行動療法を受けた子どもの64％が介入終了までに当初診断された障害から回復していたのに対して，予約待ち対照群の子どもについては回復した子どもが13％に過ぎないという結果が得られ，それによって集団認知行動療法が有効であることが示されています。追跡調査に関して言うと，全員のデータが得られたわけではありませんが，3カ月後に評価対象の子どもの77％が，6カ月後に79％が，12カ月後に76％が，もはや当初に下された一次診断を満たさない状態にありました。またセラピスト，子ども，親の評価によって改善が確認されています。

　集団認知行動療法の有効性は，マナシスら（Manassis et al., 2002）の研究によっても確認されています。この研究では，8歳〜12歳の78人の子どもが，個人認知行動療法群か，集団認知行動療法群のどちらかに割り当てられています。時間とセラピーの内容に関しては，どちらの群にも対等な条件が与えられています。調査に用いられているコーピング・ベアと呼ばれる子どものための認知行動療法は，ケンドールのコーピング・キャット・プログラムを改訂したものです。子ども，親，セラピストによる評価に基づくと，介入終了直後，どちらのグループの子どもにもかなりの改善が見られます。診断カテゴリーによる結果の相違は認められていませんが，強い社交不安を持つ子どものサブグループに個人認知行動療法へのより良好な反応が見られます（うつの自己報告が大きく減少したことに基づく評価）。

集団認知行動療法は効果的であると考えられる。ただし集団でのセラピーに困難を感じる社交不安の子どもに対しては，個人を対象に実施する介入の方が効果的である。

家族認知行動療法

　不安障害の発症と維持に家族が果たす役割についての関心の高まりによって，子どものための認知行動療法に家族向けの介入要素が追加されるようになってきました。最も初期の研究は，ポーラ・バレットと彼女の共同研究者によってオーストラリアで行われたものであり，この研究では7歳〜14歳の79人の子どもが，個人認知行動療法のグループか，個人認知行動療法＋家族のための不安マネージメントのグループか，予約待ち対照群のいずれかに割り当てられています (Barrett et al., 1996a)。

　この研究で用いられているコーピング・コアラと呼ばれる子どものための認知行動療法は，コーピング・キャット・プログラムを改訂したオーストラリア版です。コーピング・コアラでは，60分〜80分のセッションが12回実施されます。最初の4回のセッションでは，子どもは次の事柄を学びます。

- 肯定的な思考／否定的な思考とそれに結びついた感情の特定
- リラックスするためのトレーニング
- 不安を引き起こす状況で対処のセルフトークを用いる方法
- 現実的な自己評価
- 自分の成功に報いる方略

　残りの8セッションでは，恐れを引き起こす現実的な状況への系統立ったエクスポージャーを通してこれらのスキルを実践することに焦点が置かれています。

　家族のための不安マネージメント (The Family Anxiety Management: FAM) プログラムは，コーピング・コアラと並行して実施されます。FAMには次のような三つの主要な目標があり，各目標に4回のセッションが割り当てられています。

(1) 親は，家族内の葛藤を減らし協力関係を築くための随伴性マネージメント方略を学習します。特に次の事柄を学びます。
- 思い切った行動に報いる強化方略。子どもが恐れの状況に立ち向かったときに，褒め言葉，特典，何らかの実質的なほうびを与えます。
- 過度の不安，不満を取り除くための意図的な無視の方略。子どもの最初の不満には共感を持って耳を傾け対応しますが，子どもの不満が続くようであれば，代わりの対処方略を身につけられるように子どもを導き，親は引き下がるようにします。

(2) 親は，緊張を要する状況で自らが示す不安反応について認識できる

ように，また自らがモデルになって問題解決の方法と恐れの状況へのアプローチの仕方を示せるように学習します。
(3) 親は，将来問題が起きたときにそれに対処するための，問題解決のスキルとコミュニケーションのスキルを学習します。具体的には次の事柄を学びます。
- 恐れによって引き起こされる子どもの行動のマネージメントを，調和的で協力的な仕方で実施する方法
- より調和的で協力的なアプローチを促進するために，親の間で話し合いを毎日行うように習慣づけること
- 発生したいかなる問題にも対処できるように，問題解決の話し合いを毎週行うように習慣づけること

　FAMの実施の有無にかかわらず，子どものための認知行動療法は，予約待ち対照群と比較して，かなり大きな変化をもたらし，6カ月および12カ月後の追跡調査の時点でもその効果が維持されています。診断状況で言うと，認知行動療法を受けた子どもの57％が介入終了直後の時点でもはや診断基準を満たしていませんでした。またこの数字は6カ月後の追跡調査の時点では71％に上昇し，12カ月後の追跡調査の時点でもその値(70％)が維持されています。認知行動療法とFAMの両方が適用された場合には，介入終了直後および6カ月後の追跡調査の時点で84％の子どもがもはや診断基準を満たさず，12カ月後の追跡調査の時点ではこの値が95％に上昇しています。より年少の子ども(7歳～10歳)の方が，認知行動療法とFAMの併用に，より良好な反応を示しています。より年長の子どもの場合には，どちらの介入条件に対しても等しく良好な反応を示しています。つけ加えると，男女差が見られ，認知行動療法とFAMの併用には，女子の方がより良好な反応を示し，男子はどちらの介入条件に対しても等しく良好な反応を示しています。

　また追跡調査によって長期的な効果が評価されています (Barrett et al., 2001)。この調査では，52人の子どもが介入から平均6年後の時点で再調査されています。親，子ども，セラピストの評価に基づくと，介入終了直後に得られた効果が維持されており，ほぼ86％の子どもがいかなる不安障害の診断基準をも満たさない状態にありました。しかしながらFAMプログラムの併用によって得られた分の効果の上積みは維持されておらず，子どものみが認知行動療法を受けた集団にも，認知行動療法とFAMが併用された集団にも同等の効果が得られています。

　それとは別の調査においてウッドら (Wood et al., 2006) は，6歳～13歳の40人の子どもを，子どものための認知行動療法の集団か，家族のための認知行動療法の集団のどちらかに割り当てる試験を行っています。セッションは12回～16回実施されています。用いられている子どものための認知行動療法はコーピ

ング・キャットの短縮版に基づくプログラムであり，スキル・トレーニングは4回のセッションに短縮されています。また適用と実践に8セッションが割り当てられています。「ビルディング・コンフィデンス（信頼を築く）」と呼ばれる家族のための認知行動療法は，バレットら（Barrett et al., 1996a）の研究に基づくプログラムであり，各セッションは子どものための時間，親のための時間，そしてその後で行われる家族ミーティングから構成されています。このプログラムでは，新たなスキルを身につけられるように子どもを支援するための，次のようなコミュニケーション・スキルを親は学習します。

- 子どもが優柔不断な態度を示しているときには，子どもに代わって選択決定を行うのではなく，子どもに選択決定を行わせるようにする。
- 子どもの学習を支配しようとするのではなく，子どもが自分で試行錯誤を重ねることによって学習できるように支援する。
- 子どもの情動的な反応を批判するのではなく受け入れる。
- 新たな自助のスキルを身につけられるように子どもを支援する。

バレットら（Barrett et al., 1996a）の研究と同様に，親はコミュニケーションスキルの学習に加えて，子どもの思い切った行動を促進してそれに報い，意図的な無視の方略を用いて子どもの不安行動に対処することを学習します。ウッドらの調査では，介入終了時に，子どものための認知行動療法グループの子どもの53％が，また家族のための認知行動療法グループの子どもの79％が診断基準を満たさない状態にありました。

最後に，もう一つの研究を挙げておきましょう。ランダム化比較試験ではありませんが，ボーゲルスとシークランド（Bogels and Siqueland, 2006）は，8歳〜17歳の17人の子どもに3段階の家族認知行動療法を実施した研究について報告しています。第一段階では，子どもと親は認知行動療法の中心的なスキルを，すなわち実生活上でのエクスポージャーの実施と自己報酬方略によって否定的な思い込みを特定しそれに疑問を呈するためのスキルを学習します。第二段階では，変化のプロセスを妨げ阻害するおそれのある，不適切な思い込みを是正します。最後の段階では，家族のコミュニケーションと問題解決能力を改善し，再発予防計画を立てます。介入終了時に41％の子どもが診断を満たさない状態にあり，その数字は3カ月後の追跡調査では59％に，また12カ月後の追跡調査では71％に上昇しています。子どもの否定的な思い込みに疑問を呈する面接には，たった1回のセッションしか割り当てられていなかったにもかかわらず，結果として得られた認知的な改善は強い印象を受けるに十分なものであったと，報告者はコメントしています。

> 子どものための認知行動療法の適用と親の参加は，子どもの不安のかなり大きな緩和をもたらす。

　集団を通しての介入には利点が見込めるのではないかと考えたバレット (Barrett, 1998) は，先の介入法を集団形式によって実施すると効果が得られるかどうかを調査しています。この調査では，7歳〜14歳の60人の子どもが，認知行動療法による介入群か，集団認知行動療法＋FAM の介入群か，予約待ちで介入しない対照群のいずれかに割り当てられています。予約待ち対照群と比較して，認知行動療法が適用された両介入群には，ともにかなり大きな変化が認められました。介入終了直後の評価では，認知行動療法を受けた子どもの65％がいかなる不安障害の診断基準をももはや満たさなかったのに対して，予約待ち対照群においては25％に過ぎなかったのです。この結果は12カ月後の時点でも維持されており，集団認知行動療法介入群の子どもの64％が，また集団認知行動療法＋FAM 介入群の子どもの84％が診断基準を満たしていませんでした。

　またコブハムら (Cobham et al., 1998) によっても同様な調査が実施されており，この調査では7歳〜14歳の67人の子どもとその親が，10セッションの子どものための集団認知行動療法の介入群か，子どものための認知行動療法＋親向けの不安マネージメント (parental anxiety management: PAM) のグループか，予約待ち対照群のいずれかに割り当てられています。用いられている集団認知行動療法はコーピング・コアラに基づくプログラムであり，それに4セッションから成る親の参加する PAM が追加されています。このプログラムは，親が子どもの問題の発現と維持における自分たちの役割について認識できるように，また自分たち自身が持つ不安をコントロールする方法について学べるように配慮されています。特に追加の4セッションでは，次の事柄に焦点が置かれています。

- 子どもの不安の要因と，特にそれへの家族の関与についての心理教育
- 認知再構成
- リラックスするためのトレーニング
- 随伴性マネージメント

　この調査でも，介入終了直後の評価では，かなりの割合の子どもがもはや診断基準を満たしていませんでした（CBT＝60％，CBT＋PAM＝78％）。この効果は，6カ月後の追跡調査の時点でも（CBT＝65％，CBT＋PAM＝75％），12カ月後の追跡調査の時点でも（CBT＝67％, CBT＋PAM＝75％）維持されています。それに加えて，親のどちらか，あるいは両方が子どもの不安の悪化に寄与しているケースでは，PAM の構成要素を追加することで子どものための認知行動療法の効果が少なくとも短期的には向上するという証拠がいくつか得られています。

またバーンスタインら（Bernstein et al., 2005）は，学校児童の中から重度の不安障害を持つ7歳〜11歳の61人の子どもを選別し，集団認知行動療法の介入群か，集団認知行動療法＋親のトレーニングの介入群か，予約待ち対照群のいずれかに割り当てる試験を行っています。用いられている認知行動療法は，これもケンドールのコーピング・キャット・プログラムに基づいたプログラムであり，FRIENDS（フレンズ）プログラム（Barrett et al., 2000）の9セッションの改訂版です。集団認知行動療法＋親のトレーニングの介入群に属する子どもはFRIENDS（フレンズ）プログラムに参加し，その介入群の親は子どもとは別に類似のセッションに参加します。そこで親は，自分たちの不安への対処方法，ストレスマネージメント，子どもの不安への家族の影響，行動契約の利用などについて学習します。当初診断基準を満たしていた子どものうち，認知行動療法＋親のトレーニングの介入群の67％が，また子どものための認知行動療法の介入群の79％が，介入終了直後の時点で診断基準をもはや満たしていませんでした。それに対して予約待ち対照群については38％でした。

- 認知行動療法は，親の参加の有無にかかわらず，また集団形式か個人形式かにかかわらず，何らかの不安障害を持つ子どもを対象に実施する介入の方法として有効であることが，調査結果によって一貫して示されている。
- 認知行動療法の効果は維持されると考えられるが，他の介入法と比べた場合の効果については，首尾一貫した研究が依然として必要とされている。

b. 恐怖症性障害

恐怖症性障害を対象に実施する介入法の効果について特に調査した堅実な研究は現在のところありません。ほとんどの調査は単一症例の報告にすぎず，またこれまでのところ構造化された診断面接，介入のマニュアル化，介入の正確性の評価，適切な追跡調査という面において顕著な不足が見られました（King and Ollendick, 1997）。

シルバーマンら（Silverman et al., 1999b）は，恐怖症性障害を持つ子どもの介入における，エクスポージャーに基づく認知的自己コントロールの効果と，エクスポージャーに基づく随伴性マネージメントの効果と，教育サポートの効果を比較評価しています。前述の方法論的な問題にとり組むシルバーマンの研究は，予約待ちで介入しない対照群との対比という比較条件を導入している点において模範的な研究と言えます。81人の子どもが10週間の介入プログラムを受けています。各セッションでは，子どもと親のそれぞれに対して別々に面接が行われ，最後に15分間ほど親子が一緒に参加するミーティングが実施されています。

認知の自己コントロールを行う介入は，コーピング・キャット・プログラムに

基づいています。第1回～第3回のセッションでは，自己観察，セルフトークの特定と是正，自己評価，自己の達成した成功に報いる方略，不安階層表の作成などの認知スキルの学習に焦点が置かれています。第4回～第9回のセッションでは課題実行とエクスポージャーに焦点が置かれています。

随伴性マネージメントは，もっぱら行動方略を対象にし，最初の3回のセッションでは不安階層表を作成し改善する作業と，自己の達成した成功に報いる方略の学習に，また第4回～第9回のセッションではエクスポージャーに焦点が置かれています。親のセッションと子どものセッションは類似の内容を持ち，親のセッションでは子どもを支援する方法の学習に重点が置かれています。

子ども，親，セラピストによる評価では，三つのグループともに，すべての評価項目において子どもに実質的な改善が見られます。この効果は，3カ月，6カ月，12カ月後の時点でも維持されています。ただし予測とは異なり，どの治療群にも対照群にも他のすべてのグループを凌駕するような効果の差は見出されていません。

> 認知行動療法は恐怖症性障害の介入に有効だが，他の介入法よりも効果的というわけではないようである。

社交恐怖については，ヘイウォードら（Hayward et al., 2000）が，社交恐怖を持つ35人の思春期の女子を，集団認知行動療法の介入（12人）が16週間にわたって実施される群か，介入が実施されない群（23人）のいずれかに割り当てる試験を行っています。最初の2回のセッションでは介入の意義についての説明と心理教育が，第3回～第8回のセッションでは対人スキル，対人的な問題を解決するスキル，自己表現力，認知を再構成する能力などの諸能力の育成を行うスキルトレーニングが，第9回～第15回のセッションでは課題実行とエクスポージャーが，そして最後のセッションではレビューが実施されています。介入終了直後の時点で社交恐怖の診断基準を依然として満たす状態にあった子どもの割合は，介入が実施されなかった群が96％であったのに対して，介入が実施された群は55％でした。しかしながら1年が経過するとその差は小さくなり，未介入の群が56％，介入群が40％でした。この結果を踏まえてヘイウォードらは，認知行動療法の適用によって，社交恐怖を持つ思春期の女子に対する介入に適度の短期的な効果がもたらされると結論づけています。

もっと有望な結果がスペンスら（Spence et al., 2000）によって得られています。この調査では，社交恐怖を持つ7歳～14歳の50人の子どもが，集団形式による子どものための認知行動療法による介入群か，認知行動療法と親の参加による介入群か，予約待ちで介入しない対照群のいずれかに無作為に割り当てられています。子どもを対象に，一回90分のセッションが週に一度12回にわたって行われ，更に3カ月後，6カ月後に2回の追加セッションが実施されています。こ

のプログラムでは，子どもは対人スキルのトレーニングによって次の事柄を学習します。

- アイ・コンタクト，姿勢，顔の表情などのミクロな対人スキル
- 一般的な会話，聴くことのスキル
- 質問をする，能動的な聞き手になるなどの，より複雑な社会スキル
- 共有する，他者を援助する，褒め言葉を述べるなどの友人関係に関するスキル

問題解決のトレーニングでは，はっきりと断る，自己を表現する，争いを調停するなどの能力を駆使して社会的な問題を解決する「社会探偵」になるように奨励されます。次のような手順で，子どもは問題解決方法を学習します。

- 捜査発見する——何が問題なのか。
- 調査する——リラックスする，さまざまな解決方法とその結果を評価する，解決方法をどれか一つ選択する，有害な思考を特定しそれに疑問を呈する，肯定的なセルフトークを促進する。
- 解決する——計画を実行する，対人スキルを駆使する，結果を評価する，褒める。

親を対象に実施される追加のセラピーでは，親は ① 自分がモデルになり，新たに習得したスキルを活用するように子どもを促し支援すること，② 社会に対する不安を表現する子どもの行動や回避を無視すること，③ 対人関係への参加を奨励すること，④ 家での課題実行を促し支援すること，⑤ 自分が率先して対人関係に関する活動を行い子どものモデルになることを学習します。介入終了直後の時点で，改定版の認知行動療法を受けた子どものおよそ72％が診断基準を満たしていませんでした。それに対して予約待ち対照群については7％でした。この効果は12カ月後においても維持されており，認知行動療法を受けた子どものおよそ67％が引き続き診断基準を満たさない状態にありました。

最後にベアとガーランドによる小規模の予備研究（Baer and Garland, 2005）について紹介しておきます。この研究では，社交恐怖を持つ13歳〜18歳の12人の思春期の若者が，認知行動療法による介入群か予約待ち対照群のいずれかに割り当てられています。用いられている認知行動療法は，集団形式のプログラムであり，12回のセッションから構成されています。最初のセッションで心理教育が実施され，残りのセッションについては社会スキルのトレーニングとエクスポージャーに焦点が置かれています。また不安をコントロールする認知方略に焦点を置くセッションが一回実施されています。介入終了直後の評価では，介入を

受けた子どもの 36％がもはや社交恐怖の診断基準を満たしていませんでした。この研究では，対照群にも自然な症状の緩和は見られなかったとはいえ，介入を受けたグループについても良好な反応がそれほど高い割合では見られなかったと，残念ながら言わざるをえないでしょう。

> 社交恐怖を持つ子どもに対して認知行動療法が有益であることが示されているが，現在のところ調査研究は限られている。認知行動療法を受けた子どものかなり割合が，社交恐怖の診断基準を依然として満たしている。

c. 不登校

不登校と学校恐怖を対象に実施する認知行動療法の介入に関する研究として，三つのケースが挙げられます。キングら (King et al., 1998) は，不登校を示す 5 歳～15 歳の 34 人の子どもを認知行動療法による介入群か予約待ちで介入しない対照群のいずれかに割り当てる研究を行っています。調査に集められた子どもには，分離不安障害，適応障害，過剰不安障害，単純な恐怖症，社交恐怖などの一連の不安障害の一次診断が下されています。

用いられている子どものための認知行動療法は，次のような 6 回のセッションから構成されています。

- 第一回のセッションでは，子どもは不安を引き起こす状況とそれに対する自分の不安反応を確認します。
- 第二回，第三回のセッションでは，リラックスをするためのトレーニングを行うこと，思考と感情と行動の間の関係を理解すること，不安を悪化させるセルフトークを不安を緩和するセルフトークに転換すること，自己表現のトレーニングを行うこと，自己評価や自分の成功に報いる方略について学習することなどを通じて対処スキルを身につけます。
- 第四回～第六回のセッションでは，想像上での，あるいは実生活上でのエクスポージャーと実践を行います。

親は，子どもの行動マネージメントに焦点を置く次のような 5 回のセッションを受けます。

- 第一回のセッションでは，子どもの確実な登校に向けた保護者の意義と役割について学びます。
- 第二回と第三回のセッションでは，そのための手順を確立し，子どもの身体的な不安行動を無視し，子どもの登校を促進し，子どもの肯定的な対処

スキルを強化する方法を学びます。
- 第四回と第五回のセッションでは，問題解決の方法と，規律を適用した結果として起きる子どもの拒否反応に対する罪悪感や恐れに対処する方法を学びます。

　介入終了直後の時点で，認知行動療法による介入群の子どもの88％が，90％の登校率を達成しました。それに対して予約待ちで介入しない対照群の場合には，90％の登校率を達成したのは29％でした。この効果は3カ月後においても維持されています。

　肯定的な結果は，学校恐怖を持つ6歳～17歳の56人の子どもを対象に行ったラストら（Last et al., 1998）の研究によっても報告されています。この研究は，キングら（King et al., 1998）の研究と同様に，単純な恐怖症，社交恐怖，分離不安障害，回避性障害，過剰不安障害，パニック障害などのさまざまな不安障害を持つ子どもを対象に実施されています。それらの子どもは，12セッションの個人認知行動療法のグループか，教育的サポートのみが行われる対照群のいずれかに無作為に割り当てられています。用いられている認知行動療法には，エクスポージャーと自己教示のトレーニングが含まれています。子どもは，最初のセッションで不安と回避の階層表を作成し，第二回のセッションで不安を悪化させる思考を特定し，自己教示によってそれを置き換える方法を学習します。残りのセッションでは，適応スキルを用いて階層表に列挙された不安に系統的に対処するトレーニングが行われます。対照群には，教育と支持的心理の組み合わせが提供されています。介入終了時までには，認知行動療法を受けた子どもの65％が95％の登校率を達成したのに対し，対照群の子どもについては48％でした。これは統計的に意味のある発見ではありません。同様に，4週間後と12週間後の追跡調査でも，二つのグループの間に有意味な差異は見出されませんでした。

　もう一つの研究はヘインら（Heyne et al., 2002）によるもので，この研究では不安障害を持ち不登校を示す61人の子どもが，子ども個人にセラピーが実施される群か，親／先生にトレーニングが実施される群か，子どものセラピーと親／先生のトレーニングの両方が実施される群のいずれかに割り当てられています。子どものセラピーは8回のセッションから成り，それには次のような内容が含まれます。

- リラックスするためのスキルを身につけ，緊張を要する状況でそれを対処スキルとして用いられるようにするためのトレーニングを行う。
- 対人スキルのトレーニングを行って，対人的な能力を改善し，不登校の問題に対処する方法を学ぶ。
- 認知療法を実施して，不安を悪化させる思考を減らし自己教示スキルを活

　　　　　用できるようにする。
　　　　●想像上での，また実生活上での脱感作療法を実施し安定した登校状況を達成する。

　三つの群すべてに改善が見られ，4.5カ月後の追跡調査の時点で，69％の子どもがどんな不安障害の診断基準をも満たしていませんでした。しかしながら，親／教師のトレーニングのみによっても，子どものための認知行動療法や子どものための認知行動療法と親／教師のトレーニングが適用された場合と等しい効果が得られています。

> 現在のところ調査研究は限られているが，不登校を示す子どもに認知行動療法が有効なことは確かだと思われる。ただし認知行動療法が他の介入法よりも効果的であるかどうかについては明確になっていない。

8. 結論

　子どもの不安への介入について調査する研究は，さまざまな意味において標準化されたものです。つまり，チャンブレスとホロン（Chambless and Hollon, 1998）によって提起された基準の多くを満たすものとなっています。基準にはランダム化試験，介入のマニュアル化，介入の一貫性の確保，臨床標本，マルチモーダル結果指標，臨床的な意義の評価，長期的な追跡調査などが挙げられます。概ね結果は肯定的であり，何らかの形の認知行動療法を受けた子どもの大多数が，介入終了直後と追跡調査の時点において不安障害の診断基準を満たさないことが示されています。また，予約待ち対照群との比較に基づくと，認知行動療法は不安障害への介入に有効であるとみなせます（Cartwright-Hatton et al., 2004; Compton et al., 2004）。この結果を踏まえて，子どもの不安障害の介入法として認知行動療法を選択するように奨励する研究者もいます（Compton et al., 2004）。しかしながら，その評価研究で示された有効性を認めつつも，これまでの調査研究の限界を指摘する慎重な研究者もいます（Cartwright-Hatton et al., 2004）。特に認知行動療法と他の介入法を比較する研究は少なく，あっても結果はあまり明確でありません。たとえばラストら（Last et al., 1998）は，認知行動療法を受けた子どもに，支持的心理療法を受けた子どもと同様の登校状況の改善が見られたと報告しています。また，シルバーマンら（Silverman et al., 1999b）は，教育サポートを受けた恐怖症の子どもが認知行動療法を受けた子どもと同様の改善を示したと報告しています。要するに，認知行動療法と他の介入法を比較する更なる試験が必要とされているのです。

　系統的なメタ分析を行ったカートライト＝ハットンら（Cartwright-Hatton et al.,

2004) は，調査した研究の中には 6 歳未満の子どもを扱った研究がなかったと報告しています。つまり現在のところ，年少の子どもに対する認知行動療法の効果についてはほとんど分かっていません。また，エビデンスは限られており，また多くの研究では，異なった不安障害を持つ子どもたちが同一に扱われています。そのために各タイプの不安障害に対する認知行動療法の介入効果についての包括的な比較ができない状況にあります。認知行動療法がどの特定の不安障害に対してより効果的なのかが，またそれぞれの不安障害を対象に適用する場合に認知行動療法のどの構成要素に，どのような改変を加える必要があるのかが今はまだ明確になっていないのです。

　また調査研究のために開発された介入法を，そのまま日常的な臨床実践に適用するには少なからず問題があります（Kazdin and Weisz, 1998）。その意味では，ナウタと共同研究者（Nauta, 2001, 2003：本書 25 ページ参照）による研究などは，日常的な臨床環境の中で大きな効果があると示した点できわめて重要です。また，算入基準の導入によって，併存症を持ち，より複雑な症状を呈する子どもが除外されてしまっている調査研究があります。しかし，これらの除外されている子どもたちこそ，メンタルヘルス施設にしばしば連れてこられ，そこで治療を受けている子どもたちなのです。また，認知行動療法の介入から脱落する子ども，あるいはそれに良好な反応を示さない子どももいます。ソーラーとウェザオール（Soler and Weatherall, 2007）は，不安障害の寛解率が，予約待ちなどの対照群の場合が 28％であるのに比べ，認知行動療法が適用された場合には 56％であることを見出しています（ITT 分析を用いたコクラン・レビューによる）。つまり不安障害を持つ子どもの自然回復率が 25％強であるのに対して，認知行動療法に良好な反応を示している子どもの数は 50％強なのです。認知行動療法の効果を更に改善し，どの不安障害に対してどの形態の認知行動療法が最も有効かをもっと明確にする作業が早急に求められているといえるでしょう。また，頑強な不安障害を維持し続けている 40％の子どもには，別の介入方法の開発が必要とされているということです。

　最後につけ加えておくと，認知行動療法の各構成要素の効果についてはそれほどわ分っていません。どの構成要素がどのような子どものどの領域に変化をもたらすのかについて調査するために，介入法の分解研究が求められているのです。これには限定的な臨床サービスから焦点をそらさず，その費用対効果を高めるという点において実践的なレベルで，また変化のプロセスと変化を媒介する要因を理解するという点において理論的なレベルで，重要な意味があるのです。理論面については，プリンスとオレンディック（Prins and Ollendick, 2003）によるメタ分析があり，それには認知的な変化と結果の間に想定される関係を調査した研究が比較的少ないと報告されています。それでも既存の研究の中で，認知行動療法の適用による認知的な変化が見出されていますが，その変化は対照群に見出された

変化に比べてそれほど大きいわけではありません。それを踏まえてプリンスとオレンディックは「子どもの不安に対する認知行動療法の介入結果が，認知プロセスの変化によってもたらされる，あるいは引き起こされるとする仮定については，せいぜい間接的な支持があるに過ぎない」と結論づけています。行動の変化は認知の変化とは無関係であるように思われると指摘するデュラックら (Durlak et al., 1991) によるメタ分析に留意しつつ，カズディンとワイズ (Kazdin and Weisz, 1998, p.30) は「変化を媒介する要因についてはまだまだ多くの研究が必要とされている」と結論づけています。

- 認知行動療法の適用によって，臨床的に有意な持続的改善が不安障害を持つ子どもにもたらされることを示す証拠が増加している。
- 他の介入法と比較した場合の，あるいは年少の子どもに適用した場合の認知行動療法の比較効果については，今後の一貫した調査が必要とされている。
- 介入のどの構成要素がどのような子どものどの領域に変化をもたらすのかについて調査するために，介入法の分析研究が求められている。
- 認知行動療法に対して良好な反応を示さない子どもを対象にする介入法を開発する必要がある。

第3章 不適切な認知とプロセス

　大きな影響を与えてきたベックと共同研究者の研究では，心理的な障害の発症と維持における認知と認知プロセスの中心的な役割が強調されています（Beck, 1967, 1971, 1976）。その考えを基にした認知モデルの説明では，情報処理と認知の歪みが否定的な情動の状態に帰着するとされています。そこでは特定の情動の状態が特定の不適切な認知に関係づけられると，またさまざまな情動の間を区別するのはこれらの認知であると仮定されています。それゆえ個人的な失敗，喪失，絶望に結びついた思い込みがうつに結びつくとされているのです。不安な思い込みの内容は未来に向けられやすく，身体的な，あるいは心理的な危害や危険に対する恐れに関連するとされています。そして攻撃性は，不公平，不当な待遇，敵意の認識に関連する認知に結びついているとされているのです。

　また心理的な障害は，自動思考，投影，先入観，スキーマなどの特定の認知内容に加え，不適切な認知プロセスによって発症し維持されると考えられています。注意バイアスは脅威に関連する刺激に対するより鋭敏な反応をもたらし，不適切な認知内容は不適切な処理過程やねじれた処理過程から構成される認知プロセスを通して維持されると考えられています。

　心理障害の発症において，認知内容と認知プロセスが中心的な役割を果たすとされているにもかかわらず，それらと子どもの不安障害の関係を調査する研究は限られています。これまで行われてきた研究は，標本の大きさ，評価対象になる仮説的状況や実験室課題，対象地域，非臨床機関における標本集団によってしばしば限定されていました。したがって，これらの研究成果を臨床状況に直接適用するには少なからず問題があります。更に言えば，常に一貫した研究成果が得られているわけでもありません。予測された差異が小さすぎるために，その臨床的な意義に疑問がある場合があります。もう一つ指摘しておくと，成長に関する視点が抜け落ち，成人の認知モデルを子どもにそのまま適用してしまっている研究もいくつか見受けられます。このような研究には，たとえばメタ認知プロセスなど，発達する子どもの認知能力についての理解が欠けています。

　しかし，いくつかの問題があるものの，不安障害を持つ子どもが不適切な認知とプロセスを示すことを裏づける証拠が得られています。特にそのような子どもには，悪い出来事の発生を予期し，自分の成績を否定的に評価し，脅威を暗示す

る物事に対して反応しやすく，恐ろしい出来事に対処できないと考える傾向があります。

1. 注意バイアス

　　情動障害には情報処理過程における注意バイアス（注意の偏り）が深く関与しているとする説が提起されています (Beck et al., 1985)。不安障害を持つ人は，脅威に関わる刺激を処理するために発達させたバイアスを示すとされているのです。脅威の暗示に対する警戒心が過度に発達すると，人は脅威を拡大検知するようになります。そのために不安の感情が増幅され，過度の警戒心が更に強化されていきます。こうして不安の悪循環が形成されてしまうと，予期とバイアスが自ら，自己の正しさを証明する情報を探し求めるようになります。

　　最近，子どもの不安を説明するために，認知と気質を統合するモデル (Lonigan et al., 2004) が提起されていますが，このモデルは大人の不安を説明するために提起されたものです。このモデルでは，意識的に注意を集中させる前段階で脅威に関わる情報にさらされると，人は強い否定的な影響を受けるとされています。このような否定的影響を受けやすいバイアスを，前注意的バイアスといいます。この種の注意バイアスに打ち克つのに十分なコントロールの能力を動員できないと，その人は脅威に関わる情報に選択的な注意を向けるようになるのです。

　　子どもにおける情報処理の歪みが，ストループ課題とドット探査課題を用いる室内実験によって調査されています。マーティンら (Martin et al., 1992) は，クモに恐れを抱く子どもと，そうでない子どもについて，ストループ課題の成績を比較しています。6歳～13歳のあらゆる年齢のクモ恐怖症の子どもは，クモに関連しない語句よりもクモに関連する語句に，より大きな動揺を示します。同様の歪みは，タガビら (Taghavi, 2003) によって実施された，全般性不安障害を持つ子どもと対照群を比較する研究によっても見出されています。脅威やトラウマに関連する語句に対する注意バイアスが，対照群については有意なものとして見出されなかったのに対して，不安障害の群には認められたのです。

　　ヴァシィら (Vasey et al., 1995) は，不安障害を持つ9歳～14歳の子どもと非臨床対照群の，注意配分課題の成績比較を行っています。不安障害の群の子どもに関して，脅威を引き起こす語句に先行される語句に対する脅威の検知が，中立的な語句に先行される語句の場合よりもかなり速くなるという結果が得られています。これは注意バイアスの存在を示しています。この発見は全般性不安障害を持つ子どもと健常者の対照群の比較研究によって再検証されています (Taghavi et al., 1999)。この実験でも，不安障害を持つ子どもは否定的な刺激に対するより大きな注意バイアスを示したのです。なお，これは脅威に関連する情報に特化され，うつに関連する情報については群間に差異は見出されませんでした。

それ以外の研究については明確な結果が得られておらず，それらの研究によっては恐れに関連する刺激に対するバイアスが，不安障害を持つ子どもに特有のものであるとする説を支持するに十分な証拠は得られていません。ウォータースら (Waters et al., 2004) は，恐れに関連した絵，中立的な絵，楽しい絵を用いたドット探査課題によって，臨床的な不安障害を持つ子どもと，そうでない子どもの注意バイアスについて調査しています。この調査では，どちらの群の子どもも恐れを引き起こす刺激に対して注意バイアスを示している点では，群間に差異は認められません。しかしながら，非臨床群と比べた場合，不安障害の子どもは情緒的な絵による刺激に対して，より強い認知バイアスを示しています。

データは限られていますが，これらの発見によって，脅威の暗示に向けられた選択的な注意が不安を悪化させ，それによって脅威に向けられた注意が一層強化されることが分かります (Taghavi et al., 1999)。このようにして，脅威に関わるバイアスは不安の維持に寄与しているのです (Puliafico and Kendall, 2006)。

> エビデンスは限られているが，不安障害の子どもは脅威に関わる刺激に選択的な注意を向けることが示されている。

2. 脅威の認知

認知バイアス（認知の偏り）が生じる要因は，子どもが状況を解釈する仕方と，それによってもたらされる脅威や危険の度合いについての認識の仕方に求められます。ダレイデンとヴァシィ (Daleiden and Vasey, 1997) は，不安障害を持つ子どもが脅威の徴候に対して過度の警戒を抱いているかどうかという問題提起を行っています。脅威の徴候の特定は，たとえそれに続く情報によってその事実が否定されようとも，自分が危険な状況に置かれているとする子どもの思い込みや先入観をはっきりさせるのです。

曖昧な社会的話題という調査方法を用いた地域研究によって，脅威に向けられた認知バイアスが確認されています。ムリスら (Muris et al., 2000) は，高度の社交不安を持つ子どもが短い社会的話題を恐ろしい物語と解釈しがちであり，また低度の社交不安を持つ子どもに比べてこの判断をより迅速に行うと報告しています。それに続く研究では，照会されていない子どもが，質問表と構造化された診断面接によって評価されています (Muris et al., 2000)。この研究でも，不安障害の診断基準を満たす子どもや，準臨床的な症状をかなりの程度示す子どもに，高い頻度での脅威の認知と脅威の解釈，および迅速な脅威の検知が確認されています。

バレットら (Barrett, 1996b) は，臨床的な不安障害を持つ子どもが曖昧な仮定的状況をどのように解釈するかを調査し，不安障害を持つ子どもの群と，反抗挑

戦性障害を持つ子どもの群と，非臨床対照群の比較を行っています。たとえば，ゲームをして遊んでいる子どもの群に自分が近づいていくと彼らが笑い始めたときに，何が起きていると思うか，またそのような状況に置かれたときに自分ならばどうするかについて子どもに質問をしました。臨床的な不安障害を持つ子どもと反抗性障害を持つ子どもはどちらも，曖昧な状況を脅威と（つまり彼らは自分のことを笑っていると）解釈しました。この結果は，曖昧な状況を脅威とみなす解釈の仕方に子どもの不安が関係することを示していますが，ただしそれは不安に限定されるわけではありません。反抗性障害を持つ子どもにも，同様の傾向が認められたのです。

また社交恐怖，分離不安障害，全般性不安障害を持つ子どもの群と，（外在化障害の）臨床対照群，および非臨床対照群を比較したボーゲルスとジヒテルマン (Bogels and Zigterman, 2000) の研究によって，解釈バイアスについての調査が実施されています。この研究では，社会的な状況（たとえばスポーツチームのメンバーに会うなど），分離（たとえば買い物をしている間に親からはぐれるなど），一般的な不安（たとえばオーブンのスイッチを切ったかどうかが心配になるなど）に関わる九つの仮定的な物語を子どもに聞かせました。そして状況を心の中に思い浮かべるように言い，その状況が自分に起きたらどう考えるかを説明するように求めました。次に一連の情動について，また各状況の危険，不快，脅威の度合いについて評価してもらいました。そして最後に，それらの状況にどの程度対処できると思うかについて評価してもらいました。この調査では，不安障害を持つ子どもは，外在化障害を持つ子どもに比べてかなり頻繁に否定的な認知を報告し，この傾向は非臨床対照群との比較では更に顕著に認められるという結果が得られています。不安障害を持つ子どもには，状況をより危険なものと判断し，それに対処できないとより強く感じる傾向が認められたのです。

> 不安障害を持つ子どもには，曖昧な状況をより大きな脅威と解釈し，この判断により迅速に至る傾向がある。

3. 否定的な認知の頻度

セルフトークは，その内容が否定的認知に関わる場合には特に，子どもの不安障害の発現と維持に重要な役割を果たしているとする説が提起されています (Kendall and MacDonald, 1993)。また，高い頻度で生じる否定的な認知が不安障害の原因の一つであり，それらを削減することで心理的な機能が改善されると指摘されています (Kendall, 1984)。これは「非否定的思考」の力と呼ばれており，この見方は，恐れを自然に引き起こすような状況（たとえば歯医者に行くなど）における子どものセルフトークが彼らの報告する恐れの程度にかなり関係するとする，

初期の研究（Prins, 1985）による発見を拡大発展させたものです。ただし，この発見は決定的でなく，それに疑問を呈する研究者もいます（Alfano et al., 2002）。

プリンスとハネウォールド（Prins and Hanewald, 1997）は，思考リスト法と自己評価のアプローチを用いて算数のテスト中の，およびテスト後の非臨床群の子どもの認知を評価する地域調査を実施しています。思考リスト法でも自己記述でも，高いレベルの不安を持つ子どもは，不安のレベルの低い子どもよりもかなり頻繁に否定的な自己評価の認知を報告しています。同様にムリスら（Muris et al., 2000）は，高いレベルの社交恐怖を経験している子どもが，低いレベルの子どもに比べてより高い割合で否定的な自己評価を行うことを見出しています。

臨床的な障害を持つ子どもを対象に行われた研究によって，不安と否定的な認知の頻度の間に相関関係があることが示されています。それには思考リスト法を用いたケンドールとチャンスキー（Kendall and Chansky, 1991）の研究が挙げられます。この研究では，不安を引き起こす課題実行（スピーチ）の前，実行の最中，そして実行の後で生じた思考について表現するように求められています。結果について言うと，不安障害を持つ子どもと臨床対照群との間に，生じた思考の全体数に関する相違は認められていません。しかしながら臨床的な不安を抱えている子どもは，否定的で予期的な思考をより頻繁に報告しています。ただしこの傾向は予期が生じる期間に限定されます。というのも予測とは異なり，課題を行っている間については両群ともおよそ30％の子どもが否定的な思考を報告しており，両群間に差異は認められなかったからです。

緊張を要する課題実行の最中に否定的な思考が生じる割合は比較的低いという点については，バイデル（Beidel, 1991）によっても報告されています。不安障害を持つ子どもと持たない子どもを対象に実施されたこの調査では，子どもは語彙テストや朗読を行ったあとで自分の認知について報告するように求められています。否定的な認知を報告した子どもは11％から19％に過ぎず，また不安障害を持つ子どもと持たない子どもの間に頻度の相違は認められていません。またアルファノら（Alfano et al., 2006）は，社交恐怖を持つ子ども／思春期の若者と非臨床対照群の間の，否定的な認知の頻度の比較を行っています。その結果としてアルファノらは，社交恐怖を持つ思春期の若者の20％のみが何らかの否定的なセルフトークを報告していると述べています。すなわちロールプレイ課題を行っている間は，社交恐怖を持つ子どもと思春期の若者の大多数（80％）が課題の成績に関するどんな否定的な思考をも報告しなかったことになります。

また社交恐怖を持つ子どもを対象に行われた研究のなかでスペンスら（Spence et al., 1999）は，非臨床対照群に比べて，社交恐怖を持つ子どもが，朗読の課題でより頻繁に否定的な認知を報告すると述べています。これはムリスら（Muris et al., 2000）の発見と一致しますが，不安を持つ子どもによって報告された否定的なセルフトークの割合と，対照群の子どもによって報告されたそれの間の，実

際の差異は小さなものです。アルファノら (Alfano et al., 2002) によれば，どちらの研究でも差異はひとつの考えの範囲内に止まっていました。したがって，統計的に有意ではあっても，臨床的な重要性と妥当性という面では，あまり結果がはっきりしていないと言わざるをえないでしょう。

- 不安障害を持つ子どもは，より頻繁に否定的な認知を報告してはいるものの，不安障害を持たない子どもとの差異は小さく，臨床的な意義は明確でない。
- 不安障害を持つ子どもの大多数は，緊張を要する課題を行っている最中には否定的な認知を報告していない。ただし課題を行う前にはそれが高い割合で認められる。

4. 肯定的な認知の頻度

否定的な認知とは異なる仮説として，肯定的な認知とメンタルヘルスの関係に関する，つまり「肯定的な思考の力」に関する調査が行われてきました。この仮説では，高度の不安を経験している子どもは，肯定的なセルフトークを経験する頻度が少ないと仮定されています。

それについていくつかの研究によって調査されていますが，それらのいずれにおいても，そのような関係を支持する証拠は得られていません。非臨床対照群においては，子どもは不安のレベルの高低にかかわらず肯定的な思考を類似の頻度で経験しているようです (Prins and Hanewald, 1997)。臨床群についていえば，スペンスら (Spence et al., 1999) の研究では，社交恐怖を持つ子どものグループと非臨床対照群の間に肯定的な思考の頻度の相違は認められていません。同様に，不安障害を持つ子どもの群と非臨床対照群 (Treadwell and Kendall, 1996)，および臨床対照群 (Bogels and Zigterman, 2000; Kendall and Chansky, 1991) の間に肯定的な自己評価の差異は認められていません。

不安障害を持つ子どもは肯定的な思考を報告する頻度が少ないとする説を支持する証拠は得られていない。

5. 肯定的な認知と否定的な認知の比率

また，肯定的な認知と否定的な認知の比率に関する調査が実施されています。この比率は心の状態 (SOM) 比率と呼ばれ，最適な健康と適応を達成するには否定的な認知と肯定的な認知の間に釣り合いが保たれていなければならないとされています (Schwartz and Garamoni, 1986)。

不安障害を持つ子どもに関して，この仮説によって提起されているバランスの有無を調査する研究はほとんどありません。トレッドウェルとケンドール (Treadwell and Kendall 1996) は，不安障害を持つ子どもの群と非臨床対照群の

SOM 比率の比較を行っていますが，両者をはっきりと区別する結果は得られていません。両群の SOM 比率は類似しています。不安障害を持つ子どもの SOM 比率は，予想されるような機能不全を示唆する範囲に入る値を示していません。実際のところ不安障害を持つ子どもの SOM 比率は，心理的な適応に最も適した，否定的な認知と肯定的な認知のバランスを示すとされている肯定的な対話の範疇に入っているようです。

> 肯定的な認知と否定的な認知の比率が子どもの不安障害に相関するとする説を支持する証拠は得られていない。

6. 認知の特異性

これまで研究者が関心を向けられてきた検討項目の一つに，不安と特定の認知の結びつきの度合いが挙げられます。ベック (Beck, 1967, 1976) によって提起された認知モデルは，情動障害の基盤には認知の歪みが存在し，認知の歪みの性質は個々の情動障害ごとに異なるとする仮定に基づいています。不安な思い込みの内容は未来に向けられ，身体的な，あるいは心理的な危害や危険に対する恐れに結びつけられるとされています。認知の特異性の問題は臨床的に重要です。なぜならば，それによってセラピーの焦点と内容を決定しうるからです。認知に関するより一般的な指針を与えるというのではなく，当該の障害に結びついた特異的な思考と認知の歪みに介入の目標と焦点を絞れば，セラピーはより効果的になるはずです。

非臨床機関から紹介された地域標本を対象に行われた研究の中で，エプキンス (Epkins, 1996) は自己採点に基づいて，子どもを高いレベルの不安／低いレベルの不安，気分変調有／気分変調無に分類する調査を実施しています。社交不安を持つ子どもの群と気分変調を持つ子どもの群はどちらも，比較対照群に比べて否定的な自己認知と認知の歪みをより頻繁に報告しています。加えて，過度の一般化と自己への関連づけによる認知の歪みは，社交恐怖に特定され，気分変調には認められませんでした。対照群に比べて両群ともうつの認知をより頻繁に報告していますが，それが気分変調に特定されるとする証拠は得られていません。不安の特異性に関する説を支持する研究として，非臨床的な子どもを対象にして香港で行われた地域研究が挙げられます (Leung and Poon, 2001)。この研究では，身体的な危害や心理的な危害への恐れを増幅する思い込みと不安の間に存在すると予測されていた関係が立証されています。また，攻撃性と，不当な扱いを受けたとする思い込みと，敵意と，すぐに得られる満足の間に存在すると予測されていた関係についても立証されています。しかしながら，喪失と失敗の認知がうつに特異的に結びつくとする予測を裏づける証拠は得られていません。

臨床群の認知と，臨床機関に関わっていない地域の子どもを比較する研究がいくつかあります。第一に挙げられるのがエプキンス (Epkins, 2000) の研究であり，この研究では外在化障害，内在化障害，併存症を持つ臨床機関紹介ケースの子どもと非臨床群の子どもが比較調査されています。内在化障害と併存症の群には，外在化障害と地域標本の群に比べて認知のねじれ，うつ，不安思考がかなり多く見出されています。シュニーリンクとラペ (Schniering and Rapee, 2002) は，不安障害，抑うつ障害，破壊的障害の子どもによって構成される混合臨床群と非臨床群の子どもの間で認知の比較を行っています。最初の研究で二人は，不安障害，抑うつ障害の臨床群と非臨床群の子どもの間で，身体的な脅威，社会的な脅威，および個人的な失敗に関する思考を報告する頻度にかなりの差異が見られることを見出しています。臨床群内のみでの比較について言うと，身体的な脅威，社会的な脅威に関する認知について，反抗行動障害の若者と不安障害の若者の間，および反抗行動障害の若者と抑うつ障害の若者の間には差異が見られましたが，不安障害のグループと抑うつ障害のグループの間には差異が見られませんでした。それに続く研究では，個人的な失敗／喪失についての思考がうつ症状を最も強く予兆すると報告されています。また社会的な脅威や否定的な評価についての思考が不安を最も強く予兆する一方で，敵意／仕返しについての思考は攻撃性を最も強く予兆するとされています (Schniering and Rapee, 2004)。

- 認知の内容の特異性については，それを裏づける一貫した証拠が得られていない。特に，不安障害を持つ子どもの認知とうつの子どもの認知の間には重なりが見られる。
- 心理的な脅威や身体的な脅威に関する認知は，不安に結びつく傾向がある。

7. 認知の誤りの特異性

認知の誤りと特定の情動障害の関係が調査されてきました。特に過度の一般化（たった一つの否定的な結果を，現在や未来におけるそれ以外の状況にも当てはめる），自己への関連づけ（否定的な結果に対して個人的な責任を負う），誇大化（最悪の結果を予期する），選択的抽象化（物事の否定的な側面に選択的に注意を向ける）による認知の誤りが調査されてきました。たとえば，エプキンス (Epkirs, 1996) は，否定的な出来事や，状況の否定的な側面に注意を集中する選択的抽象化が，不安よりもうつに関連づけられる場合が多いとする説を提起しています。また，自己への関連づけと，それによる脅威の評価，およびそれによって生じる脆弱性は，不安により強く関連づけられるとされています。しかしながら，不安とうつの間には相当な重なりがある一方，さまざまな不安障害の徴候には相違があることを考えると，認知の誤りが各障害間で共有されるものなのか，それとも高度に特異的なものなのかにつ

いては明確ではありません。

　ライテンベルクら (Leitenberg et al., 1986) は，不安障害を持つ子どもがそうでない子どもに比べて過度の一般化，自己への関連づけ，誇大化，選択的抽象化をより頻繁に報告することを見出しています。しかしながら報告の頻度において，不安障害を持つ子どもの群と，抑うつ的で自己評価の低い子どもの群の間に相違は見られませんでした。したがって，これらの認知誤りが情動障害それ自体に特異なものとみなすべきか，それとももっと限定して不安障害に特異なものとみなすべきかについては明確になっていません。同様に，非臨床群を対象に調査を行ったエプキンス (Epkins, 1996) は，社交恐怖とうつ症状を持つ子どもが，非臨床対照群に比べてより多くの認知の誤りを報告するとしています。加えて，社交恐怖を持つ子どもは，過度の一般化と自己への関連づけによる認知の歪みを示しがちであるとしています。しかしながら，高い割合でうつ症状を経験している子どもが比較対照群よりも選択的抽象化を示しがちであるとはいえ，不安障害のグループと比較した場合にはそれほど大きな違いは認められていません。またルングとプーンの地域研究 (Leung and Poon, 2001) では，誇大化は，その焦点が何に置かれるかは状況によるとしても，不安とうつの両方に関連づけられるとされています。脅威の誇大化が不安に関係し，個人的な失敗の誇大化がうつに関係するとされています。

　これらの研究は高い頻度の不安と認知の歪みの結びつきを裏づけるとはいえ，不安障害や恐怖症の診断基準を満たす臨床障害を持つ子どもを評価する研究はそれらの中にはありません。この点に取り組んでいるのはウィームら (Weems et al., 2001) による研究であり，この研究では専門クリニックに連れてこられた251人の不安障害を持つ子どもが評価されています。うつの併存をコントロールした後に，一連の不安障害の間に過度の一般化，自己への関連づけ，誇大化による認知の歪みが共通して見出されています。この発見は，不安障害のタイプにかかわらず，これらの認知の歪みが重要な役割を果たしていることを示しています。

　また前述のようにエプキンス (Epkins, 2000) は，内在化障害を持つ子どもが，外在化障害を持つ子どもよりも，誇大化，自己への関連づけ，過度の一般化，選択的抽象化による認知の歪みをより多く報告することを見出しています。この発見は，認知内容と認知プロセスに関して外在化障害と内在化障害の間に相違があるとする認知モデルを裏づけます。しかしながら特異性という点では，内在化障害のグループには，不安を持つ子どもとうつを持つ子どもの両方が含まれています。また各グループ内で個々の認知の歪みを比較する調査は行われていません。したがって，これらの認知の誤りが不安かうつのどちらかに特定されるのかについては明確になっていません。

　これらの発見を踏まえて，情動障害が特定の認知の歪みに関連づけられるのは確かであるとしても，個々の不安障害の間にはこれらの認知の内容に関する特異

性は認められないと結論づける研究者もいます（Alfano et al., 2002）。エプキンス（Epkins, 2000）は，どの認知が「より広い範囲に」特定されるのか（すなわち内在化障害全般にわたって共有されるのか），またどの認知が「より狭い範囲に」特定されるのか（すなわち特定の不安障害に特化されるのか）について調査する，更なる研究が必要であると述べています。

> 不安障害を持つ子どもは，過度の一般化，自己への関連づけ，および誇大化による認知の歪みを示しがちである。これらの認知の歪みが不安障害に特定されるのか，それとも内在化障害に一般化されるのかについては明確にされていない。

8. 対処バイアス

これまで研究者の関心を集めてきた認知の一つとして，対処に関する認知が挙げられます。不安障害を持つ子どもは，危険を過大評価し，それに対処する自分の能力を過小評価すると仮定されてきました。また物事にうまく対処する能力が自分にはないとするこの思い込みが，それに続く脅威の認知を強化し増幅すると仮定されてきました。

ボーゲルスとジヒテルマン（Bogels and Zigterman, 2000）は，不安障害によって連れてこられた子どもに，いくつかの仮定的な状況を提示し，その状況にどのように対処するかについて評価するように求めました。その結果，不安障害を持つ子どもには，臨床対照群および非臨床対照群と比較して，脅威に効果的に対処する自分の能力をより低く評価する傾向が見出されています。またスペンスら（Spence et al., 1999）によって自己の能力に対する評価が調査されています。この調査では，社交恐怖の診断を下された子どもに，一連のロールプレイと朗読の課題を課し，セルフトーク，結果の予想，自己評価を調査する一連の質問項目に回答するように求めました。その結果，非臨床群との比較によって，社交不安を持つ子どもは，そうでない子どもに比べて自分の成績の予想を低く見積もると判明しています。また社会スキルが必要とされる課題に関して，社交恐怖を持つ子どもの成績はそうでない子どもの成績よりも低く，したがって介入手段として社会スキルのトレーニングが有効であるとスペンスらは補足しています。この発見は，アルファノら（Alfaro et al., 2006）による発見とも合致します。アルファノらは，社交不安を持つ子どもが比較対照群に比べて社会関係をともなう課題に関して自分の成績を低く予想し，また実際の成績を低く評価することを見出しています。この研究では，子ども自身による評価とは別に実験の意図を知らされていない観察者によって子どもの成績が評価され，社交恐怖を持つ子どものスキルの低さが検証されています。

とはいえ，すべての研究によって一貫した結果が得られているわけではなく，

カートライト＝ハットンら（Cartwright-Hatton et al., 2005）の研究では違った結果が報告されています。この研究では，社交恐怖を持つ子どもは，社交恐怖がそれほど見られない子どもに比べて自分の社会的なスキルをより低く評価していますが，独立した観察者は二つのグループの成績を区別できませんでした。この結果を踏まえてカートライト＝ハットンらは，高度の不安を抱く子どもは，必要なスキルを実際に欠いているというよりも，自分自身を過敏に感じ過ぎているのではないかと述べています。

　最後につけ加えておくと，子どもが曖昧な状況に反応して選択した解決方法について調査した研究があります。バレットら（Barrett et al., 1996b）は，何らかの問題が生じそうな状況に対処する際に，反抗性障害を持つ子どもが攻撃的な手段を用いがちなのに対して，不安障害を持つ子どもは回避的な手段を用いがちであることを見出しています。この傾向は家族との話し合いの後でかなり強く見られ，不安障害を持つ子どもの回避行動を親が強化し奨励している可能性が考えられます。

> 不安障害を持つ子どもは，脅威を引き起こす状況に対処する自分の能力を低く評価し，自分には能力がないと考えがちである。

9. コントロールについての認識

　バーロー（Barlow, 2002）は，恐れを引き起こす外的な出来事や，内的な身体の反応をコントロールする能力が自分には欠如しているとみなす認識が，不安障害の発症の基盤になると指摘しています。苦痛を引き起こすのは，「不安な出来事や不安の感覚をコントロールできない」という思い込みなのです。ウィームスら（Weems et al., 2003）は，分離不安障害，特定の恐怖症，社交恐怖，あるいは全般性不安障害を持つ子どもと非臨床対照群の比較によって，コントロールに関する思い込みが不安障害の中で果たしている役割について調査しています。この調査では，情動コントロールについての，また不安や外的脅威に結びついた身体の反応のコントロール（たとえば「ぼくは自分の感情を自分でコントロールできる」，「ぼくは普段困難な問題に対処できる」）についての認識を評価するための一連の質問が行われています。その結果，不安障害を持つ子どもは比較対照群に比べて，不安に関わる外的な出来事に対する自己コントロールの能力について，また不安に向けられた内的な反応に対する自己コントロールの能力について低い評価を報告しています。これらの発見は予備的なものであり追試が必要ですが，いずれにしてもセラピーの実施にあたって重要な意義があるのではないかと考えられます。

> コントロールについての認識が子どもの不安の発現と維持に果たしている役割について，更なる調査が必要とされている。

10. 結論

　個々の不安障害と，認知と，認知の誤りの関係について子どもを対象にして詳細に調査した研究は限られており，またその結果得られたデータは一貫していません。ウィームスとスティックル (Weems and Stickle, 2005, p.118) は，「特定の認知プロセスが不安に関係しており，それによって不安障害を持つ若者と，持たない若者を区別することが可能である」と結論しています。他の研究者はもっと慎重であり，「原因とされている方法論的，概念的な問題が一貫していない場合，その結果生じている研究成果を適切に解釈することは困難である」と強調しています (Alfano et al., 2002)。

　個々の認知バイアスが不安障害に固有のものなのかについては明確になっていませんが，それらが不安障害を持つ子どもに頻繁に観察されることは間違いありません。ただし，不安障害に関連するとされてきた認知の歪み，認知バイアス，認知の誤りが，特に介入の対象にされているわけでは必ずしもありません。シュニーリンクとラペ (Schniering and Rapee, 2002, p.1107) によれば，「成人の場合，より一般的な認知を対象に実施される〈標準的な〉認知療法によってよりも，当該の障害に特に関係する自動思考と認知バイアスを対象に実施される介入による方が，より短い期間により大きな効果が得られる」とされており，今後考慮すべき問題と言って良いでしょう。また同じことが子どもにも当てはまるのかどうかについては，現在のところ分かっていません。アルファノら (Alfano et al., 2002, p.1224) は，認知を直接の対象にせずとも認知的な症状の変化が得られるとし，「直接認知を対象にすることが，子どもの認知的な症状を変える際の決定要因になるわけではない」と指摘しています。実際のところアルファノらは，自己認識を高めるといった認知技法は，結果として不安の改善をもたらすことはなく，その点で役立つ方法とは思われないとコメントしています。それゆえアルファノら (Alfano et al., 2002) は，不安に関連する認知およびプロセスに対しての，介入の行動的な構成要素の効果と，認知的な構成要素の効果を比較する必要があると結論づけているのです。

　あまり取り上げられることのない問題の一つとして，不安障害に結びついた認知の，子どもの成長にともなう変化が挙げられます。認知の発達が初期の段階にある年少の子どもの場合には，メタ認知スキルが十分に発達していない場合があります。これはウィームスら (Weems et al., 2001) による発見とも合致します。誇大化と自己への関連づけによる認知の誤りは，年少の子どもの場合よりも思春

期の若者の場合の方が不安に強く結びついていると，ウィームスらは述べています。同様にアルファノら（Alfano et al., 2006）は，社交恐怖を対象に実施した調査において，思春期の若者にのみ自分の成績に対する否定的な評価が顕著に見られ，年少の子ども（すなわち7歳から11歳の子ども）にはそれほど見られないとしています。

　子どもの成長にともなう認知の内容と認知プロセスの変化を記録し，年少の子どもと思春期の若者の両方に関して，それらと不安障害の関係を調査する必要があります。それは不安障害に特に結びついた，不適切な認知とプロセスの性質とその歪みの程度を評価する際に役立つはずであり，ひいてはそれによって介入の認知的な焦点を決定するのに役立つ情報が得られるはずです。

> 不安に特に結びついた認知を対象にすることによって，子どもに対する介入についても思春期の若者に対する介入についても，その効果が向上するのかどうかについて結論を下すには，今後の更なる研究が必要とされている。

第4章 親の行動と子どもの不安

　子どもの不安障害において家族が果たす役割については，以前から大きな関心が向けられてきました（次の文献を参考，Bogels and Brechman-Toussaint, 2006; Creswell and Cartwright-Hatton, 2007; Wood et al., 2003)。そして，いくつかの複雑な問題に光が当てられ，家族が危険な因子にも保護的な因子にもなりうることが明らかになってきています。危険な因子としては，子どもが不安障害を発症する危険性を高める気質的な性格（行動抑制など）の遺伝的な伝達が挙げられます。また不安障害を持つ親の子ども，および，不安障害を持つ子どもの親に対する調査の両面から，子どもの不安障害と親の不安障害の関係が報告されています（Last et al., 1987, 1991; Turner et al., 1987）。これらの調査では遺伝的な因子の重要性が強調されていますが，遺伝的な傾向性を有する子どものすべてが不安障害を発症するわけでないことは明らかです。実際に，イーリーとグレゴリー（Eley and Gregory, 2004）は，遺伝によって説明されるのは分散のおよそ3分の1であり，環境要因はそれに等しいか，それよりも大きな重要性を有しているのではないかと指摘しています。つまり環境を共有することこそ，子どもの不安障害の発症に大きな役割を果たしていると考えられ，その一つとして親の影響に大きな関心が向けられてきたのです。

　不安に対する遺伝的な脆弱性を持つ子どもは，強い興奮と情動を示す傾向にあるとする，理論がラペ（Rapee, 2001）によって提起されています。激しく興奮する子どもを前にして，親は子どもの苦痛をできる限り和らげようとして，あるいは防止しようとして，ますます子どもに干渉し，子どもを保護しようとします。その結果，過剰な干渉と過保護によって，子どもの脅威の認知が先鋭化し，脅威をもたらす状況に対する子どものコントロールの感覚が損なわれ，回避的な方略が強化されてしまうのです。したがって緊張する状況から子どもを保護しようとする親や，そのような状況で自分が主導権をとろうとする親は，社会が危険な場所であり，自分の力ではそれに対応できないと暗黙のうちに子どもに教えていることになります。本章ではこのような親の大きな影響力について考慮しながら，親の側の過度のコントロール，否定的な態度，モデリング，管理，認知が子どもの不安障害の発症と維持に果たしている役割について説明します。

1. 親の過度のコントロール

　過度のコントロールとは，親が子どもの生活に必要以上に干渉し，子どもの行動と活動を過度に規制することを意味します。過度な親の干渉は，困難を克服する機会を子どもから奪い，子どもの自己効力感を損ないます (Wood et al., 2006)。そのために不安障害を持つ子どもは，新たな状況に対処し安全を確保する自己の能力を低く見積もるようになり，それがまた不安を生み出していきます。新たな状況への対処の仕方を学ぶことは，誰にとってもきわめて重要な成長課題であり，そのような学習が制限されると，予期的な不安の増幅につながるのです。

　親の過干渉，過度のコントロールと，子どもの不安の間に関連があることを示す注目すべき証拠があります (Rapee, 1997; Wood et al., 2003)。たとえば，クローネとホック (Krohne and Hock, 1991) は，強い不安を示す少女の母親が，弱い不安を示す少女の母親に比べて，認知的な課題でより干渉的な態度をとると報告しています。臨床的な不安障害を持つ子どもに関していうと，問題解決の課題に親と子どもが協働して取り組むところを観察したハドソンとラペ (Hudson and Rapee, 2001, 2002) は，重度の不安障害を持つ子どもの母親が，非臨床対照群の母親よりも，より干渉的で押しつけがましいと報告しています。非臨床対照群の子どもの母親に比べ，臨床的な不安障害を持つ子どもの母親には，子どもの自主性を認めない傾向がより強く見られるという発見は，他の観察研究によっても裏づけられています (Mills and Rubin, 1998; Whaley et al., 1999)。

　これらの研究によって，過度に干渉的な親の養育態度が子どもの不安に結びつくことが示されています。ただしこれが不安障害に特定されるかどうかについては明確でなく，反抗性障害を持つ子どもの親に関しても，過度に干渉的な養育態度が見られます (Hudson and Rapee, 2001)。親の過干渉が必ずしも不安障害の発症要因になるわけではありませんが，重要な維持要因になる可能性があります。一方で，ボーゲルスとブレッチマン-ツーセント (Bogels and Brechman-Toussaint, 2006) のように，親の過度のコントロールと不安は直線的な因果関係にはないと主張する研究者もいます。また，親の過小なコントロール，すなわち子どもの準備が整っていないにもかかわらず子どもに過大な自主性を与える親の養育態度も，不安障害の発症の一因になる場合があります。

> 親の過度のコントロールと子どもの不安障害の関係を強く示す証拠がある。しかしながら，それが不安障害に特定されるかどうかについては明確になっていない。

2. 親の否定的な態度

　親の否定的な態度とは，親による過剰な批判，拒否，そして情動的な温かさの

欠如，と定義できます。否定的で批判的な環境によって，子どもは周囲を敵対的とみなす認知を発達させ，脅威を引き起こす可能性のある生活の場面に対して過敏になります。

観察研究によって，親の否定的な態度と子どもの不安の関係についての調査が行われてきました。ハドソンとラペ (Hudson and Rapee, 2001) は，不安障害を持つ子どもの母親が子どもと話し合うとき，より否定的な態度を示すとしています。しかしながらこれについては，常に一貫した結果が得られているわけではありません。たとえばホエーリーら (Whaley, 1999) は，不安障害を持つ母親が不安を引き起こす状況について子どもに話しかけるところを観察し，不安障害を持つ子どもの不安障害を持つ母親が，そうでない子どものそうでない母親に比べてかなりの度合いで温かさに欠け，否定的であり，批判的であると評価しています。しかしながらこの傾向は，障害を持たない子どもの不安障害を持つ母親にも見出されています。同様に，シークランドら (Siqueland et al., 1996) の研究では，不安障害を持つ子どもの母親とそうでない子どもの母親の温かさの間に相違は見出されていません。

結論すると，親の否定的な態度が子どもの不安に特定的に結びつくとする説を裏づける証拠は，一貫した形ではあまり得られていません (Wood et al., 2003)。結果はまちまちであり，母親の不安が，母親自身の温かさと肯定的な態度を損なう重要な要因になっていると言えるに過ぎません。

> 親の否定的な態度と子どもの不安の関係については，あまり明確になっていない。親の否定的な態度と子どもの不安の間の関係の形成や調整に親の不安が重要な役割を果たしている可能性がある。

3. 親へのモデリング

子どもの不安の発現に親が関与するあり方の一つとして，不安行動のモデリングが挙げられます。不安障害を持つ親が恐れを口にし，不安反応と回避のモデルを示す場合には，このことは，特によく当てはまります。この点についての研究は限られていますが，最近の観察研究では，不安障害を持つ母親には誇大化を示し，否定的な結果に注意を集中し，コントロール能力の欠如の感覚を子どもに伝達する傾向があることが見出されています (Moore et al., 2004)。同様にホエーリーら (Whaley, 1999) は，臨床的な不安障害を持つ子どもの不安障害を持つ母親には，コントロールの欠如を，また物事に効果的に対処する能力の欠如を強調するような仕方で，さまざまな問題について話し合う傾向が見られるとしています。つまり不安障害を持つ母親は，子どもが物事に対処できないと暗にほのめかし，また否定的な予測を繰り返し口にすることで，子どもに対して不安行動と失敗をモデ

ルとして示し，強化しているのです。

> 限られたエビデンスによるものですが，親による不安行動のモデリングが，子どもの不安の発現と維持の両方，あるいはいずれか一方に寄与していると考えられる。

4. 親による回避行動の強化

　子どもの不安の発現に親が関与するあり方として，不安行動のモデリングに加え，子どもの回避行動の強化が挙げられます。バレットら (Barrett, 1996b) は，短時間の家族の話し合いを行う前に，また行った後で発生する一連の曖昧な状況にどのように対処するかについて子どもに質問する調査を行っています。その結果，不安障害を持つ子どもの多くが，親との話し合いの前後で，その態度を向社会的なものからより回避的なものへと変化させることが分かりました。また，親によって子どもの回避的な提案が支持され強化されていることが分かっています (Dadds et al., 1996)。その後の研究によってもこの発見が裏づけられており，親の高度の不安が，家族の話し合いが終わった後での回避行動の増加に関連すると指摘されています (Shortt et al., 2001)。また親による回避の奨励は，恐れを引き起こす状況に適切に対処する方法を学んで肯定的な思考方法を築くための機会を子どもから奪うと主張する研究者もいます。ショートら (Shortt et al., 2001) は，親が自分の子どもを支援するにあたっては，まず親が自身の問題を克服できるように支援される必要があると指摘しています。

> 不安障害を持つ子どもの親は子どもに回避的な反応を奨励しがちである。

5. 親の思い込みと認知

　親の思い込みと認知は，子どもと親のセラピーへの関わり方に影響を及ぼし，また親の養育態度を決定する場合があります(Bogels and Brechman-Toussaint, 2006; Siqueland and Diamond, 1998)。ミルズとルービン (Mills and Rubin, 1990, 1992, 1993) は，不安障害を抱える子どもの母親には，自分の子どもの内向的な性格は生まれつきのものであると考え，考えや行動を変えるのが困難であると思い込む傾向があると主張しています。コートランダーら (Kortlander et al., 1997) は，緊張を要する課題に対処する子どもの能力を母親がどう評価しているかを調査しています。この調査では，不安障害を抱える子どもの母親は，不安障害のない子どもの母親よりも，子どもの課題実行能力に信頼を置こうとしない傾向が，明らかに高いことが確認されています。

　子どもの養育において行使可能なコントロールの程度についての親の思い込み

は，養育態度を決定する重要な要因になります。親の認知が親自身の養育態度と子どもの不安にどの程度の影響を及ぼすのかについては今のところ明確になっていませんが，ボーゲルスとブレッチマン-ツーセント（Bogels and Brechman-Toussaint, 2006, p.849）は，「子どもの不安行動と自己コントロールについての親の思い込みと投影は，過度に干渉的な養育態度を助長し，子どもの不安反応に対応しそこなう可能性を高め，子どもの不安の発症と維持の間接的な要因になりうる」と結論づけています。そしてこのような親の反応が，子どもの自己効力感に影響を及ぼし，子どもの不安を悪化させたり，あるいは少なくとも維持したりしているのです。

> 親の認知と思い込みが養育態度に影響を及ぼし，ひいてはそれが子どもの不安の原因になったり，それを維持したりしている場合がある。

6. 介入における親の役割

親の行動と子どもの不安の関係を強調する証拠が増えていくにつれ，親の行動を変えようとしない介入が効果的であるとは考えにくいと指摘する研究者も見られるようになりました（Spence et al., 2000）。たしかに，子どもの不安と親の不安が強く関連しているのであれば，親の不安に焦点を絞ることは有効だと考えられます。子どものための認知行動療法においては，親の参加に対して大きな意義が認められていますが，具体的な親の役割と参加の程度はケースごとにかなり異なります。親はファシリテーターとして，コ・セラピストとして，あるいは自分自身がクライアントになって，さまざまな役割で子どもの認知行動療法に参加します（Stallard, 2002）。介入の焦点と重点は，子どもの問題への対処から，自分自身のメンタルヘルスの問題に対処するための新たなスキルを学習する親向けの追加セッションに至るまで，さまざまな側面に置かれています。また子どもと親と家族が協働する仕方や手順，およびその際のバランスに関してもケースごとに異なります。

a. ファシリテーター：心理教育

最も限定的な役割としてファシリテーターが挙げられます。親はこの役割で参加する場合，介入の根拠と内容について，ある程度の教育を受けます。認知行動療法を導入する意義と，プログラムを通じて子どもに提供される技法と方略について説明するセッションが2, 3回，子どもの受けているセッションと並行して実施されるのが普通です。このような方法で親を参加させることで，介入プログラムに対する親の意識と関心が高められます。また親は，このセッションへの参

加することで，子どもの習得したスキルを家でも活用するように促したり支援したりする際に必要な情報が得られます。これで，思い切った能動的な対処を子どもに奨励することができますし，また介入が終了しても良い変化が継続されるように子どもを支援することができるのです。

　ファシリテータとして参加する場合には，親の関与は限定的であり，介入の焦点は子どもに置かれます。したがってプログラムは子どもの問題に対処するために実施され，子どもの不安の発現と維持に関与している可能性のある親の行動や認知が直接の対象にされることはありません。ファシリテーターとして親が参加する方法の模範的なモデルは，16週間のプログラムが子どもに実施され，心理教育に焦点を置く2回の個別セッションに親が参加するコーピング・キャット・プログラムに見出せます (Kendall, 1994)。

b. コ・セラピスト：新たなスキルを習得できるように子どもを支援する

　コ・セラピストとは，ファシリテーターとしての役割を更に拡張したものです。この役割においても，介入の第一の焦点は子どもの不安に置かれ，困難を克服するのに必要なスキルをうまく身につけられるように子どもを支援することがその目的になります。しかしながら親はより積極的な役割でセラピーに参加し，子どもを対象に行われるセッションに関しても，並行セッションに関しても，すべての，あるいはそうでなくともほとんどのセッションに参加します。したがって親は各セッションの具体的な内容を把握できます。また，子どもの活動状況をモニターし，家で対処スキルを活用するように子どもを促し支援するように奨励されます。不安障害を持つ子どもの介入にこの役割が導入されているプログラムの例として，メンドロヴィッツら (Mendolowitz et al., 1999)，またトーレンら (Toren et al., 2000) によって提案されている親／子が協働しながら参加する介入法が挙げられます。ファシリテーターの場合と同様に，親の行動や問題は介入の直接の対象にはされません。親の役割は，子どもの心理的な苦痛が緩和されるように介入を支援することにあります。よって，子どもの問題の発現や維持に関与している可能性のある親の態度と認知の是正が，介入の直接の対象にされるわけではありません。

c. コ・クライアント：子どもの行動と親の行動の両方を対象にする

　親をコ・クライアントとして参加させるプログラムでは，子どもの不安の発現と維持に関与していると考えられる親の行動を直接の対象として介入が実施され

ます。子どもは子どもで自分の問題に対処するために認知行動療法を受ける一方で，親／家族は家族や家族メンバーが抱えている重要な問題に対処するために新たなスキルを習得します。たとえば，コブハムら (Cobham et al., 1998) は，不安障害を持つ子どもが 10 セッションのセラピーを受け，親が別立ての 4 回のセッションに参加するプログラムを提案しています。親のセッションでは，子どもの問題の発現と維持における親の役割が調査され，親は自分の不安に対処する方法と，適切な不安マネージメントのモデルを自らが示す方法について学習します。また，バレットら (Barrett et al., 1996a) によって提案されている家族のための不安マネージメントプログラムでは，随伴性マネージメント，問題解決スキル，コミュニケーションスキル，自分の不安行動に気づく方法についてのトレーニングが親に対して実施されます。これらの親を対象に行われるトレーニングは，不安を悪化させる認知と情動反応を特定しそれに対処する方法を学ぶ子どものためのセッションとは別に実施されます。

> 不安障害を持つ子どもを対象に実施されるプログラムにおける親の参加の目的と役割は，さまざまである。
> - 親は新たなスキルを習得し活用できるように子どもを支援し奨励するファシリテーター，あるいはコ・セラピストとして参加する場合がある。
> - 親は自分たち自身の不安の問題に対処したり，新たな行動マネージメントのスキルを学習したりするコ・クライアントとして参加する場合がある。

7. 変化のモデル

認知行動療法プログラムへの親の参加の主要な目的が明確化されていないことから，親がさまざまな仕方でセラピーセッションに参加するという事態が生じています。親は，しばしば子どもとは別に，並行セッションに参加する場合があります (Heyne et al., 2002)。スペンスら (Spence et al., 2000) の研究での親の参加は，子どものセッションを親がマジックミラーを通して観察するというかなり変わったものでした。これらのプログラムでは，親と子どもは同じ素材を学習しますが，同じ部屋で親子がそろってセラピーセッションに参加することはありません。その一方で親と子どもの協働をセッションの前提とするプログラムもあります (Barrett, 1998; Barrett et al., 1996a; Cobham et al., 1998)。

親の参加によって子どもの行動の変化とスキルの習得が促進されるプロセスを詳細に説明する理論的なモデルは，ほとんど提起されていません。バレット (Barrett, 1998) は，セラピストと親と子どもが協働セッションに参加し，「専門チーム」を形成する方法について説明しています。それには情報をオープンに共有することと，問題に対処しそれを解決する能力を親と子どもが既存の長所を基盤に

築いていけるように支援していくことが求められます。ギンスバーグら（Ginsburg et al., 1995）は，セラピストの持つ専門知識やスキルが親と子どもに伝達されるプロセスについて説明しています。それに基づいて，最も効果的にスキルを適用するにはどのような手順でセラピーセッションを実施すればよいかを決定できます。このようにして親と子どもが一緒にスキルを学習しますが，親がまずスキルを実践するように奨励されます。スキル習得後は，不安を緩和する方略を親が用いる段階から，自己コントロールの方略を用いるように子どもを奨励する段階へと移行していきます。

> 親の参加によって変化が促進されるプロセスについて明確化する必要がある。それによって親と子どもを一緒にセラピーに参加させるべきか，個別にセラピーを行うべきかを決定できるはずである。

8. 親の参加はセラピーの効果を向上させるか

子どものための認知行動療法に親が参加する仕方はさまざまにありますが，そこで大きな問題になるのは，親の参加がセラピーの効果を向上させるのか，また向上させるのであれば，どの参加のモデルが最適なのかについてです。これはセラピストが介入を計画するにあたり最重要の考慮事項になるはずですが，この問いが考慮されることは驚くほど稀にしかありません。以下にこの問いについて調査した研究を挙げておきます。

スペンスら（Spence et al., 2000）

この調査では，社交恐怖を持つ7歳〜14歳の50人の子どもが，12セッションの子どものための認知行動療法の群か，親の参加する認知行動療法の群か，予約待ちで介入しない対照群のいずれかに無作為に割り当てられています。その結果，予約待ち対照群に比べて，認知行動療法が適用された二つの群には，社交不安と一般的な不安のかなりの軽減が見られ，また社会スキルについての親の評価にかなりの向上が見られています。当初の診断基準を介入終了直後にも依然として満たしていた子どもの割合は，子どものみの認知行動療法の群（42%）に比べ，親が参加した群（12.5%）の方が小さいという結果が得られていますが，この発見は統計的に有意なものではありません。同様に，親の参加した認知行動療法の群と親の参加しない認知行動療法の群の間には，どのような基準においても統計的に有意な差異が認められていません。そのためスペンスらは，「プログラムへの親の参加によって，子どものみを対象に実施される介入に対して大きな追加効果が得られることはなかった」（p. 724）と結論しています。

ヘインら（Heyne et al., 2002）

7歳～14歳の61人の登校拒否の子どもを対象にして，子どものみの認知行動療法の群と，親／先生のトレーニングの群と，子どものための認知行動療法＋親／先生のトレーニングの群の比較が行われています。登校者数の増加という点において，介入終了直後の時点で各群に統計的に，また臨床的に有意な変化が認められています。ただし，子どものみの認知行動療法の群に得られた効果は最も小さなものでした。追跡調査（平均4.5カ月）の時点では，どのような基準に関しても各群の間に有意味な差異は認められていません。子どものみの認知行動療法の群における登校と順応の状況は，他の群のものと類似しています。ヘインらは「予想とは異なり，介入終了直後と追跡調査の時点において，子どものセラピーと親／先生のトレーニングの組み合わせによる結果の改善は認められない」と結論しています。

コブハムら（Cobham et al., 1998）

不安障害を持つ7歳～14歳の67人の子どもが，親の持つ不安の度合いにしたがって，子どものための認知行動療法の群か，子どものための認知行動療法＋親の不安マネージメントのグループのいずれかに無作為に割り当てられています。介入終了直後，および6カ月後と12カ月後の追跡調査の時点で，診断基準を満たした子どもの人数，セラピストによる改善の評価，子どもの自己報告による評価において，群の間に統計的に有意な差異は認められませんでした。しかしながら親の不安は重要な要因であり，親と子どもの両方が不安障害を持つ場合には，認知行動療法に親が参加した群の方が，介入終了直後における，不安障害の診断を満たす子どもの割合がかなり低いという結果が得られています（39％対77％）。この差異は6カ月後（44％対71％）と12カ月後（59％対71％）にも依然として認められますがその差は縮小し，その時点ではもはや統計的に有意な差異は見出せません。その結果を踏まえてコブハムらは，「親のどちらも高度の不安を報告していない場合には，追加の構成要素［親の参加］によって，子どものための認知行動療法に効果の向上がもたらされるわけではない」（p. 903）と結論しています。

メンドロヴィッツら（Mendlowitz et al., 1999）

62人の不安障害を持つ子ども（7歳～12歳）と親が，12週間の認知行動療法が実施される，子どものみの群か，親のみの群か，子どもと親の群のいずれかに無作為に割り当てられています。介入終了直後の時点で，すべての群に不安とうつ症状の自己報告の減少が認められます。子どもと親の双方に認知行動療法が実施された群の親は子どもにより大きな改善を認め，子どもは能動的な対処方略の

より頻繁な活用を報告しています。メンドロヴィッツらは，「親が一緒に参加することによって，対処方略の効果が向上する」(p.1223) と結論しています。

バレット (Barrett, 1998)

不安障害を持つ7歳〜14歳の60人の子どもが，12セッションの子どものためのグループ認知行動療法の群か，集団認知行動療法＋家族マネージメントの群か，予約待ち対照群のいずれかに無作為に割り当てられています。その結果として，予約待ち対照群に比べて，介入を受けた両群の子どもに改善が見られています。親の参加という点では，介入終了直後，および12カ月後の追跡調査の時点での診断の状態に有意な効果は認められていません。しかしながら，不安についてのセラピストの評価尺度，親の報告，子どもの自己報告では，親の参加によってかなり大きな変化が認められています。バレットは。「集団認知行動療法の群に比べて，集団認知行動療法＋家族マネージメントの群には，いくつかの基準において最低限の追加の改善が見られた」(p.466) と結論しています。

バレットら (Barrett et al., 1996a, 2001)

これらの研究では，子どものための認知行動療法の群か，認知行動療法＋家族マネージメントの群か，予約待ち対照群のいずれかに割り当てられた子どもの12カ月後と6年後の追跡調査について報告されています。最初の研究には，7歳〜14歳の79人の子どもが参加しています。介入を受けた群の子どものうち，介入終了直後の時点で依然として診断基準を満たしていた子どもの人数はかなり少なく，また親が参加した群の方が，子どものみの群よりも優れた結果を示しています(84.0％対57.1％)。これは12カ月後でも有意味な差異を示しています(95.6％対70.3％)。同様にセラピストによる変化の評価，自己報告，親の報告においても，介入終了直後と追跡調査の時点で，認知行動療法＋家族マネージメントの群の方が子どものみの認知行動療法の群よりも優れた結果を示しています。

このコホートに対して長期的な評価が実施されており，プログラム完了後6年が経過してから52人の子どもが再調査されています。効果は維持されており，85.7％が診断基準を満たさない状態にありましたが，親の参加による結果の改善は認められませんでした。またどんな基準においても群間に有意な差異は認められません。バレットらはこの結果を「予想とは異なり，認知行動療法＋FAM［親の参加］の適用が，認知行動療法のみの適用よりも効果的であるとは言えないようだ」と要約しています。

バーンスタインら (Bernstein et al., 2005)

この研究では，7歳〜11歳の61人の子どもが，集団認知行動療法の群か，集団認知行動療法＋並行して行われる親のトレーニングの群か，予約待ち対照群

のいずれかに割り当てられています。これらの子どものうちの46人は，分離不安障害，全般性不安障害，社交恐怖のいずれか，あるいはその組み合わせに関して『DSM-IV』の診断基準を満たしています。用いられている子どものための認知行動療法はFRIENDSプログラム，すなわちコーピング・コアラ・プログラムの9セッション改訂版です。この改訂版の認知行動療法を受けた子どもは，子ども，親，セラピストによる介入終了直後の評価において，予約待ち対照群に比べてより大きな改善を示しています。介入が実施された二つの群の結果については，はっきりと区別できません。診断基準を満たす子どもの割合は，認知行動療法＋親のトレーニングの群については介入後に80％から33％へと減少していますが，子どものみ認知行動療法を受けた群についても類似の結果が得られています（82％から29％）。親のトレーニングを受けた親は，介入に参加しなかった親よりも，いくつかの評価項目に関してより大きな改善を認めています。

ナウタら（Nauta et al., 2001）

この予備研究においてナウタら（Nauta et al., 2001）は，子どものための認知行動療法に，親の認知を対象に行われるトレーニング・プログラムを加えても追加効果が得られないことを見出しています。この研究では，8歳〜15歳の18人の子どもが，12セッションの子どものための個人認知行動療法の群か，子どものための認知行動療法＋親の認知トレーニングの群のいずれかに割り当てられています。用いられている子どものための認知行動療法は，コーピング・キャット・プログラムの12セッション改訂版です。また追加の親の認知トレーニングでは，子どもに関する親の思考と感情を対象にする7回のセッションが実施されています。このセッションでは，困難な状況を明確に説明し，それにともなう感情と思考を引き出し，それらによって引き起こされる結果について話し合います。また親は不適切な思考に疑問を呈する方法を学び，一連の行動実験を行うように奨励されます。3カ月後の追跡調査の時点では，子どものための認知行動療法のみを受けた子どもの88％がもはや診断基準を満たしていなかったのに対して，親の認知トレーニングが追加された群の子どもについては71％でした。同様に，子どもの記入する質問表でも，親の記入する質問表でも，介入終了直後，および追跡調査の時点において親の参加による追加効果は認められていません。

ナウタら（Nauta et al., 2003）

分離不安障害，社交恐怖，全般性不安障害，パニック障害の診断基準を満たす7歳〜18歳の79人の子どもを対象に実施されたナウタらの次の研究によって，親の役割がより十全に調査されています。子どもは前回と同様に，認知行動療法のみのグループか，認知行動療法＋親の認知トレーニングの群か，予約待ち対照群のいずれかに割り当てられています。

診断と親の報告によると，介入が行われた両群には，予約待ち対照群に比べて大きな効果が認められています。介入後，予約待ち対照群の10％に対して，54％の子どもがもはやいかなる不安障害の診断基準をも満たしていなかったのです。しかしながら認知行動療法のみの群と認知行動療法＋親の認知トレーニングの群との比較に関していえば，診断の割合には，介入終了直後においても（54％対59％），3カ月後の追跡調査の時点においても（68％対69％）差異が認められません。同様に，子どもによる，あるいは親による報告でも，親の認知トレーニングの追加による有意な差異は認められません。この結果を踏まえてナウタらは，親の参加によって認知行動療法の効果が改善されることはなかったと結論していますが，親の認知の重要な変化の可能性については評価されていないと補足しています。

ウッドら（Wood et al., 2006）

この研究では，家族のための認知行動療法プログラム（信頼構築プログラム）と，ケンドールのコーピング・キャット・プログラムに基づく子どものための認知行動療法の比較が行われています。6歳〜13歳の40人の子どもに12回〜16回のセラピーセッションが実施されています。両群とも，追跡調査では不安に関するすべての評価項目に関して改善が認められています。介入終了時点で診断基準を満たしていなかった子どもの割合は，子どものための認知行動療法の群（53％）に比べて家族のための認知行動療法の群（79％）の方が大きいという結果が得られています。この差異は統計的に有意ではありませんが，ウッドらは，親の評価によれば，家族のための認知行動療法の群の方が不安の症状がより迅速に減少したとしています。同様に，独立評価者による評価でも家族のための認知行動療法の群に，より大きな改善が認められています。ただし不安についての子どもの自己報告には差異が認められません。ウッドらは，すべての評価項目に関してどちらの群にも改善が認められたとしていますが，「親の報告と独立評価者による評価では，子どものための個人認知行動療法よりも家族のための認知行動療法の方が，介入終了後により大きな症状の緩和と機能の改善をもたらすことが示されている」と結論しています。

9. 要約

これらの研究結果は，親の参加が子どものための認知行動療法の効果を向上させるとする，広く普及している臨床的な見方に一貫した支持を与えるものではありません。親の参加によって介入終了直後に診断基準を満たす子どもの割合の有意な減少が見られたとしている研究は，たった一例に過ぎません（Barrett et al., 1996a）。また，子どもの自己報告による評価では，どの研究でも有意な差異が見

出されていません。確かに親の報告による評価では，追加の改善を報告している研究がいくつか見られます (Bernstein et al., 2005; Mendlowitz et al., 1999; Wood et al., 2006)。しかし，肯定的な反応へのバイアスが存在する可能性を否定できず，これらの差異の臨床的な意義は明確でありません。実際のところ，質問表の特定の下位尺度に関しては，親の参加する認知行動療法と，参加しない認知行動療法の間に統計的に有意な差異を報告している研究もありますが，臨床的な限界値以上を示し続ける数値は有意な変化を示していません (Barrett, 1998; Barrett et al., 1996a)。

　子どものための認知行動療法への親の参加の効果を裏づける最も有力なデータは，バレットら (Barrett et al., 1996a) の研究によるものです。しかしながら，バレットらは介入終了直後の有意な改善をいくつか報告してはいるものの，その度合いは時間の経過につれて目立たなくなります。介入後6年が経過してからの評価では，子どものみを対象に実施される認知行動療法に，親の参加による有意な追加効果は得られていません。とはいえ長期的な研究は現在のところ限られており，それゆえ子どものための認知行動療法に対する親の参加の長期的な効果を調査する研究が現在求められているのです。

　ボーゲルスとシークランド (Bogels and Siqueland, 2006) は，親の参加による追加効果が見出されていない理由をいくつか指摘しています。併存症をしばしばともなう，より重い臨床状況のもとでは，親の参加する構成要素はもっと集中的に投下される必要があるとしています。また，介入が個々の家族の独自の必要性に十分に適合していない場合もあります。親の認知の変化や家族の機能の変化などの重要な結果は，めったに評価されません。それに加えて，親の障害とそれに対する直接介入の必要性の程度について評価した研究は，たった一例しかありません。そのような考慮が重要であり，親が大きな不安の問題を抱えている場合には，親に対する介入がより重要になるであろうことは，コブハムらの研究 (Cobham et al., 1998) が示しています。家族認知行動療法を評価するボーゲルスとシークランドの別の研究 (Bogels and Siqueland, 2006) では，介入の結果父親の不安の程度がかなり軽減したとされています。ただし，この効果は，母親についてははっきりと認められていません。この結果を踏まえてボーゲルスとシークランドは，思春期の若者が恐れを克服するには父親の支援がきわめて重要になるはずであると，また介入プログラムには父親が含まれるべきだと指摘しています。

　コブハムら (Cobham et al., 1998) は，親の参加による追加の効果が見出されていない原因が，介入期間の長さにあると考えているようです。介入終了後に診断状態の大きな緩和を確保し維持するのに十分なほど効果的な親のセッションが実施されていないのかもしれません。親のセッションで行われている内容はさまざまですが，一般的な行動マネージメントの技法を用いるよりも，子どもの不安に関わる親の行動と認知に直接的に対処するようにプログラムを構成すれば，介入

の効果がもっと上がるのではないかと考えられます。実際のところナウタらの研究（Nanta, 2001, 2003）では，追加効果が見出されていないにもかかわらず，「評価対象ではなかったが，親の認知には重要な変化が起きていたかもしれない」と補足されています。

　最後にもう一点つけ加えておくと，子どもと親の参加するセッションの実施方法に対して，これまで驚くほどわずかな関心しか向けられてきませんでした。多くのプログラムでは，親は子どものセッションと並行して行われる別のセッションに参加します。そのために，親と子どもが一緒にセッションに参加し協働することで親の参加の効果が高められるのではないかと指摘する研究者もいます（Ginsburg and Schlossberg, 2000）。またボーゲルスとシークランド（Bogels and Siqueland, 2006）は，変化のプロセスと，介入への親の参加の仕方についてもっと注意が向けられるべきだと主張しています。そのためには，スキルと知識がどのようにセラピストから子どもに伝達されるのかを明確化することが，きわめて重要になります（Ginsburg et al., 1995）。また障害の発現と維持に大きな役割を果たしている親の行動を明確化し，その情報を基にセラピーセッションの手順と親の参加を決定できるはずです。実際のところ，親の参加による最も大きな効果が報告されている研究では，親子が一緒に参加するセッションが実施されているのです（Barrett, 1998; Barrett et al., 1996a）。

10. 結論

　子どもの不安への介入における親の役割と，介入結果への親の参加の影響を評価するにあたっての親の役割にはあまり注意が払われてきませんでした。証拠は限られていますが，カートライト＝ハットンら（Cartwright-Hatton et al., 2004）はメタ調査のなかで，子どものための認知行動療法への親の参加が介入効果を高めるとする，広く普及している見方を裏づける証拠はほとんど得られていないと結論づけています。この結論は，現在広まっている臨床的な見方とは相容れないものであり，子どものための認知行動療法にどのように親を参加させれば最大限の効果が得られるかを調査する研究が必要とされていることを示しています。親の参加には人的，物的な資源が相当に要求される点を考慮すると，そのような研究が特に重要であると理解できるのではないでしょうか。親と子のそれぞれに個別のセッションを実施するプログラムは，セラピーに要する延べ時間がほぼ倍になりますので，「最低限の効果を得るためだけに，限られた貴重な資源をそれほど費やす必要があるのか」という疑問が生じるのは当然なのです。

- 子どもの不安障害への介入に親が参加すべき理論的，臨床的な理由がある。
- 親の参加にはさまざまな目的と仕方がある。

- 親の参加による追加の効果は，これまでのところ一貫したものとしては示されていない。

第5章 アセスメントと問題のフォーミュレーション

不安障害

　子どもが心配や不安を抱くのは，成長の過程においてごく当り前のことです。したがって，セラピストは，介入が適切か，そして介入が必要とされているかを決定するために子どもの不安の程度，性質，臨床的な意義を注意深く評価する必要があります。不安症状，不安障害の系統的なアセスメントのために，標準化されたさまざまの面接法や質問表が用意されています。これらの手段を臨床面接の補助として利用できます。ただし，それらには限界があります。たとえば，シルバーマンとオレンディック (Silverman and Ollendick, 2005) は，いくつかの質問表と面接法について，心理測定に関する問題から，臨床的な有用性と臨床感度に関する問題に至るまで，問題点を挙げています。これらの面接法や質問表によって得られた結果を解釈し活用する際には，ある程度の制限があることを認識しておく必要があります。

　子どもの不安障害の診断とアセスメントは，十分な診断面接に基づくべきです。また，多角的にさまざまな方法を駆使し，多面的に出所を求めることで，さまざまな背景の中から情報を取得し，そうして得られた情報を考慮に入れるべきです。その際に利用できる手段として，さまざまな様相で発現する不安障害と不安症状を調査し把握するための面接法，観察法，評価尺度が挙げられます。ただし，これらの手段を活用する際は，子どもの成長段階を考慮する必要があります。たとえば，年少の子どもの場合には，自己記入式の質問表の使用を少なくし，観察結果と第三者の報告を重視します。また，多面的に情報の出所を求めることで，子どもの行動に対するさまざまな見方を比較対照する機会が得られます。しかしながら，特に内的な不安の状態や症状を評価する場合には，複数の評価者の間での評価の一致の度合いが低下しがちになります。また，観察結果や第三者の評価には，かなりの違いが見られる場合があります。というのもそれらには子どもの置かれている状況や評価者の違いが反映されるからです。

1. 臨床面接

最初の面接では，子どもについての一般的な情報，子どもが抱えている問題，そしてその背景を調査します。セラピストはこの初回面接の間に，その子どもについて，またその子どもの生活について，次のようないくつかの基本的な理解を得られるはずです。

- 性格，気質
- 学業，友人関係，学校での態度
- 家族の構造，家族関係，家族力学
- トラウマ，困難な変化／過渡期，健康問題，成長上の問題などに関する重要な出来事
- 夫婦間の問題，失業，家計や住宅に関する心配，メンタルヘルスの問題など，親の抱えている重要な問題
- 子どもの友人関係，関心，社会生活
- 個人的な長所，優れた点，

面接によるアセスメントは，まず若者自身と若者の生活背景に関する一般的な情報を取得することから始めます。次に，若者の持つ心理的な問題についてのより詳細なアセスメントへと移ります。評価事項には次のような項目があります。

- 子どもが抱いている問題や心配の明確な特徴について。この点に関するアセスメントは，具体的かつ詳細に行われる必要があります。最近の出来事についてよく話し合うとよいでしょう。
- 子どもの情動的な反応と，子どもが気づいている顕著な不安の徴候について。
- 強い，あるいは頻発する心配と，それを引き起こしている出来事や状況の内容，性質についての基本的な理解。
- 子どもがどのように心配に反応し対処しているかについて。また対処方法をどれだけ有効なものと認識しているかについて。
- これまでの対処の試みの具体例。より成功した対処方法と成功しなかった対処方法について。
- 心配と不安症状の発現，重度，強度，頻度について。
- 他の不安障害，うつ，心的外傷後ストレス障害（PTSD）などの併存症の有無について。
- 変化への動機づけと問題を改善できるという気持ちを持っているかどうかについて。

また，初回面接のときから認知行動療法の中心的な考え方に焦点が置かれ，セラピーでは子どもが中心的，能動的な役割を担うことが強調されます。したがって，"セラピストが聞きたいのは子どもがほんとうに言いたい事柄である"，"子どもの考えと子どもの積極的な参加が重要である"，"子どもの理解と親の理解が違う場合もある"，"子どもの言うことはすべて真剣に受けとめてもらえる"といった事柄を明確にしておくべきです。また，"子どもが面接に参加している"，"質問は直接子どもにされる"，"言われたこととは異なる考えを述べる機会が子どもに与えられる"といった事柄も遵守されなければなりません。

言われたこととは異なる考えを述べるという点については，不安障害を持つ子どもにとっては実行が困難に感じられる場合があり，したがってセラピストの質問は，子どもが自分の意見を口にしやすい言いまわしで行われるべきです。たとえば，簡単に前置きを述べてから質問に入るのもよいでしょう。「若い人と親では物の見方が違う場合もあるよね」，あるいは「これについては，さまざまな考え方があるのだけど……」などと前置きを述べておくのです。

また，特に不安障害を持つ子どもの場合は，セラピストは面接によって不安が引き起こされる可能性があることに留意しておく必要があります。子どもが不安の徴候を示しているかどうかに注意し，子どもの不安を感じとれるようにしておかなければなりません。面接の冒頭で，これから何を行うのか，どんな話し合いを行いたいのかについて，また面接にはどのくらいの時間がかかるのかについて説明しておくと，不確実さを減らせます。子どもが面接に不安を感じているようであれば，セラピストは子どもの感情を正しく評価し，子どもにとって面接がいかに困難なものであるかを再認識すべきです。

選択の権限を与えることで，子どもにある程度のコントロールの感覚を与えられます。たとえば，子どもにとってある特定の問題について話すのが困難な場合には，まず子どもに，母親か父親に手助けをしてもらいたいかどうかを尋ねるのです。また面接で話し合う基本項目について明確にし，それらをどのような順番で話し合うかについて意見を述べる機会を子どもに与えます。重要なのは，不安を引き起こす状況や出来事について話し合えるように，そしてそのような話し合いが回避されないように，子どもの不安や苦痛を抑えられる状況を作ることです。

2. 構造化診断面接

焦点の絞られた診断面接を利用することによって面接を補完できます。本節で紹介する準構造化された面接は，診断基準，特に『DSM-IV』(APA, 2000) に基づいて症状の有無を評価するための系統的な診断方法を提供します。子どもが特定の診断基準を満たしているかどうかという問題は，子どもの障害の発現と維持についての深い理解をもたらしてくれる，より機能的な分析よりも重要でないと

考えているセラピストがいるのは確かです。とはいえ、診断面接は一連の不安障害とその症状を包括的に評価するための有益で系統的な方法を提供してくれます。それによって機能的な分析や問題のフォーミュレーションが除外されるわけではなく、面接では子どもが診断基準を満たしているかどうかを明確にする一方で、その他のさまざまな方法を柔軟に活用することが重要なのです。たとえばどんな診断基準をも満たしていないにもかかわらず、大きな障害を引き起こす可能性のある潜在的な症状を有し、それに対する介入を必要としている子どももいるのです。

それでは利用可能な診断面接をいくつか紹介しましょう。ただし多くは包括的なものであり、広範なメンタルヘルスの障害が評価の対象にされています。

a. ADIS-C/P

『ADIS-C/P』(*The Anxiety Disorders Interview Schedule*〈Silverman and Albano, 1996; Silverman et al., 2001〉) は、一連の不安障害を評価するために特別に考案された、『DSM-IV』診断基準に基づいた診断面接です。これまで広く用いられてきた診断面接であり、子どもの不安障害を評価する際には、最も信頼度の高い評価基準とされています。子ども向けのバージョン (C) と親向けのバージョン (P) の二つのバージョンがあり、6歳～18歳の子どもに適用できます。『ADIS-C/P』は子どもの成長段階を鋭敏に反映し、脅威を引き起こす可能性があると認識される一連の状況 (たとえば同級生との関係、分離など) に対する認知的、心理的、行動的な反応を評価します。個々の不安障害に結びついた特定の症状を確認することに加えて、障害の程度も評価します。面接者は、8ポイントのリッカート尺度 (0 = なし、8 = きわめて重い障害) を用いて症状の重度と日常生活への影響度を評価します。セラピストによる4以上 (確かに障害／阻害が認められる) の評価は臨床的に有意であるとされ、それよりも低い評価は限界値未満の症状とされます。

『ADIS-C/P』は再テスト信頼性、評価者間の一致性が良好であり、介入の変化に対する鋭敏性が指摘されています (Barrett et al., 1996a; Kendall et al., 1997; Silverman et al., 2001)。しかしながら多くの長所がある一方で、実施に時間がかかり、記入に1.5時間を要する場合があります。

b. DICA-R

『DICA』(*Diagnostic Interview for children and Adolescents*〈Herjanic and Reich, 1982〉) は、疫学研究での使用のために開発された、高度に構造化された成人向けの診断面接『診断面接集』(Robins et al., 1982) をモデルにしています。非専門家の面接者向けに考案されたものであり、6歳～18歳の子どもと若者を対象に

『DSM-III-R』か『DSM-IV』の診断基準に基づく評価を行います。親向け，子ども向け（6歳〜12歳），思春期の若者向け（13歳〜18歳）の各バージョンがあり，またコンピューターを用いて実施する方法も用意されています。記入には1時間〜2時間を要し，不安障害を含む一連のメンタルヘルスの障害が対象にされています。各一般項目が順番に読み上げられ，「はい（1）」か「いいえ（0）」で評価します。「はい」と回答された一般項目については，生涯診断に用いる詳しい情報を得るために詳細な質問が行われます。これは『DICA』の信頼性と妥当性が一般に良好な遺伝的研究において特に有用です（Reich, 2000）。しかしながら初期の研究では，親子間の一致性が低いことが示されています。たとえば思春期の女子は母親よりも内在化障害を報告しがちです（Herjanic and Reich, 1982）。

c. NIMH DISC

『NIMH DISC』（*NIMH Diagnostic Interview Schedule for Children* 〈Shaffer et al., 1996, 2000〉）は，『DICA』と同様に，もとは大規模な疫学調査における非専門家の研究者の利用を意図して考案された構造化診断面接であり，1980年代初期に開発されて以来，さまざまな改良が施されてきました。現行の『DISC IV』は，6歳〜17歳の子どもと若者に適用が可能であり，親向けと子ども向けの二つのバージョンがあります。『NIMH DISC』はおよそ3000の質問を含む大規模な面接法であり，30を超える『DSM』と『ICD』の障害を評価します。面接では最初に，各症状が過去1年間に見られたかどうかを評価し，見られたとされる症状については，過去4週間にその症状が発現したかどうかをチェックする追加質問に答えます。『DISC』の質問の大半は，「いいえ（0）」「はい（1）」「該当せず（8）」「分からない（9）」というコードによって回答します。『DSM-IV』に規定されている障害基準を評価するために，各診断セクションの終わりに一連の質問が加えられています。これらの質問によって，親／看護者との折り合い，家族活動への参加，同年齢の子どもとの活動への参加，学校／職業における機能，先生との関係，症状によって引き起こされる苦痛などに関連して，障害の有無が評価されます。確定された障害については，その重度を評価します。

d. K-SADS

『K-SADS』（*Kiddie-Schedule for Affective Disorders and Schizophrenia* 〈Kaufman et al., 1997〉）は成人向けの尺度をもとに開発されたものであり，発展する診断システムとの適合性を確保するために何年にもわたっていくつかの改訂が施されてきました。現行のバージョン『K-SADS-P-IVR』は『DSM-III-R/IV』と互換性があり，6歳〜18歳の子どもを対象に，生涯診断（過去12ヵ月）と現状診断（過去1週間）

を行います。親向けと子ども向けのバージョンがあり、記入に1時間〜1.5時間がかかります。面接では、『DSM』の各診断に対応するさまざまな症状について、0〜4,または0〜6の尺度で重度と頻度を評価します。たとえば「全くなし」、「わずかな症状（たまに起きる）」、「軽い症状（ときどき起きる）」、「相応の症状（しばしば起きる）」、「激しい症状（ほとんどいつでも起きる）」、「極度の症状（常に起きる）」などと評価します。

- 構造化診断面接は広範な一連のメンタルヘルスの障害を評価し、DSMの基準に広範に基づいているものが多い。
- 診断面接は細かな点まで行き届いているが、実施に時間がかかる。
- 『ADIS-C/P』は不安障害に焦点を置き、子どもの不安障害を評価する際の「最も信頼度の高い評価基準」であると一般にみなされている。

3. 自己記入式の質問表

　診断面接の代替アプローチとして、自己記入式の質問表によって若者の不安の程度と性質を系統的に評価し定量化する方法が挙げられます。個々の不安障害同士の併存や、不安とうつの併存は、子どもの不安を対象に妥当性と信頼性の高いアセスメントを実施しようとする際に、特に大きな問題になります。ウィームスとスティックル（Weems and Stickle, 2005）は、子ども、親、先生、セラピストの間の評価の一致性が一般に貧弱である点を強調しています。またその原因は行動状況の相違、評価方法の相違、評価手順の不適切さ、構成概念妥当性の貧弱さにあるとし、「個々の不安の評価方法についてその特徴を詳細に検討し、さまざまなアセスメントの形態（たとえば自己報告、親の報告、面接、行動観察、生理的な評価基準など）が互いにどのように関連するのかを明確にする」(p. 110) 研究が必要とされていると結論づけています。

　不安の複雑さを考慮すれば、多数の情報提供者からの情報に基づきさまざまな背景を考慮した上で、認知、行動、生理的な反応を評価する必要があることが分かります（Greco and Morris, 2002）。ストーリングスとマーチ（Stallings and March, 1995）は、アセスメントに用いる基準は次の条件を満たすべきだとしています。

- さまざまな領域にわたって妥当性と信頼性を有している。
- 症状群を区別する。
- 症状の頻度と重度の両方を評価する。
- 複数の観察結果を統合する。
- 介入の効果を鋭敏に反映する。

初期の不安の自己評価基準の多くは，成人向けの評価基準を子ども向けに改訂したものでした（たとえば *Revised Children's Manifest Anxiety Scale, Fear Survey Scale for Children-Revised, State-Trait Anxiety Inventory for Children* など）。成人と子どもの間には不安症状の提示にかなりの重なりがあるのは確かですが，障害の種類（たとえば分離不安障害など）に関しても，症状の提示に関しても成長段階に関連する考慮事項が存在します（Spence, 1998）。もう一つの限界として，個々の不安障害を区別しない評価基準が多い点が挙げられます。そのために総合スコアでは大きな不安反応の存在が示されているのに，反応の性質や，それが引き起こされる状況が特定されないのです。最後につけ加えておくと，初期の評価尺度は現在の不安障害の臨床分類とは無関係に考案されたものなので，臨床的な有用性には疑問符がつかざるを得ません（Muris et al., 2002）。

このように，個々の不安障害を適切に区別できない，またうつ障害との重複がありうるなどの問題があるとはいえ，不安の症状を定量化する手軽で有益な方法を提供する不安の評価尺度は，臨床環境のなかで有効に活用できるはずです。次に，最もよく用いられている尺度をいくつか紹介しましょう。

a. RCMAS

「What I Think and Feel（私が考えること感じること）」尺度としても知られる『RCMAS』(*Revised Children's Manifest Anxiety Scale* 〈Reynolds and Richmond, 1978〉) は，不安一般を評価するために広く用いられています。この尺度は，心配／過敏の程度，生理的な不安症状，恐れ／集中の問題を評価する37の項目から構成されています（Reynolds and Paget, 1981）。子どもは各項目について，その内容が自分に当てはまるかどうかを回答します（はい＝1，いいえ＝0）。4項目ごとに虚構尺度が設定されており（8項目），これらの項目は合計から除外されます。合計の限界値19によって，不安障害が確定します。

『RCMAS』は不安一般についての優れた評価基準を提供し，『子どもの不安心理特徴一覧』（Dierker et al., 2001）などの，特性不安を評価する他の尺度との良好な併存的妥当性を持っています。制限事項として，より新しい尺度と比較した場合の貧弱な評価精度，制限された要因構造，二者択一の評価方式によって有効性と介入効果への鋭敏性が損なわれていることが挙げられます（Myers and Winters, 2002）。また識別能力も貧弱であり，不安障害を持つ子どもと，その他の内在化障害，外在化障害を持つ子どもを適切に識別できません（Perin and Last, 1992）。したがって広範に利用されている事実にもかかわらず，『RCMAS』は純粋な不安の評価基準ではなく，一般的な苦痛の評価基準とみなされるべきでしょう。

b. FSSC-R

『FSSC-R』(*Fear Survey Schedule for Children – Revised* ⟨Ollendick, 1983⟩) は，オレンディック (Ollendick 1983) によって成人向けの尺度から7歳～18歳の子ども向けに改訂された評価基準です。80項目の自己報告評価尺度から成り，一連の子どもの恐怖症を評価します。子どもは各項目について，恐れの度合いを3ポイントの尺度（1＝なし，2＝小さい，3＝大きい）で評価し，各項目を合計して総スコアを求めます。失敗と批判に対する恐れ（学校のテストで悪い点をとるなど），未知の物事に対する恐れ（見知らぬ場所で道に迷うなど），軽い傷や小さな動物に対する恐れ（クモなど），危険や死に対する恐れ（高いところから落ちるなど），医療に対する恐れ（医者や看護師に注射を打たれるなど）という五つの主要な領域が評価されます。すべての項目が高度に相関しているため，下位尺度に分割されていることの意義に疑問が持たれています。

心理測定としての特性は良好であり，信頼性，併存的妥当性，識別的妥当性は良好であるとされています (King and Ollendick, 1992)。恐怖症の子どもと比較対照群を，また恐怖症の種類を識別するとされています (Last et al., 1989; Weems et al., 1999)。

c. MASC

『MASC』(*Multidimensional Anxiety Scale for Children* ⟨March et al., 1997⟩) は経験的な知見に基づいて開発された自己記入式の評価基準です。感情，身体，認知，行動の各領域における不安を評価する39項目から構成されており，不注意や，一貫性の欠如を評価する不一致指標として6項目が加えられています。8歳～19歳の若者に適用可能であり，各項目を4ポイントの尺度（0＝まったくない，1＝ほとんどない，2＝ときどきある，3＝しばしばある）で評価します。質問表の各項目を合計して，不安障害合計指標と四つの下位尺度のスコアを求めます。四つの下位尺度とは，身体症状（緊張／落ち着きのなさ，自律神経系の問題，たとえば「心臓の鼓動が激しい，脈が一定しない」など），社交不安（屈辱／拒絶，人前に立つことへの恐れ，たとえば「みんなは自分のことをどう考えているのだろう」など），分離不安（たとえば「家族から離れてキャンプに行くのが恐い」など），傷害の回避（完全主義，不安による対処，たとえば「動揺を引き起こすものごとには近づかない」など）の四つです。これらの下位尺度のうちの二つが『DSM-IV』の社交恐怖と分離不安障害の診断基準に，また合計が全般性不安障害の診断基準に相当します。

内的信頼性と再テスト信頼性は，男女，年齢を問わず良好です (Baldwin and Dadds, 2007; March et al., 1997; Rynn et al., 2006)。また許容範囲内の収束的妥当性と弁別的妥当性を持っています。『MASC』は『改訂版 不安尺度表』との大きな

相関性があり，うつとの相関は低いとされています（Dierker et al., 2001）。下位尺度と合計は，最大 88％の精度で不安障害を持つ子どもと持たない子どもを識別します（March et al., 1997; Myers and Winters, 2002; Rynn et al., 2006）。

d. *SCARED-R*

『SCARED-R』（*Screen for Child Anxiety Related Emotional Disorders – Revised*〈Birmaher, et al., 1997; Muris et al., 1999〉）は 41 項目から成る自己記入式の尺度であり，パニック障害（たとえば気を失うなど），全般性不安障害（たとえば将来の心配など），分離不安障害（たとえば一人で寝ることに対する心配など），社交恐怖（たとえば人見知りなど），学校恐怖（たとえば登校拒否など）を評価します。各項目について，頻度を 3 ポイントの尺度（1＝ほとんどない，2＝ときどきある，3＝しばしばある）で評価し，それらを合計して総スコアと五つの下位尺度のスコアを求めます。

『SCARED-R』には親向けと子ども向けの二つのバージョンがあり，いずれも良好な心理測定としての特性，内的信頼性，再テスト信頼性を，また適度の親子の一致性を持っています。『SCARED-R』は不安障害を持つ子どもと持たない子どもを識別し，『RCMAS』，『STAI-C』，『FSSC-R』などの他の評価基準との強い相関性を持っています（Birmaher et al., 1997; Muris et al., 1999）。しかしながら個々の不安障害を識別する能力は限られています（Muris et al., 2004）。

e. *SCAS*

子どものために開発された『SCAS』（*Spence Children's Anxiety Scale*〈Spence, 1997, 1998〉）は 45 項目から成り，38 項目が不安を，7 項目が社会適性を評価します。不安に関する項目は，『DSM-IV』で規定されている六つのカテゴリーを評価します。それは全般性不安（たとえば「物事を心配する」など），社交恐怖（たとえば「人前で醜態を晒すのではないかと恐れる」など），分離不安（たとえば「親がいないと心配になる」など），パニック障害／広場恐怖症（たとえば「息ができないと突然理由なく感じる」など），強迫性障害（たとえば「悪いことが起きないように，特別な数や特別な言葉を思い浮かべなければならない」など），身体への傷害に対する恐れ（たとえば「犬が恐い」など）の 6 カテゴリーです。各項目について，頻度を 4 ポイントの尺度（0：まったくない，1＝ときどきある，2＝しばしばある，3＝つねにある）で評価します。

『SCAS』は 8 歳〜12 歳の子ども向けに標準化された評価基準であり，良好な内的信頼性，再テスト信頼性を持っています。総スコアは『RCMAS』との強い相関性を持ち，また不安の症状と『DSM-IV』の不安評価基準との間には高度の一致が見られます（Spence, 1997）。また『SCAS』の総スコアは，不安障害を持つ子どもと持たない子どもを識別します。

f. STAI-C

『STAI-C』(*State-Trait Anxiety Inventory for Children* ⟨Spielberger, et al., 1973⟩) は成人向けの尺度から改訂されたものであり,「How I Feel Questionnaire（どう感じているかを評価する質問表）」としても知られる自己記入式の尺度です。この尺度では,不安は状態不安（S不安）と特性不安（T不安）という二つの概念に分類されています。「おなかのあたりが変に感じられる」,「とても恐い」など,いくつかの不安の症状を評価する20項目から成り,各項目を3ポイントの尺度で評価します。評価の際には,三つの選択肢の中から自分に最も当てはまるものを,あるいは最も適切な頻度（1＝ほとんどない, 2＝ときどきある, 3＝しばしばある）をチェックします。『STAI-C』は9歳〜12歳の子どもの不安を評価するために特に開発された評価基準ですが,平均以上の識字能力を持つ,より年少の子どもに,あるいは平均未満の識字能力を持つ,より年長の子どもに適用しても構いません。

『STAI-C』は主として地域標本を対象に適用されてきました。心理測定としての特性は概して不十分です。また状態不安と女子に関して,より高い内的信頼性と再テスト信頼性を持っています（Myers and Winters, 2002）。

- 従来の不安の測定基準——『RCMAS』『STAI-C』——は,特定の不安障害ではなく,一般的な苦痛の度合いを評価するとみなされるべきである。
- 新しい測定基準——『MASC』『SCARED-R』『SCAS』——は,現在の『DSM』の診断基準によりよく適合する。
- 不安質問表は一般に,個々の不安障害を識別する能力が貧弱である。

4. 問題のフォーミュレーション

診断面接と構造化された質問表によって不安障害が確認されたら,セラピストは標準化された不安障害介入プログラムの適用を考慮する場合もあるでしょう。しかしながら,セラピーを受ける若者個人の必要性と問題点に合わせて介入法を修正する方が,より適切な場合もあります。そのようなときには,セラピストは認知行動療法の技法の一つである問題を明確化するフォーミュレーションを作成する必要があります。

問題のフォーミュレーションは介入の基礎になり,介入に必要な情報を提供します。つまり介入計画の具体的な内容を決定するのに必要な,参加者全員で共有する明確な作業前提を提供してくれます。フォーミュレーションを作成しておかないと,セッションの進展につれてセラピーがちぐはぐになり,その焦点に統一性と一貫性がなくなる恐れがあります。そうならないように,フォーミュレーションは,特定の出来事に結びついた個人の認知と情動の配置構造を示す見取り

図を提供してくれるのです。フォーミュレーションは，子どもにとってもセラピストにとっても有益で分かりやすくなるように簡潔に記述すべきであると，ドリンクウォーター (Drinkwater, 2004) は述べています。

問題のフォーミュレーションは，アセスメントの結果をもとに参加者が協働しながら作成します。つまりフォーミュレーションの内容は，アセスメントの面接を通して子どもと保護者から得られた情報に基づいて決定されるのです。それは通常，出来事によって引き起こされた感情，生理的な症状，認知，および出来事に付与された意味から構成されます。フォーミュレーションは，子ども自身の言葉と用語を用いて記述することが大切です。

セラピストは，認知と感情と行動の間の関係を詳細に説明し強調するための見取り図として利用できる認知モデルを提供します。子どもや若者とフォーミュレーションを共有するための強力な手段として，ダイアグラムや図を利用できます。ダイアグラムは視覚に訴える表現手段として利用できます。セッションを行っている間，常にそれを参考にし，また必要であれば修正を施します。そうすることでセラピーの焦点と活気を維持できるはずです。

また，フォーミュレーションは重要な心理教育の機能をも果たし，子どもはそれを用いて，問題の発現と維持に不適切な認知がどのような役割を果たしているのかを学べます。子どもや若者にフォーミュレーションの写しを渡しておくと，自己効力感の発達に役立てることができます。そうしておくと，子どもはフォーミュレーションを参照しながら，有害な認知のパターンをどうやって変えられるかについて考える機会が得られるからです。

a. 維持のフォーミュレーション

基本的に，フォーミュレーションは簡潔なものであるべきで，セラピストは過剰に情報を盛り込まないように注意する必要があります。情報過多のフォーミュレーションは，非常に見にくくなることが多く，理解を促進するどころか，逆に子どもと親を圧倒し混乱させてしまう恐れがあります。

経験の浅いセラピストにとっては，維持のフォーミュレーションは最も簡単なものです。主な再発性の認知に焦点を絞るべきであり，アセスメントの面接中に子どもが表現する認知のすべてを含めようとしてはなりません。何でもかんでも取り込もうとする誘惑に駆られるかもしれませんが，そうすると乱雑で焦点の定まらない，子どもを圧倒するフォーミュレーションができあがってしまうのです。したがってセラピストは，子どもの理解を妨げるのでなく促進するようにフォーミュレーションを簡潔に記述する必要があるのです。そのためには，不安の問題に直接関係する情報のみを含めるようにすることが大切です。そのような情報としては，不安の発現を直接的に導いた経験や出来事，とりわけ不安を維持

している出来事や行動，子どもが不安を感じたときに特に発生する認知，子どもが気づいている感情，生理的な症状などが挙げられます。

以下に，最も単純なフォーミュレーションの例を挙げます。このフォーミュレーションは，行動に影響を及ぼす感情を生み出す認知の形成の引き金になった出来事について表現する一つの方法を提供してくれます。

このフォーミュレーションは思考と感情の関係を強調する際に特に有用であり，それによってユウスケと母親は，不安が原因で生じる生理的な症状について学ぶプロセスを開始できたのです。

事例 5-1

ユウスケ（7歳）は，長びく分離不安のためにセラピストのもとに連れてこられました。最初のアセスメントでは，最近，夕方に母親が外出しようとしたときに起きた出来事について話し合いました。母親の話によると，それは次のようなものでした。玄関から外に出るとユウスケの泣き声が聞こえ，車に乗ろうとすると彼が家の中から飛び出してきてしがみついてきました。身体の不調を訴えるので，どこが悪いのかを尋ねると，ユウスケはいくつかの症状を口にしました。

母親が話し終わると，セラピストはユウスケに，その出来事を思い出し，母親が家から外に出て玄関のドアを閉めるところを思い浮かべてみるように言いました。こうしてユウスケは，そのときにどのような考えが頭の中をよぎったかを特定できたのです（図5-1）。

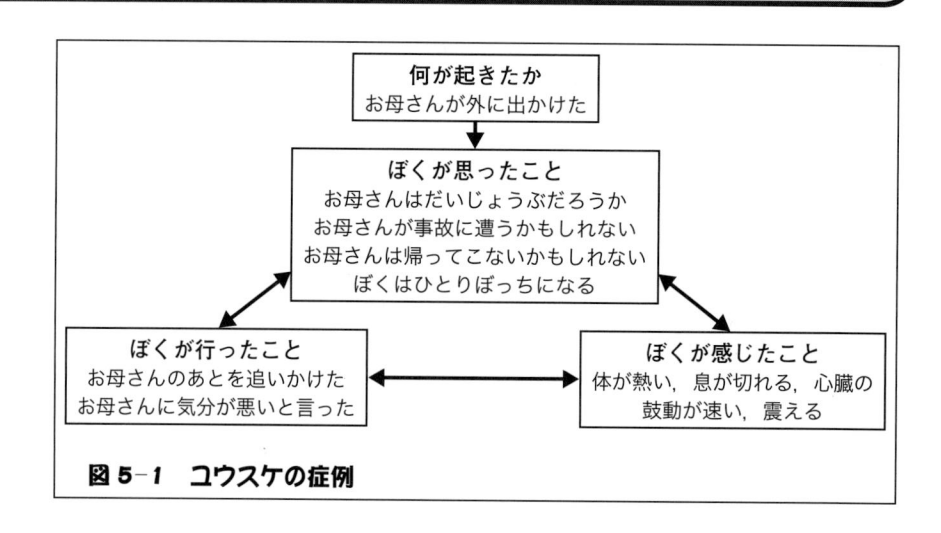

```
何が起きたか
お母さんが外に出かけた
        ↓
ぼくが思ったこと
お母さんはだいじょうぶだろうか
お母さんが事故に遭うかもしれない
お母さんは帰ってこないかもしれない
ぼくはひとりぼっちになる
    ↙         ↘
ぼくが行ったこと    ぼくが感じたこと
お母さんのあとを    体が熱い，息が切れる，
追いかけた         心臓の鼓動が速い，
お母さんに気分が    震える
悪いと言った
```

図5-1 ユウスケの症例

b. 発現のフォーミュレーション

必要な理解の程度にしたがって，中核的思い込み／スキーマ，先入観，自動思考などのさまざまなレベルの認知を，フォーミュレーションによって特定できます。多くの場合には，維持のフォーミュレーションによって，理解を促進し実験と変化のプロセスを開始するのに十分な情報が得られるはずです。しかしながらどのように問題が生じているのかを理解したい場合があります。そのような場合には，核心的な経験とさまざまな認知を明確化する，より詳細な発現のフォーミュレーションが役に立ちます。

問題のフォーミュレーションは，個々の介入の基盤を提供しますが，経験の浅いセラピストにとっては，最初は作成が困難に思われる場合があります。それゆえ不安障害の発現と維持に重要な役割を果たすと考えられている，不適切な認知とプロセス，およびそれらに関する理論的な認知モデルについてよく理解しておく必要があるのです。情動と行動を駆り立てているのは，まさにそのような認知であるとされており，そこに認知的な介入の第一の焦点を置くべきです。

経験の浅いセラピストには困難なもう一つの事柄として，さまざまなレベルで錯綜する認知のもつれた糸を解きほぐさなければならないという問題が挙げられます。パデスキーとグリーンバーガー (Padesky and Greenberger, 1995) は，異なる認知のレベルには異なる介入方法が必要とされるため，この問題の解決がきわめて重要であると主張しています。子どもの心の中にあふれ出る意識の流れを表す自動思考は，それらの認知の中でも最もアプローチしやすいものです。その多くは記述的であり，自分自身についての考え (たとえば「誰もが自分を嫌っている」など)，社会 (たとえば「皆がぼくを傷つけようとしている」など)，未来 (たとえば「きっとぼくには友達ができないにちがいない」など) に関連します。子どもの場合には，自動思考は「セルフトーク」に関連し，肯定的 (有益，機能的) でも，否定的 (有害，非機能的) でもありえます。

先入観は「生きるためのルール」であり，その人が外界を理解するために用いる，またこれから何が起きるかを予測するために用いる認知の枠組みを表しています。それには二つの典型的な形態があります。一つは「もし XX ならば」という形態であり，たとえば「もし成功したいのであれば，もっと勉強しなければならない」，あるいは「もし友達ができたとしても，すぐにぼくを嫌いになるはずだ」などがそれにあたります。もう一つは「XX すべき」という形態であり，たとえば「皆の人気者になるべきだ」などがそれにあたります。先入観がじかに口にされることはめったにありませんが，いくつかの状況を提示して何が起きるかを子どもに尋ねることでそれを特定できます。先入観に疑問を呈しそれを変えるのに役立つ方法として，行動実験が挙げられます。先入観を検証するために行う行動実験は，子どもの認知を再評価し，それに疑問を呈するための客観的な手段を提

供します。

　最も根の深い認知として挙げられるのが，中核的思い込み／スキーマです。これらは単純で，強力で，一般的で，永続的な認知であり，子どもの頃に発達し，重要な出来事や繰り返される経験によって形成されます。たとえば否定的で批判的な親の養育態度によって，子どもは「ぼくを愛してくれる人なんかいない」などの中核的思い込みを発達させるのです。また長期間病院で看護を受けていた子どもは，「誰かに頼らなければうまくできない」などの思い込みを発達させる場合があります。

　中核的思い込みをじかに言葉にする子どもはほとんどいないかもしれませんが，下向き矢印の技法を用いることで特定できます。この方法では，その子どもに頻繁に見られる否定的自動思考の一つを特定し，そして「それで何が起きるの？」という質問を繰り返して，基底にある中核的思い込みがあらわになるまでその思考に疑問を呈していきます。これは穏やかな話し合いの中で行われますが，各ステップにおいて現われた思考をその都度書き止めておくようにするとよいでしょう。

事例 5-2

　11歳のリコは，母親と離ればなれになることに対してさまざまな心配を抱いていました。リコの心配の一つは，「お母さんが一人で車に乗って出掛けなければならなくなると，とても心配になる」というものでした。この考えについて話し合うために「それで何が起きるの？」の技法が用いられました。おかげで彼女は，自分の心配の核心，すなわち中核的思い込みを言葉として表現できたのです（図 5-2）。

　中核的思い込みとスキーマは，変化や，新たな情報や，対立する情報に頑強に抵抗します。中核的思い込みとスキーマに対する介入においては，それらを直接反証したり否定したりするのではなく，その代わりとなる考えを築いていくようにします。そうして新たに築かれた考え方によって既存の思い込みの限界が浮き彫りになるようにするのです。たとえば「ぼくはどんなテストでもひどい点をとる」という強い思い込みの限界は，「ぼくは算数が得意だ」という新たな考えの発達によって浮き彫りにされます。このようにして既存のルールに対する例外を認識できる新たな一連の認知を築くことで，既存の思い込みに対して間接的に疑問を呈するのです。

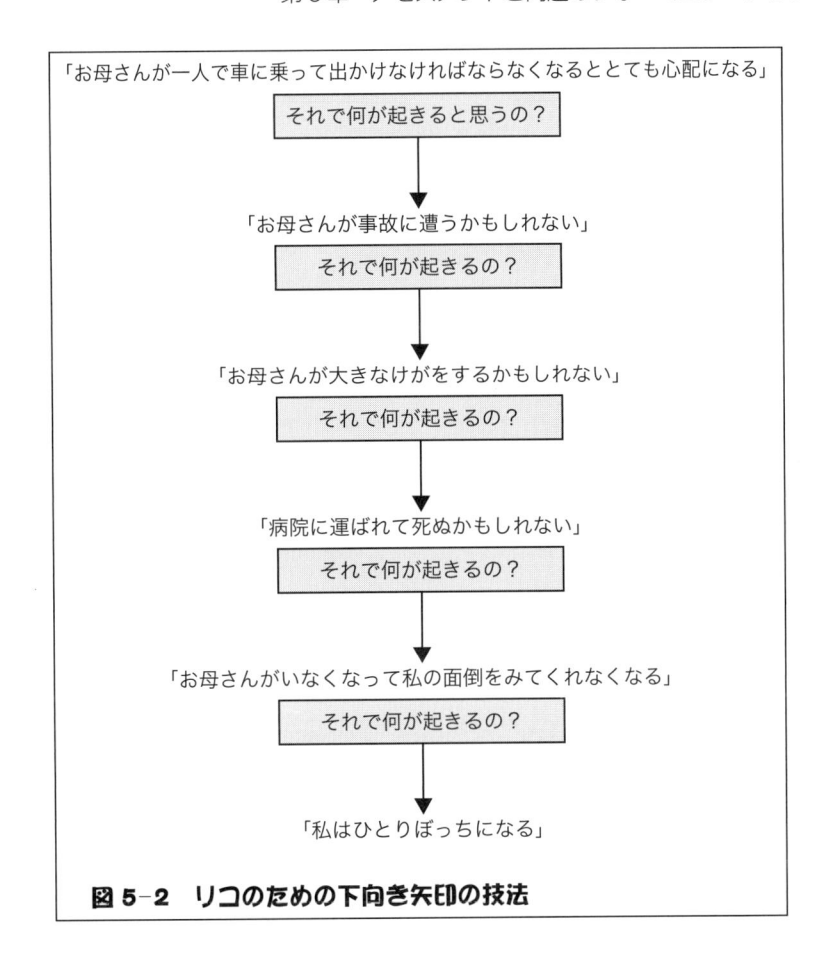

```
「お母さんが一人で車に乗って出かけなければならなくなるととても心配になる」
                    ↓
            それで何が起きると思うの？
                    ↓
        「お母さんが事故に遭うかもしれない」
                    ↓
            それで何が起きるの？
                    ↓
        「お母さんが大きなけがをするかもしれない」
                    ↓
            それで何が起きるの？
                    ↓
        「病院に運ばれて死ぬかもしれない」
                    ↓
            それで何が起きるの？
                    ↓
    「お母さんがいなくなって私の面倒をみてくれなくなる」
                    ↓
            それで何が起きるの？
                    ↓
            「私はひとりぼっちになる」
```

図 5-2　リコのための下向き矢印の技法

c. 家族要因を考慮する

さまざまなレベルの認知の特定に加えて，重要な出来事と家族要因を統合して，発現のフォーミュレーションを更に洗練させることができます。これは子どもの認知の発達に寄与している可能性のある一連の重要な要因や出来事を強調するのに役立ちます。以下の例では，子どもに理解を示しているように見える親の善意の行動が，子どもの問題の発現と維持にどのように寄与しているかが，客観的で非批判的なアプローチを提供するフォーミュレーションを通して明確にされています。またフォーミュレーションは障害の除去にも役立ち，自分が変化するには何を変えていくべきかを考える方法を，親と子どもに与えてくれます。

事例 5-3

母と弟と暮らすリョウ（9歳）は，重度の不安症状のためにセラピストのもとに連れてこられ

ました。その症状のために彼は外で友達と遊ぶこともできませんでした。旅行の日には常に体調不良を訴え，しばしば泣きながら頭痛とおなかの奇妙な感覚について不平をこぼしていました。彼が幼少の頃，親には喧嘩が絶えず，それを見ていた彼はひどい苦痛を経験していたのです。彼が4歳になったときに親は離婚し，母親は重いうつ状態になり家に引きこもるようになりました。それから3年間は，母方の祖母がリョウと彼の母親の面倒をみていたのです。リョウが7歳のとき，電気器具が過熱して家が火事になりました。その翌年，母親は車の衝突事故に遭いましたが，幸いにも彼女に大きなけがはありませんでした。

　面接の間，リョウの母親は，息子の障害の発現と維持に対する自分の役割について理解しようと熱心に努めていました。彼女は過去の出来事についてたいへん大きな罪の意識を感じており，リョウの不安が自分のせいだと考えていました。リョウのためによい環境を整え，彼の役に立ついかなる恩恵をも見逃すまいとしていました。彼が友達と外で遊べないと感じているなら，自分が彼を外に連れて行けばよいと考えていたのです。この状況を説明する**図5-3**のフォーミュレーションは，息子を思っての行動が問題の維持の一因と化している事実を母親に理解してもらうために作成したものです。

　　フォーミュレーションを作成しながらその内容について話し合い，関係者全員が満足できるような説明が得られるまで，検証と訂正を繰り返します。フォーミュレーションはすみやかに全員で共有されるべきです。それによって介入の協働的な性格が強調され，子どもが主体的に参加して，フォーミュレーションのモデルを築く機会が最大限に得られるのです。現状で分からない点については疑問符を書き込んでおき，重要な情報がまだ得られていないことが一目で分かるようにしておきます。このようにして作成されるフォーミュレーションによって作業仮説が形成され，それを根拠に介入が進められていくのです。フォーミュレーションは常に変化するものであり，介入の経過に従って新たな情報が得られモデルに取り込まれるにつれ変化発展していきます。つまりフォーミュレーションは，固定的な診断分類に代わる有益な手段であり，子どもの障害の発現要因や，維持要因を説明する重要な可変因子を統合するための，適切で首尾一貫した検証可能な手段を提供してくれるのです。

- フォーミュレーションは子どもの問題について共有の理解をもたらしてくれる。
- フォーミュレーションはセラピストとクライエントが協働して作成する。またそれは不安の発現や維持について共有の理解をもたらしてくれる。
- 維持のフォーミュレーションは最も単純なフォーミュレーションであり，出来事，思考，感情，行動の間の関係を浮き彫りにする。
- 発現のフォーミュレーションは，不安障害の発症に寄与している重要な出来事についての理解をもたらし，またさまざまなレベルの認知を特定する際に役立つ。

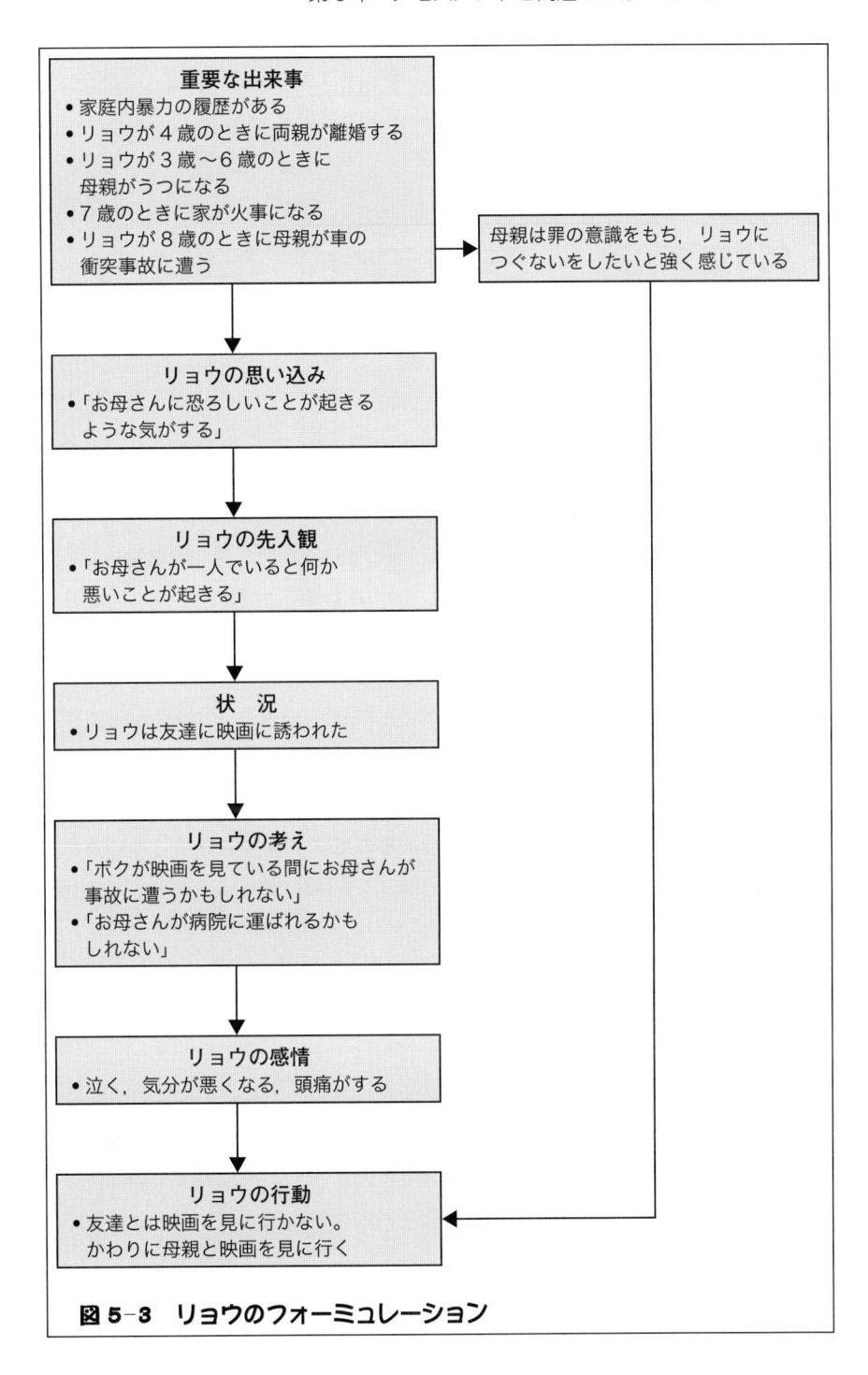

第 5 章　アセスメントと問題のフォーミュレーション　83

重要な出来事
- 家庭内暴力の履歴がある
- リョウが 4 歳のときに両親が離婚する
- リョウが 3 歳〜6 歳のときに母親がうつになる
- 7 歳のときに家が火事になる
- リョウが 8 歳のときに母親が車の衝突事故に遭う

→ 母親は罪の意識をもち，リョウにつぐないをしたいと強く感じている

リョウの思い込み
- 「お母さんに恐ろしいことが起きるような気がする」

リョウの先入観
- 「お母さんが一人でいると何か悪いことが起きる」

状　況
- リョウは友達に映画に誘われた

リョウの考え
- 「ボクが映画を見ている間にお母さんが事故に遭うかもしれない」
- 「お母さんが病院に運ばれるかもしれない」

リョウの感情
- 泣く，気分が悪くなる，頭痛がする

リョウの行動
- 友達とは映画を見に行かない。かわりに母親と映画を見に行く

図 5-3　リョウのフォーミュレーション

不安障害

第6章

心理教育，目標設定，問題のフォーミュレーション

　不安反応は複雑であり，それには生理反応，行動反応，認知要素が含まれます。危険の認識が引き金になって身体が「逃走」反応，あるいは「闘争」反応の準備を整えるにつれ，いくつかの生理的な変化が現われます。よくある生理的な反応として，手のひらの発汗，胃のさわぎ，腹痛，集中力の欠如，いらいら，動悸，浅い呼吸，のどの渇き，足に力が入らない，声の震え，顔面紅潮，頭がふらふらする，目がかすむ，トイレが近くなる，などが挙げられます。このような生理的な症状は，子ども本人や親によって体調不良や病気の証拠として誤って解釈される場合があります。

　いずれにしても，思い込みであろうがなかろうがこれらの症状は不快であり，子どもは症状を和らげようとしてさまざまな行動をとります。よく見られる行動反応として回避が挙げられます。回避行動によって子どもは強い生理的な反応を引き起こす状況や出来事を避けようとします。

　子どもがどのような回避行動を示すかは，ストレスの種類によって変わります。たとえば，分離不安を持つ子どもは，登校，一人での外出，外泊を拒否しようとします。そのような子どもは，過剰に親のそばにいたがり，常に家で親と一緒にいようとするのです。また無理に一人にされると，かんしゃくを起こすなどします。単純な恐怖症の場合には，回避の対象はその子どもの恐れているモノ，出来事，場所，およびそれらに関連する刺激に特定されます。たとえば，犬を恐れる子どもは公園を避けたり，犬を飼っている家のそばを通らないようにしたりします。社交不安を持つ子どもの場合には，恐れは集団，会話，他人と一緒にいることに関係し，社会的な状況が回避されます。また，全般性不安障害を持つ子どもは，自分の心配に対して常に再保証を求めようとし，多くの場合困難な活動や状況を避けようとします。

　これらの生理反応，行動反応の基盤には，重要な認知プロセスが横たわっています。それに基づいて，出来事に注意を向け，それを認識するあり方と，起きる可能性のある危険や脅威に対して下される判断が決定されるのです。いくつかの不安の認知モデルでは，情報に注意を向けそれを選択し処理する認知のあり方が

第 6 章　心理教育，目標設定，問題のフォーミュレーション　85

何らかの程度の歪みを被り，その歪みが情動障害の発現と維持の一因になるとされています（Beck et al., 1985）。

不安障害を持つ子どもを対象に実施される認知行動療法の介入には，認知，情動，行動という三つの中心的な領域のそれぞれを対象にする，いくつかの構成要素が含まれているのが普通です。**図 6-1** は，これらの主要な構成要素を簡潔に図示したものです。

認知行動療法のプロセスへ向けた子どもと親の**動機づけ**が完了し，変化の可能性を探求する準備が整ったならば，介入を開始できます。セラピーの手順，内容，焦点は，問題の**フォーミュレーション**を参照しながら決定します。問題のフォーミュレーションは子どもと親が協働しながら作成します。それによって介入の根拠が明確化され，セラピーの内容と焦点を決めるときにはその情報が参照されます。介入時には，何らかの形態の**心理教育**が必ず実施され，そこでは子どもと家族に対して，認知行動療法についての説明と症状についての認知的な説明が行われます。心理教育では，認知行動療法の三つの中心的な領域（すなわち認知，情動，行動）と，それらの間の関係が強調されます。また，認知行動療法のプロセスに

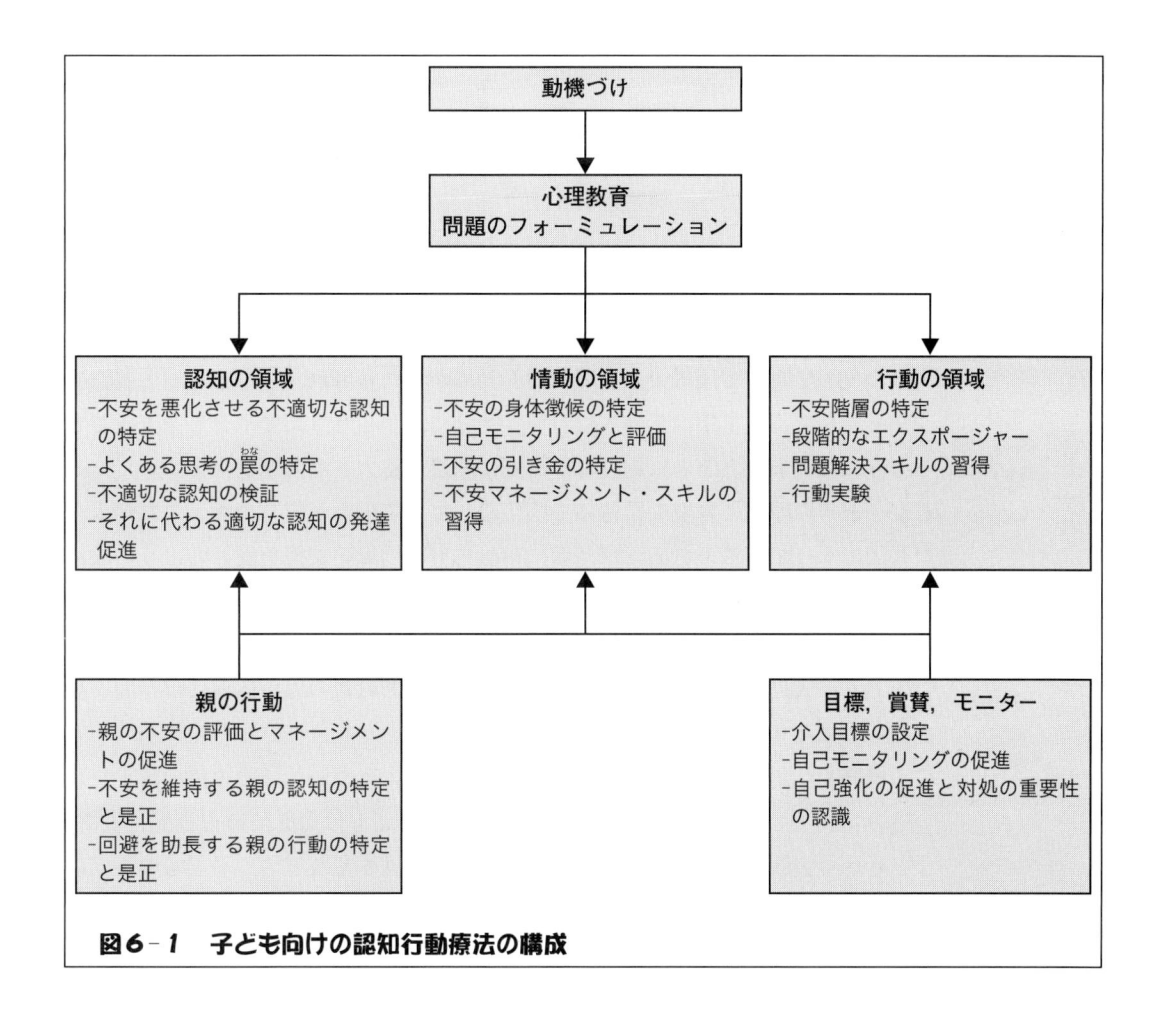

図 6-1　子ども向けの認知行動療法の構成

```
                        動機づけ
                           ↓
                    心理教育
                    問題のフォーミュレーション
         ┌─────────────┼─────────────┐
         ↓             ↓             ↓
      認知の領域      情動の領域      行動の領域
  -不安を悪化させ   -不安の身体徴候  -不安階層の特定
   る不適切な認知    の特定         -段階的なエクス
   の特定          -自己モニタリング  ポージャー
  -よくある思考の    と評価         -問題解決スキル
   罠の特定        -不安の引き金の   の習得
  -不適切な認知の    特定          -行動実験
   検証           -不安マネージメ
  -それに代わる適    ント・スキルの
   切な認知の発達    習得
   促進
         ↑                           ↑
      親の行動                    目標，賞賛，モニター
  -親の不安の評価とマネージメ      -介入目標の設定
   ントの促進                   -自己モニタリングの促進
  -不安を維持する親の認知の特定    -自己強化の促進と対処の重要性
   と是正                        の認識
  -回避を助長する親の行動の特定
   と是正
```

ついての説明が行われ，特に協働と主体的な参加が強調されます。通常介入はまず**情動の領域**に入り，さまざまな情動，不安を示す身体の徴候を特定できるように子どもを導きます。不安の徴候を特定できたら，**その発生をモニターし強さを評価する**ように促します。それによって，不安の引き金になる状況や出来事についての理解が促進されるのです。そして不安感情に**対処する**のに役立つ，新たなリラックスの方法を身につけられるように子どもを支援します。

次に介入の焦点を**認知の領域**に置き，子どもは思考と感情の関係について学びます。よくある不安を悪化させる思考を特定し，その基盤に横たわる**認知の罠**に焦点を絞ります。それから不安を悪化させる思考の本質を**検証する**ために積極的に実験を行うように子どもを促します。このプロセスを通して，子どもは不安を悪化させる思考に**疑問を呈す**ことができるようになり，それに代わる**バランスのとれた**，もっと有益な思考方法を発達させるようになります。

次に介入の焦点を**行動の領域**に置き，子どもは新たに習得した認知スキル，情動スキルを実践し，それらが問題の対処に有効であるかどうかを検討します。自分の恐れている状況を階層的に表した**不安階層表**を作成し，最も不安の小さな恐れの状況から始めて，不安階層表に挙げられた恐れの状況のそれぞれに**順番に立ち向かって**いきます。また，**問題解決スキル**を学び，将来起こりうる障害に対処する準備を整えます。問題解決スキルの学習においては，新たに身につけたスキルを実践する試みを正しく評価し，そのような自己の試みに対して**褒め言葉と褒美**をもって報いるように奨励されます。

不安障害を持つ子どもに認知行動療法を適用する際の親の役割について，具体的な効果と最善の方法を示す指針はまだありません。しかし，セラピストの間では介入には親が参加すべきであるとする見方がますます広がりつつあります。介入への参加によって最低でも**心理教育**の効果がもたらされ，親も子どもと同様に認知モデルについて学べ，介入について十分に理解したうえで子どもを支援できるようになります。ときに親自身が**不安に関連する大きな問題**を抱えていて，それが子どもの障害の発現や維持の一因になっている場合があります。それが大きな要因になっているのであれば，親に対しても専門家の支援を受けるように求める必要があります。あるいは不安に対処するために子どもが身につけたスキルや考え方を，親自身も**実践し活用する**ように奨励することもできます。

子どもの成長に干渉し，それを阻害する恐れのある**親の思い込み**には疑問を呈さなければなりません。それらは何か否定的な事柄が起きているのではないかとする憶測や，問題に対処する子どもの心構え，能力についての親の側の勝手な思い込みに関連している場合があります。また，子どもの面前で自ら心配を表す，子どもから実践の機会を奪う，過剰に子どもを保護するなどの，子どもの不安の維持に関与している**親の行動**にも対処しなければなりません。

介入は，症状を定量化し症状についての理解を深める手段として**自己モニタリ**

ングが奨励されるセラピーの枠組みの中で実施されます。**介入目標と対象**は，変化と経過が反映されるように定期的に調査再検討されます。また，子どもと親は，不安を引き起こす状況に立ち向かい対処しようとする試みを正当に評価し，それに**報いる**ように奨励されます。

1. 動機づけ

最初の課題はセラピーでの関係を確立することにあり，特に動機づけと心理教育のプロセスに焦点が置かれます。

子どもは最初のうち，セラピーセッションへの参加にどっちつかずで不安な様子を見せるのが普通です。次のような理由から，これは特に驚くべきことではありません。

- 子どもは通常自分から支援を求めることがなく，他の専門家や親の懸念によって介入を受けるに至る場合が多い。
- 子どもは自分に心配や大きな不安の症状があるとは思わず，専門家に援助を求める必要がないと考えている場合がある。
- 子どもは，自分の不安の原因が厳格な担任の先生などの他者にあると考えている場合がある。
- 長期にわたって不安と心配を抱えながら生活してきたために，他のあり方がありうるとは考えられないほど，不安と心配が子どもの生活の中心を占めている場合がある。
- 子どもはセラピーで起きる事柄について不安を感じていたり，自分の心配が理解されないのではないかという恐れを抱いていたり，自分の恐れている事柄を行うように強要されるのではないかと心配していたりする場合がある。

子どもは当初，自分に問題があるとは思っていなかったり，問題の重要性や重度を低く見積もっていたりする場合があります。また，変化することに対して，不安な様子，無関心な様子，あるいはその気がないような様子をしている場合があります。動機づけのプロセスでは，このような問題について話し合います。それは認知行動療法によってもたらされる能動的な変化のプロセスに向けての第一歩になります。このような問題に最初に取り組んでおかないと，子どもは動機づけのない両価的な態度を取り続け，変化に向けての能動的なプロセスに参加する心構えと主体性を欠いたままでセラピーを受ける結果になります。

a. 変化の可能性のある領域を特定する

　動機づけの第一歩として，自分は問題を抱えていると子ども自身が認識できるようにする必要があります。したがってセラピストは，セラピーでは子どもの視点の理解が重要であることを強調し，自分の見方を表現するように子どもを促す必要があります。たとえば，次のように言います。

- 「いつも楽しく過ごせているの？　それとも何かを変えたい？」
- 「どうすれば学校で不安を感じないですむと思う？」
- 「きみがいちばん心配なこととはいったい何だろう？」
- 「したいけど不安になってできないことがある？」
- 「どんなときに心配がとても大きくなってそのために何かをしなくてはならないと感じるようになるの？」
- 「自分がほんとうにしたかったことを，心配のせいでできなかったことがある？」

> まず問題を認識する。

b. 変化に向けての心構えを評価する

　このような質問によって，変えたいと感じている生活領域があると自分で気づけるように子どもを導きます。子どもにこの気づきが得られたら，変化に向けての能動的なプロセスを開始することに対する子どもの見方を確認する必要があります。自分の問題について認識できても，必ずしも子どもはそれを何とかしなければならないと考えているとは限らないからです。変化することの難しさについて二面性を感じているかもしれません。あるいは変化に確信が持てないでいるかもしれません。それを評価するために「変化の代償」と，障害になりそうな事柄について調査しておく必要があるのです。たとえば，次のように質問します。

- 「これを変えるには，どのような事柄が最も困難になると思う？」
- 「うまくいかないとすれば，それは何だろう？」
- 「最悪の場合，何が起きると思う？」
- 「今それを行うべきだと思う？」
- 「うまくやりとげるにはどのような支援が必要だと思う？」

　自分自身の問題を認識し，目標を定め，変化をもたらしたい生活領域を特定できるように子どもを支援するには，セラピストは子どもとの信頼関係をしっかり

と築いておく必要があります。温かさ，共感，聞き返し，尊重などの基本的な面接スキルを用いて，子どもの動機づけを強化します。これらのスキルによって，①セラピーで重要なのは子どもであること，②子どもが有益な貢献をしていること，③子どもの見方がセラピストに理解されていること，④子どもの経験，思考，感情がセラピストによって承認され正当に評価されていることを伝えられるのです。

　このようにして子どもとの関係を発展させることにより，子どもは問題のある生活の側面を，また変えたいと思っている事柄を探求し特定できるのです。セラピストは現在の状況と子どもの願望の間の差異を強調し，変化への関心と動機づけを強化するようにします。能動的な変化のプロセスを実施するにあたって起きる可能性のある困難や障害について話し合い，認識しておく必要があります。ただし，変化を達成するには，子どもの側の何らかの努力と貢献が必要になります。やってはみたけれども，うまくいかなかったというような失敗の危険性はあるのです。また変化するにはタイミングが重要であり，たとえ変化が望ましくとも，まだそれに挑戦する時期に達していないこともあります。これらの問題は，実際に子どもが変化のプロセスに参加するまえに，事前に注意深く検討して解決しておかなければなりません。

> 変化に向けて心構えを築いておく必要がある。

c. 不安の基本的な認知モデルを説明する

　問題の認識と，変化が必要とされている領域の特定は大切な事柄です。とはいえ動機づけのプロセスを進めるには，子ども自身が，提供される支援によって変化がもたらされると思えることが必要です。また，また自分に必要とされるスキルの習得を支援する能力をセラピストが持っていると信じられるようになることも必要です。このような，変化に向けての肯定的な考えを育むには，まず子どもと家族に次のような仕方で情報を提供します。

- 不安の基本的な認知モデルについて手ほどきする。
- 不安に対する介入法としての認知行動療法の効果について説明する。
- 変化に向けてのプロセスにおいては，子どもが能動的かつ中心的な役割を果たすということを認識させる。

　心理教育は，認知行動療法の枠組みによる不安の説明モデルを子どもと保護者に教えます。心理教育では通常，次の事柄が強調されます。

- 不安はありふれた正常な反応であることを理解する。
- 認識された危険に対する「逃走か闘争か」の反応について理解する。
- 不安にともなうありふれた生理的，身体的変化について概観する。
- 認知と，不安による身体の徴候の間の関係に注意を向ける。
- 不安に結びついた認知のねじれや歪みに対する気づきを高める。
- 回避，動機の喪失，不安行動の，行動への影響を明確化する。

　これらの事柄は最初のうちは一般的なレベルで理解され，さまざまな仕方で子どもと親の間で共有されます。図6-2の「不安の罠（わな）」は，思考と感情と行動の基本的な関係を視覚化した図であり，それらの関連を表しています。

　セラピストは，認知の果たす役割についてもっと詳しく説明し強調したいと考える場合もあるかもしれません。「回避のサイクル」（図6-3）は，不安を悪化させる認知と不安を和らげる認知の関係を簡潔に示した図です。この図によって，子どもと親はさまざまな仕方で考えることの重要性が理解できるはずです。回避は，一時的な安心感をもたらしてくれるかもしれませんが，「自分の生活を取り戻す」助けにはならないのです。回避のサイクルは，子どもが困難な，あるいは新たな状況に直面するたびに繰り返されるはずです。

　このような一般化されたモデルは，子どもの問題，思考，感情，行動が明確化されモデルに統合されるにしたがって，やがてその子どもに合ったものになって

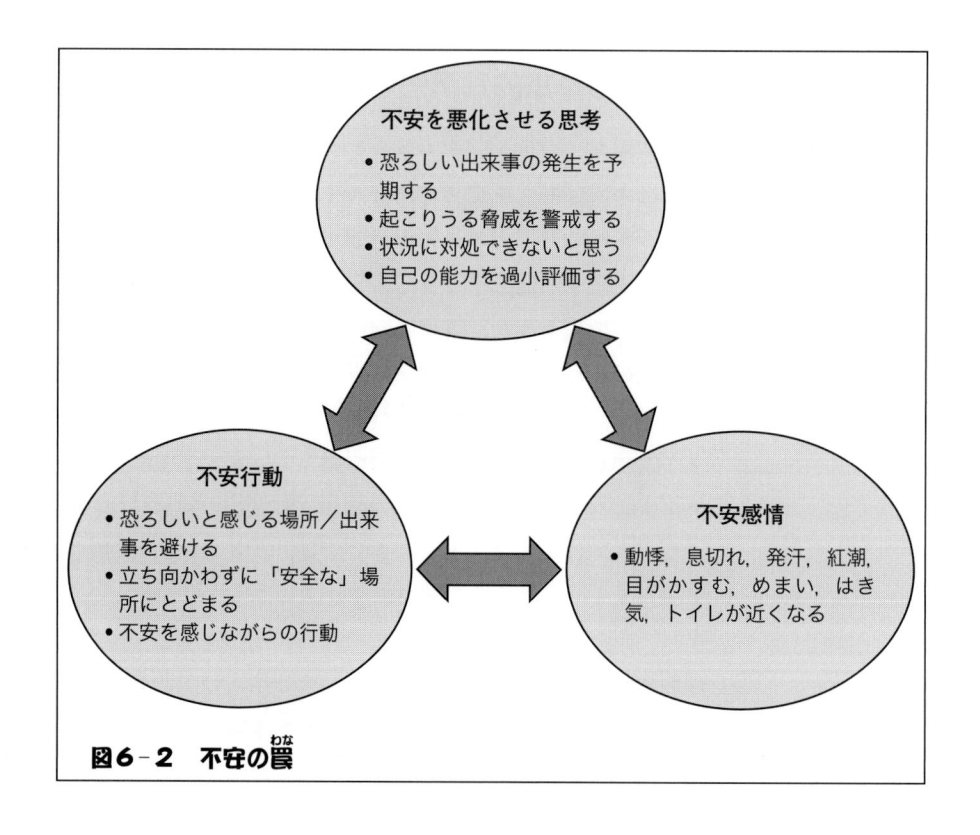

不安を悪化させる思考
- 恐ろしい出来事の発生を予期する
- 起こりうる脅威を警戒する
- 状況に対処できないと思う
- 自己の能力を過小評価する

不安行動
- 恐ろしいと感じる場所／出来事を避ける
- 立ち向かわずに「安全な」場所にとどまる
- 不安を感じながらの行動

不安感情
- 動悸，息切れ，発汗，紅潮，目がかすむ，めまい，はき気，トイレが近くなる

図6-2　不安の罠（わな）

図6-3 回避のサイクル

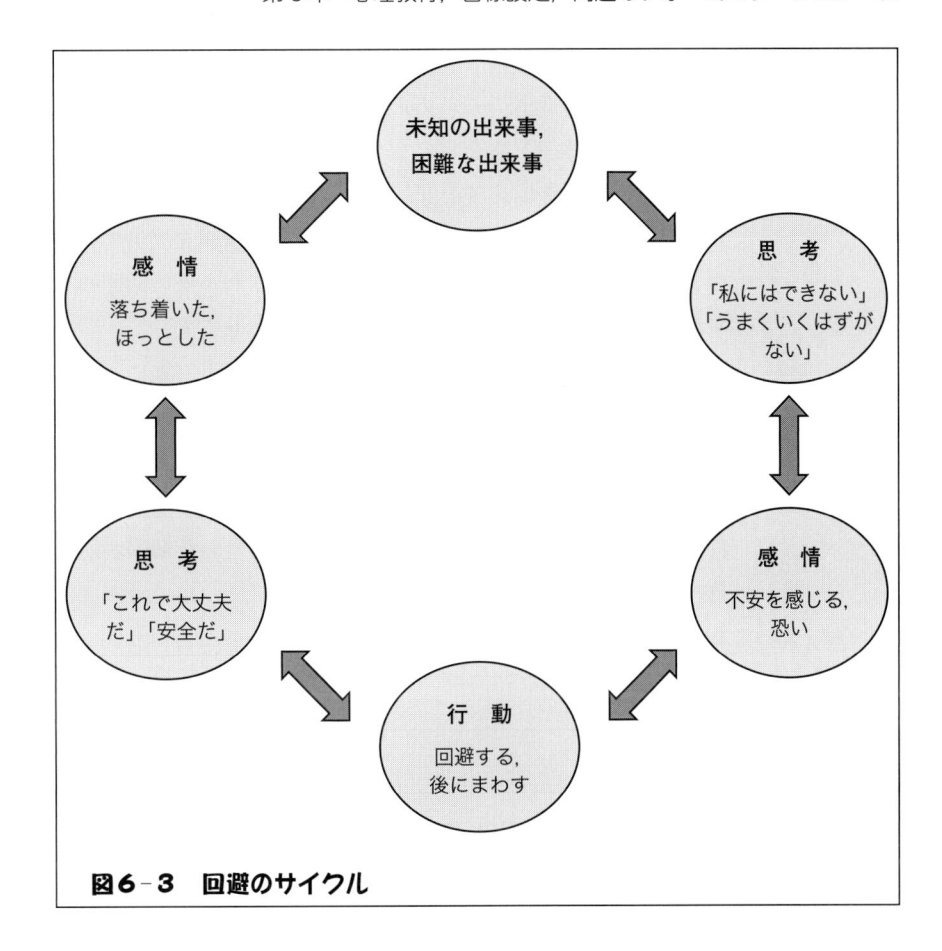

- 未知の出来事，困難な出来事
- 思考「私にはできない」「うまくいくはずがない」
- 感情 不安を感じる，恐い
- 行動 回避する，後にまわす
- 思考「これで大丈夫だ」「安全だ」
- 感情 落ち着いた，ほっとした

いきます。

　このような情報を早い段階で提供することは，きわめて重要です。というのもそれによって子どもの問題を正しく評価できるからであり，子どもの不安を明確化し理解する手段が得られるからです。また子どもはそれによって認知行動療法のモデルを学べます。更に言えば，どうすれば不安のサイクルを変えられるかという問題に早い段階から注意を向けられるようになり，また「ぼくは頭がおかしくなるに違いない」「ぼくは病気だ」「このように感じているのはぼくだけだ」などの神話的な思い込みを振り払うきっかけが得られます。

> 認知行動療法とその効果について説明する。

d. 楽観的で希望に満ちたセラピスト

　動機づけのプロセスの最後の段階を行うには，子どもは介入法とセラピストの両方に対して信頼を置いていなければなりません。セラピストは，希望を与える楽観的な態度を示し，不安は必ず和らぐという感覚を子どもに伝えなければなり

ません。このようなメッセージの発信はきわめて重要であり，子どもと親の動機づけを強化し，介入のための面接に参加したい，新しい考えを試したいなどの，セラピーへの参加意欲を向上させるのに役立ちます。このような楽観的な雰囲気は，同様の問題を抱えて不安に直面しながら，それに立ち向かって打ち勝った子どもをこれまでに何人も見てきたなどという情報を提供することによって醸成できます。また子どもと家族は，認知行動療法が不安の問題に有効であることを示す優れた証拠があると理解しておく必要があります。

いかに認知行動療法には効果があるといっても，誰に対してもそれが有効であるわけではないと子どもが理解できるように，セラピストの側の熱心さにはバランスが必要です。介入の失敗の可能性に対処するためには，セラピーの進み具合を定期的にチェックして，起こりうる障害を早めに見きわめ，それについて話し合うようにする必要があります。取り決めておいた期間が過ぎても介入の効果が認められないようであれば，代わりの介入法について考慮するべきかもしれません。

> 子どもの希望とセラピストへの信頼を育むようにする。

e. 認知行動療法のプロセスを説明する

認知行動療法は，セラピーのプロセスに資するいくつかの主導原理に基礎を置いています。初回面接でセラピーのプロセスの主要な特徴について強調しておくことが大切です。それによって子どもと保護者は，以後のセッションの中で主体的な役割を担っていく準備を整えられます。また，前述の通り，セラピーのプロセスは，セラピストによって希望の感覚が醸成され子どもの自己効力感が育まれる，ある種の媒体を提供します。通常は他者に連れてこられる子どもにとって，これは特に重要です。というのも，そのような子どもは問題の存在を部分的にしか感じておらず，変化を達成することに対する自分の役割について限られた動機，限られた理解しか持っていない場合があるからです。また，何年も問題を抱えながら生活してきたために，変化の可能性すら考えられず，ましてやそれについて中心的な役割を担うなどとは思ってもいない子どももいます。

認知行動療法の基盤をなす原理には専門家の研究による堅固な裏づけがあります。しかし，それについてはっきりとした説明が行われなければ，子どもも親も認知行動療法について何も知らないも同然であるのは指摘するまでもないでしょう。

協働

認知行動療法は，セラピストと子どもと親の協働関係を強調します。したがっ

てそれは，子どもと家族の多くがこれまでに経験してきたはずの「専門家／プロ」との関係とは大きく異なります。これまでに出会ってきた他の専門家や大人との違いを子どもと家族に理解してもらうには，セラピストはまずこの点をはっきりとさせなければなりません。セラピーの中で子どもと親とセラピストは対等なパートナーであると，はっきりと述べておく必要があります。各人が自分自身の経験，知識，考えを持ち寄り，その情報をもとにして新たなスキルと行動様式を評価し適用し発展させていくのです。子どもも，自分の経験と関心に関しての専門家です。親は何が役に立ち何が役に立たないかについて子どもとは異なる立場からの意見と情報を提供し，セラピストは子どもの不安について理解できるようにそれを系統立てて説明する枠組みを提供します。協働関係を確立するには，子どもが自分の重要性を感じ，自分の考えを表現でき，子どもの考えに耳が傾けられ，それが正当に評価されるようなセラピーのプロセスを築く必要があります。なお，多くの子どもにとってそのようなあり方は不慣れに感じられるはずであり，最初は不安や疑いの様子を見せる子どもがいるかもしれません。

能動性

協働という概念には，パートナーの各人に重要な貢献が期待されるという意味が含まれています。つまり，子どもも親も，セラピーで能動的な役割を担うのです。子どもと保護者は，セラピストから受動的に指示や助言をもらうのではなく，新たな方略とスキルを生み出し，検証し，評価し，身につけ，発展させる活動に積極的に参加するのです。多くの子どもにとって，これは全く新しい考え方でしょう。

能力の付与

認知行動療法は，長所の強化，自己成長の促進，自己効力感の向上を目的として開発された，能力を付与するためのセラピーです。子どもは，何らかの有益な効果をもたらす方略を活用し，より適切に障害に対処できるようになるはずです。また，子どもと保護者は，自己反省と問題解決を通して自分に有益なスキルや考え方を発見できます。かくして見出されたスキルや考え方を活用して更に発展させ，より適応性に優れた認知プロセスと行動様式の発達を促すのです。

開放性

協働関係を発達させるには，互いの関係はオープンでなければなりません。情報は，関係者全員が自由に利用できるように共有されなければなりません。セッションの内容は，子どもが容易に参加できるように，その子どもの成長段階に応じたレベルに設定しなければなりません。たとえば，年少の子どもの場合には，言葉に依存しない方法や素材を，より多く活用すべきです。子どもがすぐに理解

できる平易な言葉を用い，保護者然とした言い方や，専門用語の使用は避けるように，言葉の用法に十分に注意を払う必要があります。確かな理解に必要とされる分量の情報が提供される必要があります。しかし，過度に詳細な情報によって子どもと保護者を圧倒してはなりません。

自己発見

好奇心と実験に対する関心が育まれるように，セラピーにはオープンな雰囲気が必要です。それによって「たった一つの正しい解答とそれ以外の間違った解答」があるわけではないという重要なメッセージが強調されます。特に思春期の若者によく見られる誤った二分法的な思考に疑問が呈されるのです。子どもは，このプロセスを通じて，さまざまな考え方やさまざまな対処方法があることを知ります。また，たった一つの方法では効果が得られない場合があることも知るのです。したがって，有効な方法を見つけるために，さまざまな方法を実験してみることが次の課題になります。

初回面接では，子どもと保護者に相当量の情報が与えられます。したがって，家で自由に読めるように，あるいは面接に参加できなかった家族のメンバーと情報を共有できるように，それらの情報を要約した配布資料を渡すとよいでしょう。子どもと保護者のための心理教育用の配布資料を，第 12 章に掲載しておきました。『**不安を退治する方法を学ぶ**』ワークシート（191～195 ページ）は親向けの配布資料であり，それには不安についての初歩的な情報，認知行動療法を適用する意義，そして子どもを支援するために介入時および介入後に親に何ができるかが解説されています。また，同様な内容の子ども向けの配布資料があり，それには不安についての基本的な理解，認知行動療法の特徴と焦点が説明されています。そこで，認知行動療法では協働的なプロセスと能動的な参加が重視される点が特に強調されています。

> 認知行動療法では，子どもとセラピストが協働し，子どもが協働的なプロセスに能動的に参加することが重視される。

2. 介入目標を定める

最初に実施された動機づけと心理教育によって，変化に向けてのプロセスを開始するにあたっての子どもと家族の心構えが明確化されているはずです。次の課題は，子どもとセラピストが協働しながら目指すべき目標についてのはっきりとした理解を確立することです。セラピーを開始するにあたって目標の明確化は，きわめて重要です。目標の設定によって，認知行動療法によって達成できる事柄，できない事柄についての見込みを明確な形態で共有できるからです。し

がって，目標は慎重に決定されるべきです。あまりにも野心的であったり，規定が曖昧だったりすると，成功はほとんど見込めません。そのような目標を立てると子どもの動機づけが失われ，無力感，絶望，困惑などの本来避けなければならない状況に関する子どもや家族の否定的な認知を強化する結果につながります。

適切な介入目標を設定するには，考慮すべきいくつかの要素があります。これは「目標は具体的 (Specific) かつ，客観的な評価が可能 (Measurable) かつ，達成可能 (Attainable) かつ，現実的 (Realistic) かつ，スケジュールに沿う (Time-oriented) ものであるべき」という標語で表され，SMART (賢明な) と略称されています。

a. 具体的であること

目標は，肯定的かつ具体的であるべきです。介入目標は，何が阻止されるかよりも，何が達成されるかを肯定的に強調するものでなければなりません。「不安を感じないようにする」「心配しすぎないようにする」などの否定型による表現は，肯定的な表現に変えるべきです。肯定的な強調は能力が付与される感覚を与え，「ひとりで学校に行く」「友達の誕生パーティで外泊する」など，行動の強調によって自分は何に向けて努力するのかが明確になります。

また，介入目標は，関係者全員がはっきりと理解できるように具体的でなければなりません。明瞭さと具体性によって，目標が曖昧になる可能性が減り，目標達成の条件，文脈がはっきりと定められます。たとえば「友達の誰かと町に出かける」という目標は，「ひとりで町に出かける」という目標とは大きく異なります。

b. 客観的な評価が可能であること

常に可能であるわけではありませんが，客観的に評価できる目標を設定すると有益です。たとえば，「ひとりで学校へ行く」という目標ははっきりと評価できますが，「自信を持って遊ぶ」という目標はそれだけでは客観的に評価するのが困難です。このような場合には，自分に自信があればどのような行動をとるかについて，あるいは他の人が自分のどんな点に気づくかについて子どもと話し合う必要があるでしょう。

介入によってもたらされる変化は，不安思考と不安感情の根絶というよりは，それらの頻度，期間，強度の減少という形で表れるのが普通です。それらの相対的な変化量を測定するためには，いかなる変化をも把握できるように定期的に自己モニタリングを行うことが大切です。「登校前に落ち着けるようにする」など，目標が主観的な状態に関わるものである場合には自己モニタリングは，特に重要であり，評価尺度を用いて定期的に評価を行うように常に子どもを促すべきです。

c. 達成可能であること

目標は，若者が自らのコントロールと自らの力によって達成できなければなりません。「家族全員がもっとリラックスできるようにする」，あるいは「お母さんがストレスを感じないようにする」など，若者が自分でコントロールできない事柄を目標に設定しないようにする必要があります。そのような目標の達成は若者がコントロールできないさまざまな要素に依存せざるを得ないからであり，また介入の焦点から外れるのが普通だからです。

また，介入目標は関係者全員によって承認されなければなりません。この「調印」は，認知行動療法の持つ協働的な側面を浮き彫りにします。ここでも，子どもと親の担う役割の重要性，中心性が強調されるのです。とはいえ当然のことながら，親と子どもの目標が異なる場合があります。このような相違には優先的に対処すべきであり，より大きく長期的な目標は，より達成しやすい直近の目標が確定されるまで「しばらく置いておく」ようにします。

d. 現実的であること

前述の通り，「心配をしない」などの目標は非現実的であり達成できるものではありません。心配や不安感情はこれからも起こり続けるのであり，それを認めたうえでそれらの頻度や強度を軽減し，それらがなるべく問題を引き起こさないようにすることがセラピーの目標になるのです。子どもと家族は，介入よって達成できること，できないことに関して，現実的で実現可能な期待を持つようにしなければなりません。

e. スケジュールに沿う

目標達成に向けたスケジュールを明確に定めておく必要があります。スケジュールには必然的にある程度の予測が含まれています。したがって，セラピーの進行につれて再検討が必要になる場合があります。とはいえ，それによって若者は，介入の長さや，短期，中期，長期の目標に関して，時間枠に従った「最適な予測」を行えるのです。加えて時間的な枠組みを明確にしておくことで，即座の変化への非現実的な期待が生まれるのを避けられ，またセラピーの進度を測る尺度が得られるのです。

> 肯定的かつ，達成可能かつ，明確かつ，評価が可能な目標を設定すべきである。

3. 目標を個別の課題に細分化する

各目標はいくつかのステップに，すなわち個別課題に分けられるはずです。たとえば「ひとりで学校に行く」という目標は，次のような個別課題に細分化できます。

- 週末にお母さんと一緒に学校まで行く。
- 火曜日の午後にお母さんと一緒に学校まで行く。
- 木曜日の午前にお母さんと一緒に学校まで行く。
- お母さんと一緒に学校に行って，校舎に入る。
- お母さんと一緒に学校の門のところまで行って，そこからひとりで校舎に入る。
- お母さんと一緒に道のつきあたりのところまで行って，そこから先はひとりで学校まで行き校舎に入る。
- ひとりで学校に行く。

目標をさまざまな個別課題に細分化し，難度に従って配置するプロセスについては，後の章で詳しく説明します。いずれにしてもセラピストは，どのような課題が短期的であるかについて，またそれらを達成しうる時間枠について明確に把握しておくべきです。

明確な目標と課題を設定し承認することによって変化の評価が可能になり，また合意された目標の達成に向けてセラピストと子どもが協働できるようになります。

> 目標は具体的な課題に細分化し，細分化された課題を難度に従って配置する。

4. フォーミュレーション

最初のアセスメントは，問題のフォーミュレーションの作成によって終了するのが普通です。フォーミュレーションは協働作業によって作成承認され，認知行動療法の枠組みによる，子どもの不安についての共有理解をもたらしてくれます。また，重要な出来事と思考と感情の関係についての見取り図を提供するフォーミュレーションは，子どもと親の不安についての理解を助ける，たいへん強力な手段として活用できます。不安の理解の鍵になる主な要素の間の関係について一度理解できれば，変化を達成するには何を行う必要があるのかについての検討が可能になるという意味において，フォーミュレーションは子どもと親に問題解決能力を与えるといえるでしょう。

一般的なルールとして，フォーミュレーションは簡潔に記述すべきです。フォーミュレーションは，子どもと親が問題の理解に必要な情報を引き出せるように作成する必要があります。したがって，必要以上に細かくなったり，すべての情報が無分別に取り込まれたりしないように注意を払わなければなりません。子どもと協働しながら作成し共有するフォーミュレーションは，セラピストのためのフォーミュレーションとは違います。セラピストのためのフォーミュレーションには，子どもの認知のタイプと性質についての，より詳細な記述が求められ，理論的な説明モデルとの比較検討が求められます。またセラピーが進行し子どもを観察する機会が増えるにしたがってそれを再評価していかなければなりません。子どもや親が参照するフォーミュレーションには，そこまでの詳細さは不要です。

a. 維持のフォーミュレーション

フォーミュレーションは，変化していくものであり，新たな情報が得られ取り込まれるにつれて進化し発展していきます。さまざまなフォーミュレーションがありますが，最も理解しやすくかつ作成しやすいのは，維持のフォーミュレーションです。維持のフォーミュレーションは，引き金になる出来事，自動思考，感情，行動の関係を強調するのに役立ちます。

事例 6-1

ユミ（8歳）は，病原菌や病気を恐れていました。恐れの発現の時期は，彼女がハエに覆われた鳥の死骸を庭で見つけたときと一致していました。ユミがそれについて母親に話すと，母親は，病原菌に汚染されてはならないのでそれに近づいたりさわったりしないようにユミに諭したのです。そのとき以来ユミは，ハエと鳥についてとても心配するようになり，ハエや鳥が自分に近づいてくると病原菌に汚染されると恐れるようになりました。家に閉じこもるようになり，夏でもドアと窓を閉めたままにしました。鳥が庭に飛んできたり，ハエが家の中に入ってきたりすると，泣き出し，パニックに陥り，過呼吸を起こしました。図 6-4 は，簡潔に記述されたユミの維持のフォーミュレーションです。この図ではユミがハエや鳥を目にすると何が起きるかが強調されています。

> 維持のフォーミュレーションは思考と感情と行動の関係を強調する。

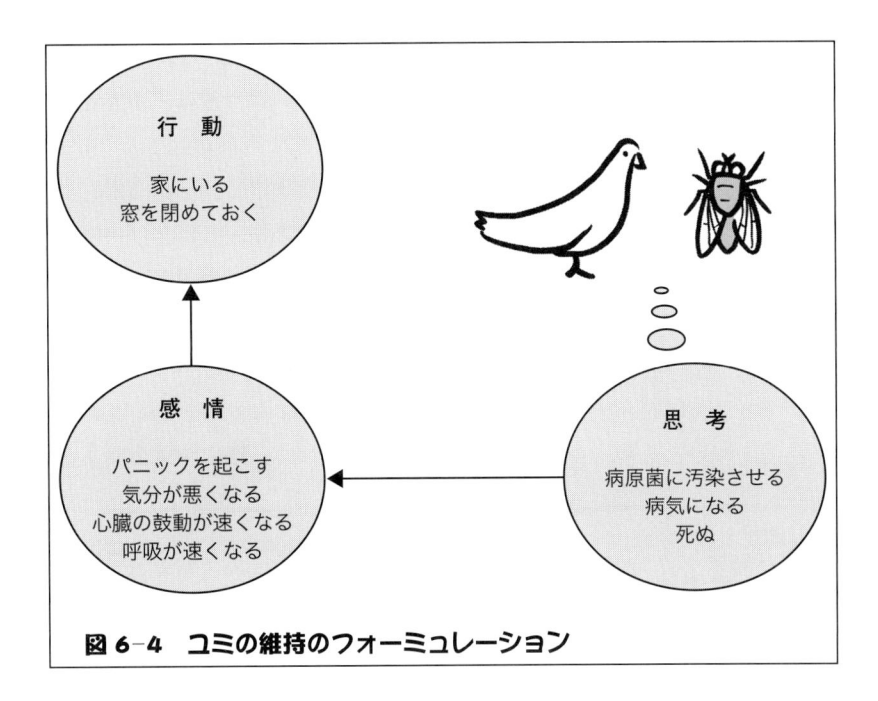

第6章 心理教育，目標設定，問題のフォーミュレーション　99

図6-4　ゴミの維持のフォーミュレーション

（行動：家にいる／窓を閉めておく　←　感情：パニックを起こす／気分が悪くなる／心臓の鼓動が速くなる／呼吸が速くなる　←　思考：病原菌に汚染させる／病気になる／死ぬ）

b. 発現のフォーミュレーション

　子どもと親は，不安がどのように，またなぜ発現したのかについてもっとよく理解したいと思う場合はどうすればよいでしょうか。それを理解するには，子どもの心の奥深くに根づき，現実世界を理解するある特定の枠組みを発達させるきっかけになった出来事を，明らかにする必要があります。そのために発現のフォーミュレーションの作成においては，中核的思い込みやスキーマなどの心の奥深くに根づく認知を，またそれらが実際に表現される先入観を明確にする作業がしばしば行われます。

　中核的思い込みとは，自己（たとえば「ぼくはダメな人間だ」，「誰もぼくを愛してくれない」など），社会（たとえば「皆がぼくを傷つけようとしている」など），将来（たとえば「誰かに助けてもらわなければうまくできない」など）についての硬直化した思い込みをいいます。中核的思い込みは子どもの頃に経験する大きな出来事によって発達し，それがやがて自分の経験する出来事を解釈する枠組みになるのです。つまり中核的思い込みは，最も深く，最も把握が困難な認知であり，心の奥深くに浸透し，その子どもが状況や出来事について考える仕方の基盤を形成するようになるのです。

　中核的思い込みは先入観や予測によって表現されます。先入観や予測は生きるためのルールとして採用され，「もしXXならば」という記述様式によって特徴づけられるのが普通です。「ぼくはダメな人間だ」という中核的思い込みを持つ子どもは，「もし自分がそれを行えば，きっと失敗するだろう」と考えるのです。

また「誰もぼくを愛してくれない」という思い込みは，「もしぼくが誰かと親しくなっても，すぐにその人はぼくを嫌いになるはずだ」という先入観によって表現されます。つまり先入観とは，これから何が起きるかについての予測であり，ひるがえってそれが自動思考に影響を及ぼし，それを形作っていくのです。

自動思考は最も把握しやすい認知であり，しばしば「セルフトーク」と呼ばれています。それは私たちの頭の中を恒常的に循環している思考をいいます。その多くは記述的であり，自己（「このジーンズを履いたら皆はぼくをダサいやつだと思うだろう」など）や，自分の行為（「しまった。タカシにそんなことを言わなければよかった」など）や，将来（「きっとあした先生にしかられる」など）に関係します。不安障害に結びついたこのような思考のゆがみやねじれは，特に注意を要する思考様式なのです。

事例 6-2

ヤマト（11歳）はもともと傷つきやすい子どもでしたが，ここ一年の間にますます頻繁にさまざまな事柄を心配するようになりました。心配が極端な不安を生み，ひとりでいることすら心配するようになりました。自分の健康についての心配に加えて，特に母親の健康についての心配が高じ，そのために母親は，病気ではないという再保証を息子に与えるためにかなりの時間を費やさなければなりませんでした。家族は健康に対するヤマトの心配について全く理解していませんでした。

家族は全員が健康であり，それに関して大きな問題はありませんでした。けれども話し合いの途中でヤマトの母親は，自分が1年前に突然気を失い，病院に行って検査を受けたことを思い出しました。検査で異常なしと診断され，それ以後は健康に大きな問題をきたしたことのなかったヤマトの母親は，最初はこの出来事が特に重要だとは考えていませんでした。けれども話し合ってみると，この出来事が現実に対するヤマトの見方を突如として打ち砕いたことが判明しました。両親は常に自分のそばにいてくれるはずだという安心感に疑問符がつきつけられ，ヤマトは両親，それも特に母親が死ぬかもしれないと強く思い込むようになったのです。この思い込みは，いくつかの先入観や予測を生み，彼は自分が母親と一緒にいれば，そのような事態が現実に起きるのを防げると考えるようになりました。このような思い込みと先入観は，学校にいる間など，ヤマトが母親のもとを離れているときに活性化されました。それから彼は始終再保証を追及するようになり，母親と一緒に家にいられるように体調不良を訴えるようになったのです。このヤマトの症例を表した発現のフォーミュレーションを**図6-5**に挙げておきます。

> 発現のフォーミュレーションは，不安の基盤を形成する思い込みと先入観の発達をもたらした重要な出来事を特定する。

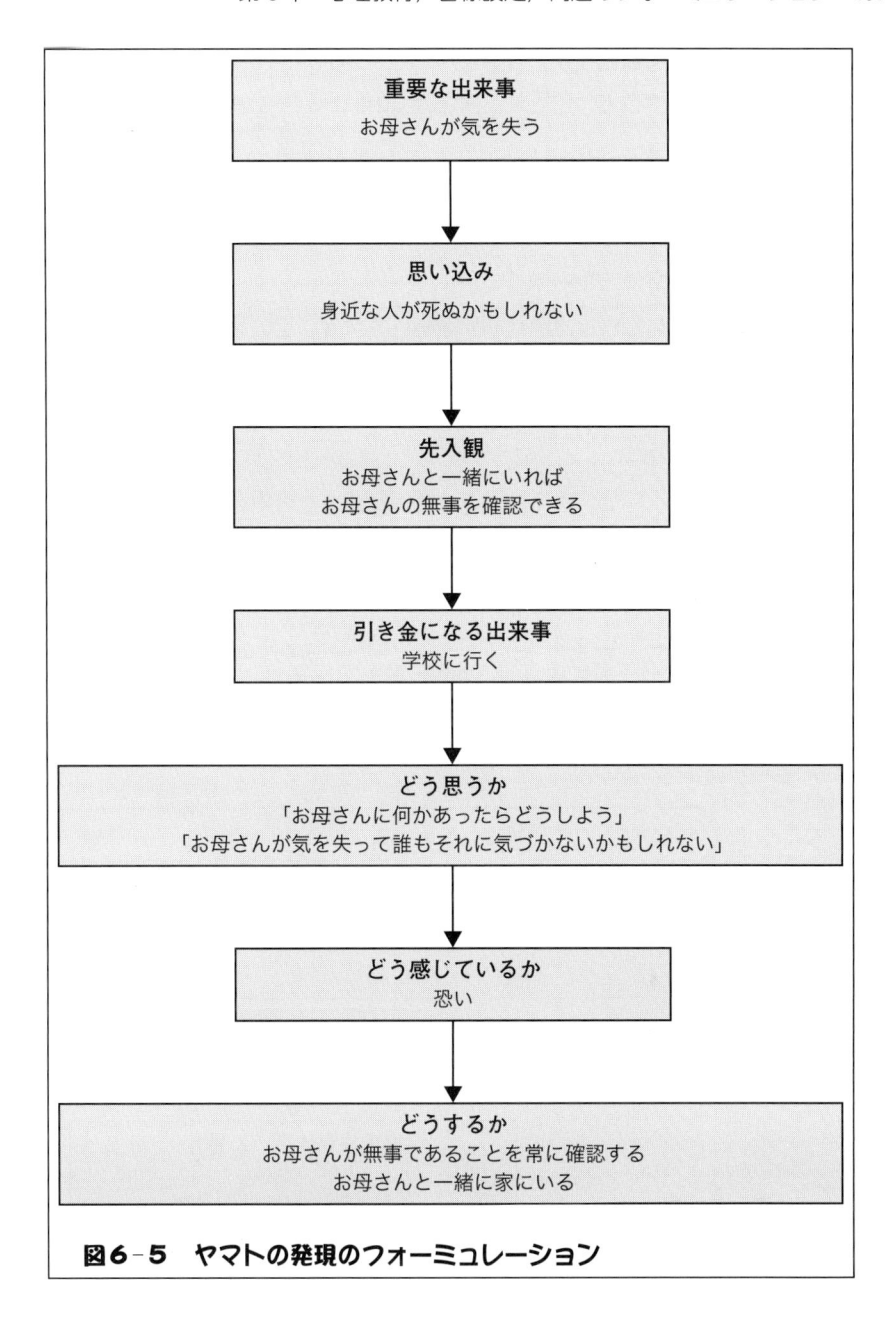

第6章　心理教育，目標設定，問題のフォーミュレーション　**101**

```
┌─────────────────────────┐
│      重要な出来事        │
│    お母さんが気を失う     │
└─────────────────────────┘
            ↓
┌─────────────────────────┐
│        思い込み          │
│  身近な人が死ぬかもしれない │
└─────────────────────────┘
            ↓
┌─────────────────────────┐
│        先入観            │
│   お母さんと一緒にいれば   │
│   お母さんの無事を確認できる │
└─────────────────────────┘
            ↓
┌─────────────────────────┐
│     引き金になる出来事    │
│        学校に行く        │
└─────────────────────────┘
            ↓
┌──────────────────────────────────┐
│           どう思うか              │
│ 「お母さんに何かあったらどうしよう」  │
│「お母さんが気を失って誰もそれに気づかないかもしれない」│
└──────────────────────────────────┘
            ↓
┌─────────────────────────┐
│      どう感じているか     │
│          恐い            │
└─────────────────────────┘
            ↓
┌─────────────────────────┐
│         どうするか        │
│ お母さんが無事であることを常に確認する │
│    お母さんと一緒に家にいる │
└─────────────────────────┘
```

図6-5　ヤマトの発現のフォーミュレーション

c. 四つのシステムのフォーミュレーション

　認知行動療法の基本的なモデルにおいては，思考と感情と行動という三つの中心的な領域に焦点が置かれるのが普通です。更に感情と身体症状を区分して，四つのシステムに分類すると有用である場合があります。不安障害を持つ子どもとの臨床経験からいえば，感情と症状の区別は必ずしも必要ではなく，そもそも実際にそうすることが困難な場合があります。しかしながら，子どもが不安の症状を身体的な重い病気の徴候として誤って解釈している場合には，この区別が特に

有益になります。生理的な症状を明確化し，不安反応についての代わりの説明を提供すると，子どもの不安を和らげられるはずです。

> **事例 6-3**
>
> メイは健康に関してさまざまな心配を抱き，自分が重い病気にかかっていると思い込んでいました。何度も医者の診察を受けましたが，小児科の先生は彼女の症状（身体反応）には生理的な根拠がないと確信していました。自己モニタリングの記録によって，特定の状況（学校）と，特定の日時（平日の朝早く）と，彼女の思考と，症状（身体反応）の間に，はっきりとした関係があることが分かりました。またメイは，特に動悸と呼吸の速さについて心配し，それらを重い身体的な病気の徴候とみなしていました。
>
> 図 6-6 は，メイの症状が不安に基づき思考の影響を受けているという理解を促進するために作成した，認知行動療法のフォーミュレーションの一つです。他の状況についても同様な方法によって検討され，それによってこの繰り返しのパターンが確認されました。これらのフォーミュレーションによって，メイは自分が病気であるとする思い込みを再評価できたのです。

> 感情と症状の区別は，不安の症状が誤って解釈されている場合に有益である。

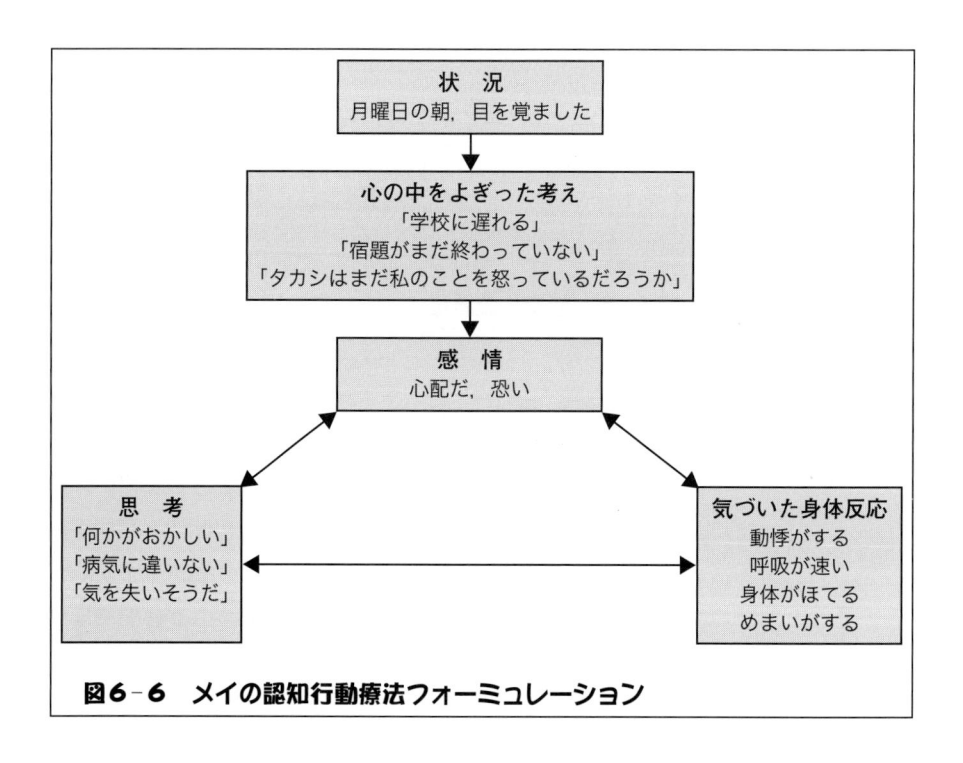

状況
月曜日の朝，目を覚ました

心の中をよぎった考え
「学校に遅れる」
「宿題がまだ終わっていない」
「タカシはまだ私のことを怒っているだろうか」

感情
心配だ，恐い

思考
「何かがおかしい」
「病気に違いない」
「気を失いそうだ」

気づいた身体反応
動悸がする
呼吸が速い
身体がほてる
めまいがする

図 6-6　メイの認知行動療法フォーミュレーション

第 6 章　心理教育，目標設定，問題のフォーミュレーション　103

d. 親の要因を考慮に入れる

　親の主だった認知や行動をフォーミュレーションに含める必要がある場合があります。そうすることで，どのように問題が生じたのかについて，また状況を改善するには子どもと親にどのような変化が求められているのかについて焦点を絞って検討できるようになります。

事例 6-4

　カエデ（12歳）は，全般性不安障害のためにセラピストのもとに連れてこられました。彼女は心配することが多い子どもでしたが，中学校に上がってから，特に症状は酷くなりました。心配が，学校での課題と宿題を遂行する能力に影響を及ぼすようになったからです。課題が与えられると，まだ何もしないうちから，それを完成させることなどとてもできないと思うようになってしまったのです。カエデはその状況を，「頭の中が真っ白になって何から始めればよいのかが分からなくなる」と表現しました。パニックになって，身体がほてるのを感じ，動悸とめまいがしたのです。そして彼女は，自分が正しいことをしているという，あるいは課題を的確に行っているという再保証を常に先生や母親から貰おうとするようになりました。

　乳児の頃についていうと，カエデは血餅の症状を持って生まれ，誕生後6週間は病院を離れられませんでした。これはカエデの母親にとってつらい期間でした。というのも娘が無事に退院できるかどうかが彼女には分らなかったからです。幸いにも重大な認知障害が引き起こされたりはしませんでしたが，母親と娘の関係はかなり親密なものになりました。母親はカエデがいかに自分にとって大切な娘になったかについて，また自分がいかに過保護な親になったかについて語りました。また母親は，自分自身でも不安障害に苦しんでおり，娘の苦痛の徴候に過敏になっていました。それがカエデの他者への依存傾向を助長したと思われ，かくしてカエデは母親がいないと何もできないと感じるようになったのです（図6-7）。

> 親の持つ主な認知と思い込みをフォーミュレーションに含めることができる。

　フォーミュレーションはオープンかつ客観的な方法によって作成すべきであり，「非難」などの否定的で無益な見方は避けるべきです。たとえば，過保護な，あるいは干渉的な親の態度は，子どもの苦痛を最小限に抑えようとする「世話」として捉えられるかもしれません。心理教育のプロセスにおいては，独立心と自立心の発達という子どもの必要性を考えれば，そのような「世話」がもはや有益であるとはいえないと認識できるように親を導いていきます。

　認知行動療法のオープンで協働的なプロセスを促進するためには，フォーミュレーションをただちに共有することが大切です。フォーミュレーションの作成を

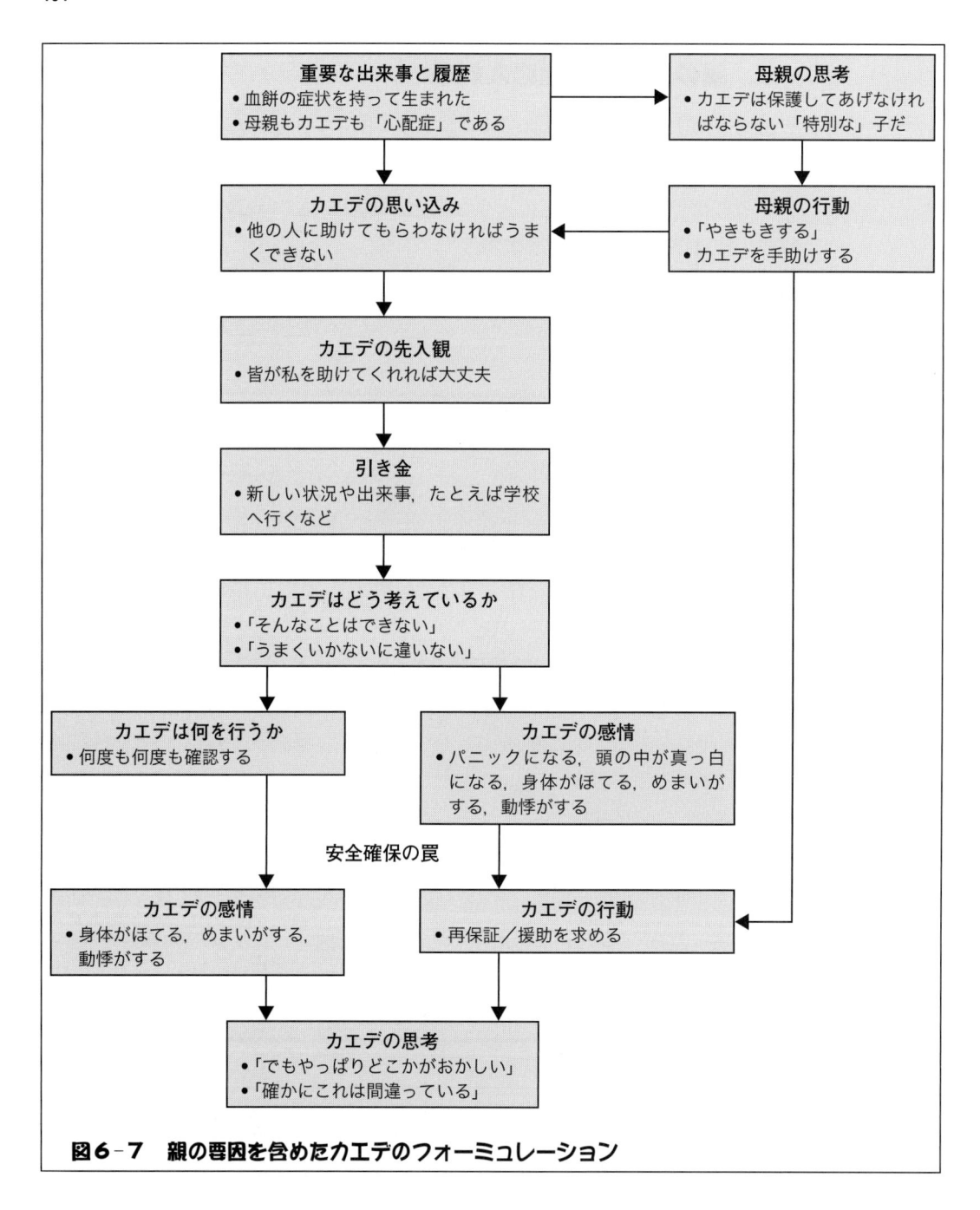

```
┌─────────────────────────────────┐      ┌─────────────────────────────┐
│ 重要な出来事と履歴              │─────▶│ 母親の思考                  │
│ •血餅の症状を持って生まれた     │      │ •カエデは保護してあげなけれ │
│ •母親もカエデも「心配症」である │      │  ばならない「特別な」子だ   │
└──────────────┬──────────────────┘      └──────────────┬──────────────┘
               ▼                                         ▼
┌─────────────────────────────────┐      ┌─────────────────────────────┐
│ カエデの思い込み                │      │ 母親の行動                  │
│ •他の人に助けてもらわなければう │◀─────│ •「やきもきする」           │
│  まくできない                   │      │ •カエデを手助けする         │
└──────────────┬──────────────────┘      └─────────────────────────────┘
               ▼
┌─────────────────────────────────┐
│ カエデの先入観                  │
│ •皆が私を助けてくれれば大丈夫   │
└──────────────┬──────────────────┘
               ▼
┌─────────────────────────────────┐
│ 引き金                          │
│ •新しい状況や出来事，たとえば学 │
│  校へ行くなど                   │
└──────────────┬──────────────────┘
               ▼
┌─────────────────────────────────┐
│ カエデはどう考えているか        │
│ •「そんなことはできない」       │
│ •「うまくいかないに違いない」   │
└──────┬──────────────────┬───────┘
       ▼                  ▼
┌──────────────┐  ┌──────────────────────┐
│カエデは何を行うか│  │ カエデの感情         │
│•何度も何度も確認 │  │•パニックになる，頭の中が│
│ する           │  │ 真っ白になる，身体がほて│
│                │  │ る，めまいがする，動悸が│
│                │  │ する                 │
└──────┬─────────┘  └──────────┬───────────┘
    安全確保の罠                ▼
       ▼                ┌──────────────────┐
┌──────────────┐        │ カエデの行動     │
│ カエデの感情 │        │•再保証／援助を求める│◀──
│•身体がほてる，│        └──────────┬───────┘
│ めまいがする，│                   │
│ 動悸がする   │                   │
└──────┬───────┘                   │
       ▼                           │
┌─────────────────────────────────┐
│ カエデの思考                    │
│ •「でもやっぱりどこかがおかしい」│
│ •「確かにこれは間違っている」   │
└─────────────────────────────────┘
```

図6-7　親の要因を含めたカエデのフォーミュレーション

開始するにあたって，セラピストはあらゆる情報を把握しておく必要はありませんが，情報を追加していく基盤としての枠組みは用意しておくべきです。必要な情報が欠けている場合や，まだ得られていない場合には，その箇所を空白にしておく，あるいは疑問符を打っておくなどして，その事実を強調しておきます。そうすることで，以後のミーティングの中でその点について焦点を絞って話し合えるようになります。したがってフォーミュレーションは変化・発展するものであ

り，定期的に再検討と修正が加えられるべきです。

　フォーミュレーションは，現在の状況についての有益な見取り図を提供してくれます。それによって介入の内容と焦点を，また子どもと親がどのようなスキルを身につけなければならないかを決定できるのです。

> フォーミュレーションは変化・発展するものであり，介入に役立つ視覚的な見取り図を提供する。

第7章 親の参加

子どもを対象に実施される認知行動療法に親が参加することによって更なる効果が得られるか否かについては，これまで一貫した判断は示されてきませんでした。しかし，米国児童青年精神医学会（2007）によって提示されている実践ガイドラインでは，介入プログラムへの親の参加が求められています。親の参加によって，子どもの不安に関連していると判明した親の行動に対処する機会が得られるからです。また，不安に特定されるわけではありませんが，不安障害を持つ子どもの親には以下のような傾向が見られます。

(1) 過度に干渉的で子どもを支配しようとし，それによって困難に立ち向かい打ち勝つ機会を子どもから奪う。
(2) 恐れを引き起こす状況を回避するように子どもを促す。
(3) 子どもの行動に対して否定的，批判的である。
(4) 不安行動のモデルを自ら示す。

つまり，介入への親の参加によって，親の不安を緩和する機会，子どもの自立と対応能力を強化する機会，そして不安行動，回避行動になるべく対応しないようにしながら状況に思い切って対処する子どもの行動を奨励する親のスキルを発達させる機会が得られるのです。親との協働の焦点と結果について**図7-1**にまとめておきました。

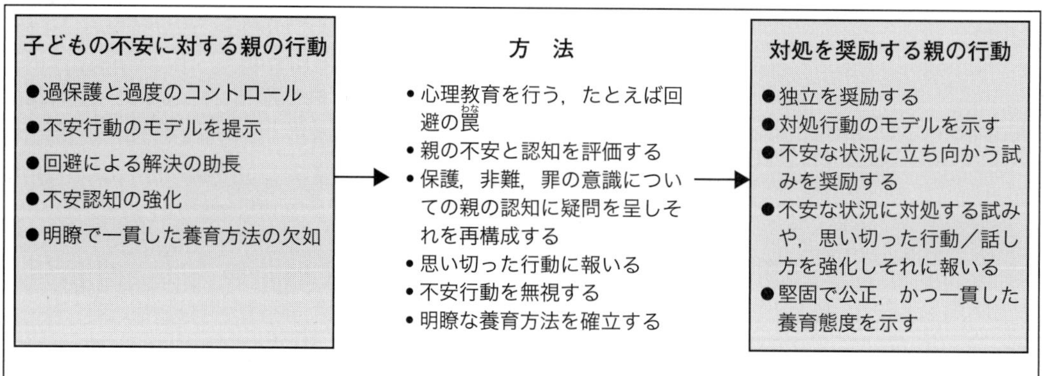

子どもの不安に対する親の行動	方　法	対処を奨励する親の行動
●過保護と過度のコントロール ●不安行動のモデルを提示 ●回避による解決の助長 ●不安認知の強化 ●明瞭で一貫した養育方法の欠如	●心理教育を行う，たとえば回避の罠 ●親の不安と認知を評価する ●保護，非難，罪の意識についての親の認知に疑問を呈しそれを再構成する ●思い切った行動に報いる ●不安行動を無視する ●明瞭な養育方法を確立する	●独立を奨励する ●対処行動のモデルを示す ●不安な状況に立ち向かう試みを奨励する ●不安な状況に対処する試みや，思い切った行動／話し方を強化しそれに報いる ●堅固で公正，かつ一貫した養育態度を示す

図7-1　親との協働の焦点と結果

1. 親の動機づけと変化への心構えを評価する

　親が実際に介入に参加する前に評価しておくべき要因が二つあります。一つは，親の動機と変化への心構えについてです。もう一つは，親自身が抱いている不安の性質と程度についてです。特に親の不安がセラピーへ及ぼす影響の度合いと，セラピーの進展を阻害する可能性を評価しておく必要があります。認知行動療法のプロセスに進んで参加しようとしない，参加できない，あるいは参加する心構えができていない親は，子どもの支援ができないはずです。自分自身が大きな不安を抱えていると，エクスポージャーや課題実行を支援することも，困難な状況に思い切って対処する行動のモデルを示すこともできないからです。また，親の不安によって，不安を引き起こす状況に対処する方法を学ぶ機会が子どもから失われるおそれがあります。

a. 変化への動機づけと心構え

　最初のアセスメントで大切なのは，子どもの不安の一因になっている可能性のある親の認知や，介入プログラムへの積極的な参加に向けての親の心構えに影響を及ぼしている可能性のある親の認知に注意を向けることです。親が抱いている可能性のある認知には，自責／罪の意識（「あんなに早くから保育園に行かせるべきではなかった」），絶望（「あの子はこれまでずっとこの問題を抱えてきたのだから，それを変えられるとはとても思えない」），非現実的な期待（「あの子をリラックスさせるには，私が大丈夫と言ってあげればよい」），無力感（「あらゆる手を尽くしてみたけれど，何も効果がなかった」），認知行動療法を継続する心構えの欠如（「これについて話し合ったけれど，投薬の方がもっと効果的だと思う」）などが挙げられます。

　前述の通り，セラピストは楽観的で希望を感じさせる態度をとることで，曖昧さや不確かさに対処する必要があります。不安の問題を抱えた子どもとの協働に関する情報のうちで親のまだ知らないものは，共有されなければなりません。セラピストは，不安にうまく対処する方法を学んでいる子どもが大勢いる点，また不安の問題に対する介入方法として認知行動療法が有効であるという事実を強調する必要があります。また，どのように不安が発現し維持されるかについて説明し，自責と罪の意識の問題に対処します。セラピストは，このプロセスを通じてすでに起きた事柄は取り消せないとしても，変化は依然として可能である点を強調します。

　心理教育による新たな知識の習得を通じて，親は自分の思い込み，先入観，行動のいくつかに疑問を呈せるようになるはずです。たとえば，回避のサイクルについての知識によって，回避は短期的な安心感をもたらしはしても，まさに状況や出来事が回避されるがゆえに，子どもの不安がいつまでも続き日常生活に影響

を及ぼし続けるという認識が得られます。この認識によって親は，子どもが正常な生活を送れるようにするには，恐れに立ち向かい，不安を引き起こす状況に対処する方法を学べるように支援する必要があると理解できるはずです。

　子どもの対応能力についての親の思い込みと先入観について，また子どもの苦痛に親がどのような意味を結びつけているかについて調査する必要が生じるかもしれません。有益な情報を得るには，「あなたの息子さんは，不安に打ち勝てると思いますか？」「お子さんが苦痛を感じているときにどのように対応しますか？」「お子さんがとても動揺しているときに，どのように感じますか？」などと質問するとよいでしょう。それによって危害から子どもを守らなければならないとする認知が確認されるかもしれません（たとえば「あの子はとても傷つきやすいから，私がいろいろと手伝ってあげなければ状況にうまく対応できない」など）。あるいは，苦痛に対処する親の能力が浮き彫りになるかもしれません（たとえば「あの子が重荷に耐えているところを見ていられない」など）。あるいは，そのような苦痛は，自分が「悪い」，あるいは「思いやりのない」親であることの証明と受け取られているかもしれません。

　そのような認知について話し合い，その存在を確認し，それに疑問を呈し，そして認知再構成を行っていく必要があるのです。考えうるあらゆる危険から子どもを守ることなど不可能であると理解できるように親を導いていく必要があります。子どもは成長するにつれ自然に独立心を身につけ，親がいなくても物事を行えるように学んでいかなければなりません。子どもは外泊し，学校へ行き，友達と遊び，からかい合い，心配や恐れを引き起こす状況や出来事に対処できるようにならなければならないのです。したがって，コントロールされた方法で（つまりエクスポージャーと実践によって）困難に立ち向かい打ち勝つ方法を学ぶことには，きわめて建設的な側面があり，それによって子どもは日常生活に不可欠なスキルを身につけられるのです。

　また，親は，子どもの困難への対処の仕方が，自分たちの期待するほど巧みでも効果的でもないと認識しておく必要があります。とはいえ子どもは，そのような試行錯誤の繰り返しを通して対処スキルを学び身につけていくのです。したがって，親は，子どもの対応が必ずしも優れたものである必要はない点を理解しておくべきです。多くの場合，行動はそれが適切であればそれで十分なのです。

　最後に，「子どもの苦痛を引き起こしている自分は悪い親だ」，あるいは「いま子どもが苦痛を感じているのなら，彼はやがて大きな問題を抱えるようになるだろう」などの根底的な先入観を親が持っていないかどうかを探る必要があります。話し合い，そのような先入観に疑問を呈せるように，また子どもは困難に立ち向かうように促されない場合，回避によって対処しようとするということを親に理解させる必要があります。困難に立ち向かわせるような親の対処によって，子どもはある程度の苦痛を見せるかもしれませんが，それは重大な苦痛や永続的

な苦痛の徴候を示すものではなく，長くは続きません。以上のように説明すれば，苦痛の回避を奨励するのではなく，苦痛に立ち向かい対処できるように子どもを支援することが，建設的で有益な養育方法であると親に納得してもらえるはずです。

> セラピーのプロセスに影響を及ぼす可能性のある親の認知を特定し，それについて話し合い評価する必要がある。

b. 親の不安の性質と程度

親の不安と子どもの不安の関連を考慮し，親の不安が介入プログラムに与える影響とその程度を評価する必要があります。親が親としての機能を果たせない原因となる不安障害を持っている場合には，まず親自身が介入を受け，積極的に子どもの支援を行えるようにならなければなりません。それができない場合，あるいは親がそれを望まない場合，セラピストは他の身近な大人がプログラムに参加できるかどうかについて検討すべきです。これは課題実行（エクスポージャーなど）の際に特に重要になります。というのも，それを支援する大人は，恐れの状況の回避を許容したり，無意識に強化したりするのではなく，それに立ち向かうように励ます必要があるからです。つまり，子どもの不安を増幅したり，自分の方でも同様の不安を表面に出したりせずに，思い切った行動のモデルを自らが示せるようでなければならないのです。

事例 7-1

ソウタ（9歳）は車に乗るのを恐れていました。車に乗るのをいつも避けようとし，どうしても乗らなければならなくなったときには，乗っているあいだ中，事故が起きるのではないかと恐れ，とても不安そうな表情をしていました。他にも同じような心配をしている人がいるかと尋ねると，ソウタは「いるよ。ぼくのお母さんはもっとひどい」とすぐに答えました。やがて，ソウタの母親は衝突事故に遭ったことがあり，それ以来彼女は車に乗るのを避けるようになっていたことが分かりました。車に乗らざるを得なくなった場合には，彼女はひどく不安になり，異常なまでに警戒して，何か危険のありそうな事柄を見つけては絶え間なく運転手に助言を与えていました。母親がそれでは，事故に巻き込まれることに対するソウタの不安が高じたのも無理ありません。また母親がソウタの回避行動を助長していることも分かりました。ソウタが車に乗る不安を口にするたびに，母親は，自分が一緒に家にいてあげようとただちに意思表明していたのです。

親の不安が軽い場合は，子どもと親が，恐れに立ち向かって打ち勝つ方法を一緒に学ぶのもよいでしょう。介入の大部分は子どもに焦点が置かれますが，親も，そこで学んだ考えを取り入れて自分の問題に適用してよいのです。親は，自分自身の不安の徴候に気づき，恐れに対処するスキルと問題解決のスキルを，自らがモデルになって示せるように学ぶことになります。また，親にもさまざまな心配があると知り，自分が親と同じように，あるいは親以上にそれにうまく対処できると分かれば，子どもの不安は和らぐはずです。

事例 7-2

ハヤト（12歳）は，次週少なくとも2回，心にイメージを思い浮かべるスキル（「自分専用のリラックスできる場所」）を実行すると約束してくれました。ハヤトと同様に心配症の母親も，リラックスのスキルが自分にとっても役立つと考え，同様の約束をしてくれました。次の週にリラックスのスキルを5回実行したハヤトは，次回の面接で母親がそれを1回しか実行していなかったと知って嬉々としていました。

> 子どもの不安の発現や維持の一因になっている可能性のある親の不安を評価する必要がある。

c. 回避を有益と考える親の思い込みに疑問を呈する

介入期間中，子どもは不安を引き起こす状況に立ち向かわなければなりません。親がもとのように，自らが主導権を握り，回避を促して子どもの苦痛をできるだけ小さくしようと試みるのは，この時点においてです。したがって，親は事前に，そうなる可能性を意識しておく必要があります。子どもが過呼吸を起こすのではないか，気を失うのではないか，病気になるのではないかなどの親の誇張された思い込みについて話し合っておきましょう。困難に対処するように子どもを促すときには，アンビヴァレント（どっちつかず）な感情がともなうことを認識しておかなければなりません。また短期的な効果と長期的な損失を比較し強調することで，子どもの苦痛をとにかくすぐに小さくすべきだと考える親の思い込みに疑問を呈すべきです。

以上のような話し合いを通じて，心配に立ち向かうように子どもを促すことは有益であり，また子どもが，恐れに立ち向かえるだろうかと心配を募らせることは自然な成り行きであると，親は再確認できるはずです。もしエクスポージャーの実行を奨励することで子どもの苦痛を悪化させていると考えているのなら，そ

の考えは改めるべきです。苦痛が束の間のものであるという点を，また恐れに立ち向かえるように支援し奨励することで，子どもを正常な生活を送れるように導いているという点を強調し，親を安心させる必要があります。

> 恐怖感を引き起こす状況に立ち向かい，それに対処する方法を学ぶよう子どもを奨励できるように親を導くべきである。

2. 親のマネージメントを評価する

アセスメントを行っている間に，子どもの行動に対する親のしつけのあり方が子どもの不安の一因であると判明する場合があります。次のようなケースが考えられます。

- 子どもの養育上重要な規則と境界が設定されていない。そのために子どもは現実世界の限界について学べず，安全や安定性の欠如を感じるようになる。
- 規則が不明瞭に，あるいは一貫性なく適用されている。それによって子どもは，現実世界がコントロールのできない，予測不可能な場所であると思い込むようになる。
- 親が子どもの心配に必要以上に耳を傾けている。不安思考や不安感情が親によって繰り返されると，子どもはそれを自分の心配の重要性を示すものとして受け取り，その結果子どもの不安が承認され高められる。
- 親が子どもを過度に保護し回避を奨励している。それによって現実世界が脅威に満ちた場所であり，自分ではそれに対処できないと考える子どもの思い込みが維持されている。

不明瞭で一貫性のない親のしつけや，不安行動を強化する結果をもたらす親のしつけは修正し，公正で有益で一貫性のある堅実なアプローチに置き換えなければなりません。明瞭な規則と境界を規定する方法を身につけ，それを堅実で一貫性のある仕方で適用していく必要があります。子どもの不安思考と不安行動には極力応じないようにし，不安を引き起こす状況に立ち向かい対処しようとする姿勢は高く評価するようにします。

以上のような方針に基づく養育方法には効果が期待できます。境界によって安全が確保され，子どもが限界を理解できるように導くことで安全の感覚を生み出せます。不安障害を持つ子どもには，これは特に重要です。というのも，不安障害を持つ子どもの苦痛に大きく寄与しているのは不確実性や見知らぬ物事に対する心配だからです。また一貫性の維持によって透明性と公正さが最大限に得ら

れ，不確実性が低下します。つまり一貫性があり堅実で客観的なアプローチは，子どもによく見られる認知の歪みに，それも特に「叱られるのはいつもぼくだけだ」，あるいは「いつもきみはぼくをいじめる」などの自己への関連づけに疑問を呈する際に役立つのです。また，不安行動に応じないようにすることで，子どもが抱いている心配や不安に対し，「それは本当に大変なことなのか？」という疑問を投げかけることができます。

有益な養育方法を確立するには，一貫して公平で，きちっとしたしつけという概念についての親の意味づけを引き出して，それについて話し合う必要があります。たとえば，「きちっとした」という考えを，厳しく罰を与えるしつけ，あるいは冷徹な指導と同一のものとみなしている親がいます。そのような思い込みは，自分が子どもであった頃の経験に必然的に影響されて堅固に根づいており，変化を受けつけない場合があります。こうして親の意味づけが確認されたならば，セラピストはそのような有害な思い込みに疑問を呈し，それを変えるように親を導いていきます。たとえば次のように指摘します。

- これ以上はしてはいけないという明確な限界を引くのに，数多くの決まりごとを導入する必要はない。
- 一貫性に機械的な正確さは必要でない。
- 「きちっとした」とは家庭が思いやりのない冷たい環境と化すという意味ではない。
- 限界を設定するとは，親が厳格で冷徹な態度を示すという意味ではない。

このような話し合いを通じて親は新たな情報に注意を向けるようになり，子どもの養育方針が「自分たちが決まりごとを決めるのか，そうでないのか」などという単なるあれかこれかの問題なのではなく，実践の継続に基づいて形作られていくもっと複雑なものであるという理解が得られるようになるのです。また，親の思い込みを形成している核心的な意味づけをつきとめ，それに対して，たとえば，「きちっとした」とは「権威主義的で冷徹な指導」という意味ではないというふうに疑問を呈せるようになります。

親の核心的な認知を確認し評価し終えたら，一貫して公平で，きちっとした養育方法の確立に向けて，その実践面を話し合います。それには関係者全員が理解できる，公正で簡潔で明確ないくつかのルールを確立する必要があります。一貫性は親の間に良好な協働関係を保つことで促進されます。最初のうち親は，非難合戦にならないようにしながらも互いの養育態度についてオープンに話し合う場を毎日設けてもよいでしょう。いずれにしても，これから起きる問題や困難に対処する際に活用できる問題解決スキルの習得を通して，養育方法は更に発展していくはずです。

第7章 親の参加 113

> 肯定的で一貫性のある堅実な養育の枠組みを確立する必要がある。

3. 対処行動を強化する

　肯定的で一貫性のある枠組みが導入できたら，次に親に求められるのは，子どもの不適切な不安行動にはできるだけ応じないようにし，適切で思い切った行動には最大限の配慮と強化を与えるようにすることです。

　不安の徴候に注意を集中し，それに応じようとする親の行動や，子どもの回避を強化するおそれのある親の行動には対処する必要があります。とりわけ親は，肯定的で思い切った行動を強化し不適切な不安行動を無視するように，注意の焦点を移動させなければなりません。

a. 思い切った行動に注意を向ける

　重度の不安を持つ親は，不安の初期の徴候に注意を向けてそれについてコメントすることで逆に，意図せずして子どもの不安を悪化させている場合があります。「ユウスケ，とても顔色が悪いようだけど，大丈夫？」，あるいは「ミナ，こんなことを言うと気にしてしまうかもしれないけど……」などの一見したところ無害なコメントによって，子どもの注意が不安の徴候に引きつけられ，子どもの不安が悪化する場合がよくあるのです。子どもを批判し，不安の徴候を強調し，回避を奨励しようとする，重度の不安を持つ親の行動には，肯定的で思い切った行動にできるだけ注目するように求めることで対応できます。とはいえ，最初は「思い切った行動の日記」をつけるように親を促すなど，何らかの構造化された手段を用いる必要があるかもしれません。この日記には，子どもが恐れに立ち向かうために何らかの試みを実行した例を，少なくとも一日に一件は取り上げて書き記すようにします。次のような事柄を取り上げます。

- 子どもがうまく不安に対処した。
- 子どもが新たな，あるいは思い切った課題を実行した。
- 子どもが新たに習得したスキルを実行した。
- 子どもがこれから行う挑戦について肯定的に話した。

　この日記の目的は，子どもの対処行動に注意を向けるように促して，子どもの不安の徴候や心配から親の注意を引き離すことにあります。つまり，自分の子どもには対処能力が欠けているとする親の思い込みに直接的に疑問が呈されるのです。不安の初期の徴候には気づかいをもって対応します。しかし，それ以後は子

ども自身の対応に焦点を置くようにし，それらを重視しないようにし，無視するようにします。ただし，このような対応の仕方は，最初のうちは親にとって簡単なことではありません。したがって，しっかりとした心構えが得られるように，親のトレーニングが必要となる場合があります。

事例 7-3

　社交不安を持つコトネ（11歳）は，他の子どもが自分をどう思っているかについて，また皆の話の輪に加われるかについて，さまざまな心配を抱いていました。コトネは次週から中学校に入学する予定になっていたのです。そのような時，母親は「コトネ，学校のこととても不安になっているようね。そんなに心配ばかりしていると，本当に学校に行けなくなるわよ」とコトネに話しかけました。また，「今度入学する中学校は，すごく広くて迷子になるほどよ。小学校に比べて4倍の生徒がいて，乱暴な男子生徒も大勢いると思うよ」とも語りかけました。それに対してコトネは，「同じ小学校に通っていたユカが中学でも同じクラスになったよ。ユカとは，話をしたことあるよ」と言いました。しかし，母親は，そのコトネのことばを無視して「もしあなたが学校でパニックになったら，迎えに行けるように来週仕事を休んでもいいわよ」と語り始めたのでした。

子どもの思い切った対処行動に気づけるように親を導くべきである。

b. 肯定的な強化

　恐れに立ち向かい打ち勝とうとする子どもの試みに気づけるようになったら，親はその流れに沿って子どもを支援する必要があります。強化のプロセスは，恐れている状況や出来事に立ち向かう試みへ向けての子どもの動機づけを向上させるのに役立ちます。強化は，対処の成功に対してよりも，対処の試みそのものに対して適用されるべきです。というのも，成功したか否かに関係なく試みたというその事実こそ褒められるべきであると強調することで，過剰な期待が生まれるのを防ぐことができるからです。

　強化は，さまざまな形態を取り得ます。たとえば言葉や，身体を用いての賞賛（「よくやった」と言う，抱きしめる，微笑む），褒美（DVD，お菓子，臨時のお小遣い），身体活動（水泳，ボーリング，自転車），外出（映画，公園に行く，サッカー観戦），特別な時間（親との特別な時間，夜遅くまで起きていることの許可），特別の扱い（長風呂，おみやげ，テレビを見ながらの夕食）などです。褒美にお金をかける必要はありません。実際のところ，ゲームをしたり，本を読んだり，特別なケーキを焼いたりなどの活動を

一緒に行って，子どもと過ごすのが最もよい方法だと言えます。褒美を手渡す場合には，それが適当であるかどうかの判断が必要です。一般的に褒美はさりげないものに，そして子どもが立ち向かった困難に見合うものにすべきです。

> **事例 7-4**
>
> ヨウタは，希望する大学の応募書類を取りに行くことが不安でした。それは大学へ進学するための大きな第一歩であり，彼にはそれが不安でならなかったのです。彼はすでに何度も書類を取りに行くのを引き延ばしていました。何かきっかけが必要でした。そこで，大学の近くのレコードショップで新しい CD を買うことを自分への褒美と考えることにしました。大学に行って入学案内を取った後に，CD を買いに行くことに決めたのです。

介入の初期の段階では褒美を与えることがきわめて有効であり，それによって恐れに立ち向かうことへの子どもの動機づけを高められます。ただし，それとともに，子どもは自分自身を正しく評価し，褒め，自己の能力に注意を向けられるように学ばなければなりません。それには，日記をつけて肯定的な自分の行動を記録するように子どもを促すとよいでしょう。この日記には，次のような肯定的な事柄を毎日一例か二例を書き記すようにします。

- 「君と話すのはとても楽しい」など，他者が自分に対して言った褒め言葉。
- 「今日の試合でぼくは活躍した」など，うまく行えたと感じている活動や課題。
- 「今日学校で思い切ってタカシ君と話をして本当によかった」など，困難に立ち向かったこと。
- 「このジーンズは自分によく似合う」など，自分自身についての賛辞。
- 「ハルカちゃんはぼくが算数の問題をうまく解いたと言ってくれた」など，他者からの肯定的なフィードバック。

日記によって，子どもは自己の能力に注意を向けられるようになり，それは自分の成功を認識する一つの手段になります。日記はまた，認知の歪みや疑いを是正するための客観的な手段として役立ちうる半永久的な記録でもあります。ただし，自分の能力を認めることに慣れていない子どもや若者は，このような日記に最初は戸惑いを感じるかもしれません。したがって，初期の段階では，このプロセスを促進するために親や仲のよい友達の参加を促してもよいでしょう。また，子どもはしばしば，自分の達成した事柄の意義や重要性を認識していない場合があります。これは選択的抽象化，非現実的な期待などの認知の歪みによって，自

分のちょっとした成功が否定されたり見逃されたりした結果なのです。

> **事例 7-5**
>
> リオはようやく家から外に出られるようになり，5週間ぶりに庭の門のところまで歩いて行きました。それについて次の面接で話し合ったとき，リオは「少し前までは行きたいところに出掛けていたの。町へも行けたし，バスに乗って友達の家にも行けたわ。だから門のところまで行っても，それはたいしたことじゃないわ」と言って，自分ができたことに否定的な態度を示しました。

このようなときには，行動変化は簡単ではなく，ストレスがかかるものであり，問題を克服して正常な日常生活に戻るにはそれなりの時間がかかるものであるということを理解することが重要となります。自分の達成した事柄の価値について子どもに気づかせるのに役立つ一つの方法として，過去と現在の区別が挙げられます。たとえリオが過去にはさまざまな事柄ができていたとしても，最近の5週間はそれらができなかったのです。したがって，彼女が5週間ぶりに門まで行けたことは，大きな前進を意味しています。

> 思い切った行動や変化への努力を褒め，それに報いるべきである。

c. 不安行動を無視する

親は，不安行動になるべく注意を向けず，逆に，思い切った勇気ある行動により大きな注意を向けるように，配慮する必要があります。言い換えるなら，親は，子どもが示す不安な話し方，不安症状，回避行動，不平を無視する方法を学ばなければならないのです。

子どもの不安行動に応じてしまうという「罠(わな)」に陥る親は大勢います。最初のうちはそういった態度を変えるのはなかなか大変でしょう。そこで，まず「子どもに無条件に対応することが有益なのだ」という親の思い込みに疑問を呈するためのはっきりとした根拠を示す必要があります。あるいは不安行動に応じることがそれを強化し助長する結果につながる，親に理解してもらう必要があります。子どもの不安やその徴候が再保証の提供によって軽減するのかについて親の本音を探ってみると，大抵は否定の返事が返ってきます。この返事は，子どもの不安な話し方や不安行動に進んで応じると，実際にはかえって子どもの不安を悪化させる結果につながるという点について話し合うきっかけになるはずです。

「またお腹のあたりが変に感じる」などの軽い不安の徴候に親が注意を向ける

と，子どもの意識がますますその徴候に集中し，症状をより強く感じたり，よりひどく感じたりするようになります。これはしばしば「身体がほてったり震えたりするのを，また感じるの？」「ひどくなったら，さすってあげるからこっちへおいで」などの無害な言葉によって引き起こされる場合があります。また，子どもの行動に注意を向け過ぎると，子どもの感じていること，考えていることが重要であると示唆する結果になります。「重要でなければ，なぜ忙しい親がぼくの言うことに取り合ってくれるのだろう？」というわけです。こうして子どもの心配が大きくなるのです。

　意図的な無視は，上記のような可能性を減らす方法の一つです。意図的な無視によって親は，子どもに向ける注意を最小限に抑えながら子どもの不安行動に対応するようにします。つまり初回は子どもの不平に耳を傾け共感をもって応じるようにしますが，他の対処方略を用いるように促し，以後も不平が続くようであれば，それに注意を向けないようにするのです。症状についての不平には，最初は「すぐに良くなるよ」などの肯定的な再保証によって応じますが，子どもが不平や心配を言い続けるようであれば，親はそれに応じずに子どもの注意を中立的で外部的な刺激に向けさせます。たとえば「料理を手伝ってくれない？」，あるいは「本を取ってきてくれない？」などと声を掛けるのです。ここは，穏やかながらもきっぱりとした調子で言うようにします。このように課題を与えることで，子どもが心配や不安感情から外部の対象へと注意を向け変えられるようにするのです。

　この方略がうまくいく場合もありますが，それでも子どもが態度を変えずに心配し続ける場合もあります。親はその可能性を考慮し，新たに身につけた不安に対処するスキルを試してみるように子どもを促す必要があります。ここでも親はあわてずに落ち着いて対応し，身につけた対処スキルが有効であり，それを実践すればやがて不安が和らぐという楽観的な見方が子どもに伝わるようにします。最後につけ加えておくと，親は，事が上手く運ばない場合にも気持ちを備えておく必要があります。「ぼくのことなんかどうでもいいんだ」「ぼくのことを愛していないんだ」というような言葉は，子どもの本心ではなく，怒りの抗議であると理解しておく必要があります。

> 意図的な無視と，子どもの注意を外部に向けさせることによって，子どもの不安行動にできるだけ応じないようにする。

4. どのように親をプログラムに参加させるべきか

　本章で解説してきたプロセスによって，セラピー・セッションへの親の参加の程度と性質を明確化できるはずです。前述の通り，親は役割を小さく限定されて

いる場合もあれば，かなり大きな役割を担う場合もあります。また，子どもを支援するために参加する場合もあれば，自らが介入の対象になる場合もあります。親をどのような役割で参加させるかについて決定を下すにあたっては，セラピストは介入が成功する可能性を最大限に見込めるように，親の参加のタイプと程度を考えなければなりません。一般的な指針として，さまざまな要因によって次のようないくつかの親の参加形態が考えられます。

a. ファシリテーターとして

最も限定的な参加形態であり，一般には介入の開始時，中間点，終了時に親の参加が求められます。第一の目的は心理教育であり，親は不安についての認知行動療法のモデルと，子どもが学ぶスキルについて理解します。この参加形態は，主に次のような場合に採用されます。

- ひとりでセラピーに参加することを望んでいる思春期の若者と協働する場合。
- 親の心理的な要求が強く，セラピー・セッションが親によって支配され，子どもの必要性が脇に押しやられるおそれがある場合。
- 親にセラピー・セッションへの参加の意思がない，あるいは参加できないなど，親の参加が限定される場合。

b. コ・セラピストとして

一般には，セッションの大部分に親子が一緒に参加します。セッションの焦点は子どもの問題に置かれますが，親は自らもセラピーに参加することで，そこで話し合われる問題や，そこで学ばれるスキルについて十分に理解できるようになります。親は介入についてよく理解し，習得した新しいスキルを実践するように，また家で行う課題を実行するように子どもを促し支援するように求められます。この参加形態は，次のような場合に採用されます。

- 親が子どもを支援することに関心を持ち，またそれが実際に可能であり，認知行動療法への参加に積極的である場合。
- 子どもの問題の解決に向けて逆効果をもたらすような大きな心理的問題を親自身が抱えていない場合。
- 介入の必要な重度の不安障害を親自身が抱えていない場合。
- 子どもが親の同席を望み，親がいても安心して自由に話ができる場合。

c. コ・クライアントとして

　子どもの不安に直接的な影響を及ぼすおそれのある問題を親や家族が抱えている場合には，この役割での参加が求められます。セラピーでは，子どもを直接の対象にして行われるセッション（親が参加する場合もあれば参加しない場合もある）に加えて，親や家族の問題に取り組むための，親や家族のためのセッションが行われます。コ・クライアントとしての参加形態は，以下のような場合に採用されます。

- 親が軽度／中度の不安障害を抱えており，セラピストがそれに対処できると感じている場合。
- 子どもの不安の発現に関与した，あるいはその維持に関与している親や家族のマネージメントの問題が存在する場合。
- 家計の問題，仕事の問題，人間関係の問題など，自分たちの抱えている重要な問題をどのように解決できるかについて相談するために，子どもの同席しないセッションに参加したいと親が考えている場合。

> 介入における親の役割と参加の程度を明確にし，それについて合意に達しておかなければならない。

第8章 不安障害

情動の認識とマネージメント

　不安障害を対象にした認知行動療法のプログラムの多くでは，初期の介入の焦点が情動の領域に置かれています。これは他の障害の場合とは異なります。たとえば，うつの場合には，初期の介入の焦点は行動の領域に置かれ，行動の活性化が初期の課題になります。PTSD の場合には，介入は認知の領域から開始され，セラピストはトラウマをもたらした経験に子どもが付与している意味を発見しようと努めます。そして，不安障害の場合には，以下のスキルを身につけられるように子どもや若者を導くのが，最初の主な課題になります。

(1) 不安反応と「逃走か闘争か」(Flight or Fight) の反応を理解する。
(2) 不安に結びついている身体の徴候を特定する。
(3) 不安感情が状況と思考に結びついていることを認識する。
(4) 不安感情に対処する一連の方法を学ぶ。

　多くの子どもは，不安反応や不安による生理的な症状に気づいておらず，また場合によっては，それが本人や親によって病気や大きな健康障害の徴候であると誤って認識されます。これらの症状についてよく理解し認識しておくことで，誤った思い込みに混乱することなく，子どもは能動的に不安反応に立ち向かい，対処できるようになるのです。情動の領域を対象に実施されるセラピーの第一の目標と方法を**図 8-1** にまとめておきました。

不安情動	方　法	情動の認知とマネージメント
●不安の徴候に注意を向ける ●不安の徴候を病気や身体の不調として誤って認識する ●自分自身の不安の徴候に気づかない ●情動の管理が限定されている	・心理教育：逃走か闘争かの反応 ・不安の徴候を特定する情動の気づきの強化 ・気晴らしと頭の体操 ・呼吸のコントロール ・リラックスする ・落ち着きをもたらすイメージ	●不安反応について理解する ●自分自身の不安の徴候に気づく ●一連の不安マネージメントスキルを身につける

図 8-1　認知行動療法の情動の領域への介入

1. 心理教育：逃走か闘争かの反応

　不安の徴候にとりわけ敏感で気づきやすい子どもは，生理的なストレス反応を病気の予兆だと勘違いすることがあります。このような子どもには，不安の本質について，またしばしば「逃走か闘争か」（Flight or Fight）反応と呼ばれるストレス反応について教えるとよいでしょう。この理解によって，子どもは不安の症状をノーマライズし，それを病気と解釈する思い込みに疑問を呈せるようになるのです。

　経験する可能性のあるさまざまな生理的な症状について子どもに情報を提供しながらも，説明は簡潔に行うべきです。たとえば，狩りに出かけて大きな恐竜に出くわした石器時代の原始人のたとえ話などを用いるとよいでしょう。この不運な原始人には二つの選択肢があります。つまり，走って逃げる（逃走）か，とどまって防御する（闘争）か，です。どちらにせよ，この原始人は何らかの形態の行動を起こす準備を整えなければなりません。

　危険な状況が生じたときには，体内に化学物質が生み出されます（アドレナリンとコルチゾル）。それによって闘争，あるいは逃走の準備が整えられるように身体に変化がもたらされるのです。これらの化学物質によって心臓の鼓動が速められ，血液が体中を駆け巡り，筋肉に注ぎ込まれます。また，燃料を必要とする筋肉に酸素を供給するために，呼吸が速くなります。脅威に焦点が絞られるにつれ，警戒の高まりと注意の集中を感じるようになります。

　筋肉への血液の供給が増加するにつれて，血液は使用されない身体部位と，身体の外側に張り巡らされた血管を迂回するようになります。この現象が生じると，その人は胃がかきまわされるようないやな感覚を覚え，顔が青くなります。身体が筋肉への燃料の運搬の機能に集中するようになると，その他の身体の機能が中断されます。そのような状況では栄養の摂取は不要であり，そのために口の中が乾き，食物がのどを通らないと感じるときがあるのです。

　かくして身体は全力で働き始め，熱くなり始めます。その熱をさますために発汗し，血管が体表面へと押し出され始めます。その結果，体がほてって，顔面が紅潮するのです。ときに酸素を取り込みすぎて，気を失う，めまいがする，身体がふらふらする，足がよろよろするように感じることがあります。行動を起こす準備を整え（緊張し）続けてきた筋肉は痛み始め，頭痛やこわばりに気づくようになります。

　これらの身体の変化はすべて，私たちが危険な状況に対処するのを助けるために引き起こされます。現代ではもはや恐竜に出くわすことはありませんが，私たちはこのようなストレス反応を経験し続けているのです。恐竜は私たちの心の中の心配と恐れに姿を変えたのです。これについては，第12章の『**逃走か闘争かの反応**』ワークシート（196ページ）にまとめておきました。

> 「逃走か闘争か」反応の理解は，緊張を要する状況や，脅威を感じる状況において生じる生理的な変化について理解するのに役立つ。

2. 情動への気づき

　子どもはさまざまな情動を適切に区別できず，それらに結びついた身体の徴候をうまく特定できない場合がしばしばあります。したがって，不安の身体徴候について理解し，それを認識できるように子どもを導くことが，認知行動療法プログラムにおける，初期の重要な目標になります。

a. 「緊張した」状況

　情動への気づきを向上させる一般的なアプローチとして，大きな恐れや脅威を感じた，最近の「緊張した」状況について確認することが挙げられます。セラピストは，焦点を絞った詳細な話し合いを行って，子どもが「緊張した」状況を再体験できるように導きます。そして，その状況を経験する前に，また経験している間に，そして経験した後で，気づいた生理的な不安の徴候を確認するように促します。たとえば，登校に不安を感じている子どもの場合には，朝目を覚ましたときのことを，また家の玄関を出て学校に行き教室に入ったときのことを，そして授業が終わって学校から帰るときのことを思い出しながら，何らかの身体徴候が認められるかどうかを心の中で精査確認し，思い当たるところがあればそれについて話すように促すのです。話し合いを通じて，不安の徴候に注意を向けられるように，また恐れの状況を再体験するにつれ身体徴候の変化（すなわち不安の増大）に焦点を絞れるように子どもを導いていきます。こうして最近の出来事をたどり直すことで，その出来事の「体験前」と「体験後」の身体徴候を比較する機会が得られ，不安は不快であってもやがて和らぐという事実が浮き彫りにされるのです。

b. 身体徴候の確認

　セラピー・セッションの途中で子どもが不安になる場合があります。これは，不安の身体徴候をチェックし確認する実践的な機会を与えてくれます。この状況が起きた場合には，セラピストは子どもが緊張して不安な様子をしている旨を伝えて，子どもの反応が認識され確認されているという情報を子どもにフィードバックします。そして不安に注意を向けるように促し，不安の感情は不快ではあっても，やがておさまると保証します。それからセラピストは，身体反応を詳

しく探ることを通して不安の徴候を確認し，確認されたさまざまな徴候についてその強さを評価するように子どもを促します。

> **事例8-1**
>
> 　ケンタ（16歳）は，病原菌についてさまざまな心配をしています。特に体液によるエイズの感染と発症の可能性を心配していました。病院の診療室での最初の面接では，ケンタはとても不安そうな顔をし，居心地が悪そうでした。彼は，床の上の何かに気をとられているようでした。何を気にしているのかと尋ねると，ケンタはカーペットのしみが気になると言いました。更に質問すると，そのしみが体液によるものではないかと心配していることが分かりました。そこで身体を精査して不安の徴候を確認し評価するように，ていねいにケンタを導いていきました。この試みは成功し，いくつかの重要な身体の徴候（動悸，呼吸困難，身体のほてり）が確認できました。しみについては，それが午前中に誰かがコーヒーをこぼしてできたものであることをケンタに説明して安心させました。セッションを通して，定期的に不安の大きさを評価するようにケンタを促しましたが，これは時間が経つにつれて不安が和らぐことを認識させるためでした。この経験はまた，思考（体液によってできたしみ）と不安感情（恐れ）の関係を強調するのにも役立ちました。

c. 不安の身体徴候を確認するためのワークシート

　多くの子どもは，いくつかの不安の身体徴候を見つけられるはずですが，身体徴候の「メニュー」を活用すると，重要ながら見過ごされている可能性のある身体徴候をより系統的にチェックできます。**図8-2**のワークシートはモモカ（9歳）によって記入されたものですが，この図はよくある不安の身体徴候について話し合うための構造化された手段を提供してくれます。

　不安の身体徴候に焦点を絞ると，自身の不安反応に対する子どもの認識を促進するのに役立ちます。そうして子どもは不安の進行を跡づけ，さまざまなレベルの不安の特に重要な身体徴候を特定できます。ここでの大きな目標は，できるだけ早い機会に効果的な不安マネージメントの方略を導入できるように子どもの気づきを強化することです。早期介入によって不安がひどくなるのを防げます。不安の身体徴候を確認するためのワークシートの例として，第12章に『**私の身体の不安の兆候**』ワークシート（197ページ）を掲載しておきました。

> 「緊張した」状況についての話し合いと不安の身体徴候を確認するためのワークシートの活用によって，情動への認識を高められる。

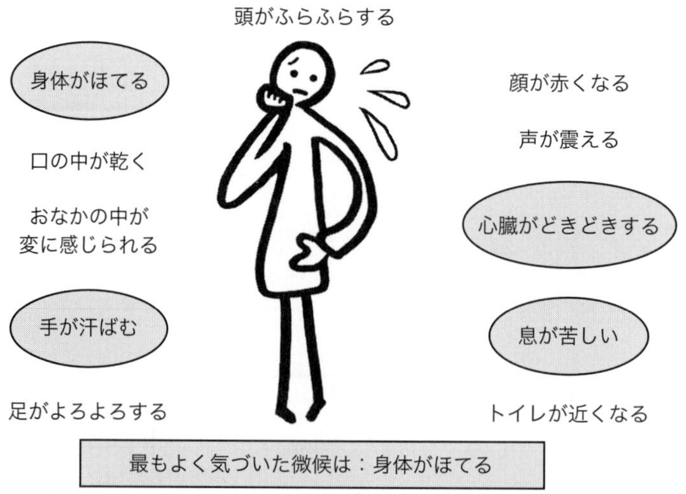

図8-2 「私の身体の不安の徴候」ワークシート

身体がほてる / 頭がふらふらする / 顔が赤くなる / 声が震える / 口の中が乾く / おなかの中が変に感じられる / 心臓がどきどきする / 手が汗ばむ / 息が苦しい / 足がよろよろする / トイレが近くなる

最もよく気づいた徴候：身体がほてる

3. 情動の評価

　情動のモニタリングにおいて重要なのは，不安の強さが状況によって，また時間の経過につれて変化すると認識できるように子どもを導くことです。これは情動評価尺度，不安の温度計，あるいは SUDS（苦痛の客観的な単位）の活用を通して実現できます。これらの尺度は感情を定量化する手段として利用できます。それらを用いて「落ち着いている／全く不安がない」から「すごく恐い／強い不安」までの尺度で，感情の強さを評価するように子どもを促します。尺度には単純に数値（1〜10，あるいは1〜100）を用いることもできますが，年少の子どもに対しては**図8-3**のような，より視覚に訴える手段を活用するとよいかもしれません。

　認知行動療法では，不安や，思い込みの強さなどの主観的な状態を定量化する手段として，またセラピーの進展を評価する手段として評価尺度がよく用いられます。

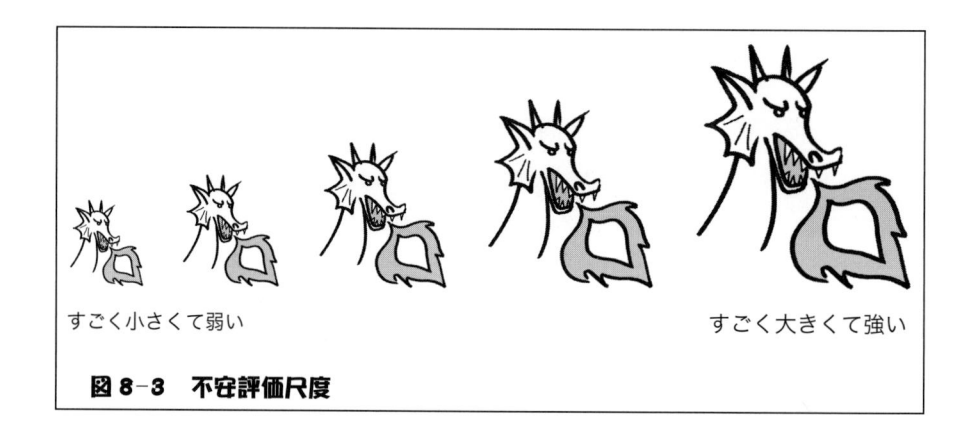

すごく小さくて弱い　　　　　　　　　　　すごく大きくて強い

図8-3　不安評価尺度

4. 情動のモニタリング

　さまざまな情動の状態に結びついた身体徴候の認識に加えて，情動の気づきの第二の目標は情動に関連する要因についての子どもの理解を深めることです。情動のモニタリングは以下の理解を促進します。

- 一日を通じての感情の変化について
- さまざまな感情を引き起こす出来事や状況について
- 思考と感情の結びつきについて
- 感情の強さが時間の経過につれて変化することについて

これらの気づきが高まるにつれて子どもは，

- 自分の経験している一連の感情を，よりよく認識できるようになります。
- 強い情動反応を引き起こす状況に適切に対処するための準備と計画を整えることができます。
- 思考方法を変えることで，自分の感情を変えられると理解できるようになります。
- 強い不安の感情は不快であっても，時間の経過につれて弱まると認識できるようになります。

　情動のモニタリングにはさまざまな形態があり，子どもの必要性に合わせてその具体的な焦点と形式を決定します。したがって，情動のモニタリングを行うまえに，子どもがモニタリングの重要性を理解し，そのプロセスを実践できると感じているかどうかを確認するために話し合いを実施します。この話し合いでは，モニタリングの利点を強調しておく必要があります。たとえば，自分の感情についてよりよい理解が得られる，困難な，すなわち「緊張した」状況について特定できる，不安を悪化させるおそれのある思考について調査する機会が得られる，などです。また，それと同時に，モニタリングにともなう困難についてもざっくばらんに話し合っておくべきです。たとえば多くの子どもは，紙と鉛筆を使って日記を書くことをいやがります。日記をつけるのをすぐに忘れてしまう子どももいます。自分の日記を誰かに見られるのではないかと心配する子どももいます。あるいはそんな暇のない子どももいます。

　考えられる障害については，ざっくばらんに話し合ってあらかじめ解決方法を検討しておくべきです。紙と鉛筆を使って日記を書くことをいやがる子どもについては，パソコンで入力する，電子メールを使う，カセットテープで録音するなど，別の媒体を利用すれば興味を持つかもしれません。日記をつけるのを忘れて

しまう子どもについては，他者による促し，あるいははり紙などによって子どもが思い出せるように対策を講じておくとよいでしょう。また，プライバシーの維持について話し合っておく必要があります。たとえば，気分日記は学校でつけずに，下校してから家でつけるようにする，などです。自己モニタリングに時間がかかりすぎると思われる場合には，次回の面接までに一日か二日分の記録を残すように言って日記をつける回数を減らすことで対応できます。つまり，起こりうる障害を特定し，それに対してあらかじめ対応策を考えておくことで，子どもが無理なく，また興味を持てる仕方でうまく課題を実行できるような環境を整えておく必要があるのです。

> 自己モニタリングを実施する意義を説明し，起こりうる障害についてあらかじめ検討しておく必要がある。

a. 「緊張した」感情の日記

状況と思考と感情の関係を子どもが認識できるようにする一般的な方法の一つは，「緊張した」感情の日記を活用することです。子どもはこの日記に，強い不安反応が生じた「緊張した」状況を取り上げて，それが起きたときにどのように感じ，心の中にどのような考えが思い浮かんできたかについて簡潔に記述するのです。これには**表8-1**のような標準化された日記帳を用いても構いませんし，あるいは自分独自の日記帳を作成しても構いません。

日記を記入するように子どもを促した後で不可欠になるのは，次の面接で日記の内容について検討することです。日記を検討する際には，書かれている事柄についてよく検討するように言い，また日記の鍵になる側面に目を向け，特定のパターンや主題を発見できるように子どもと親を導きます。たとえば次のように言います。

- 「それが起きる特定の日や特定の時間がありますか？」（午前中，学校に通う日など）

表8-1　私の「緊張した」感情の日記

日時	状況	感じたこと	考えていたこと
月曜日の午前	学校の集会	頭がふらふらした	息ができない，逃げ出したい
土曜日の午後	友達と町に行く	身体が震えた，頭がふらふらした，身体がほてった	人が大勢いる，帰らなければ，うまく対応できない
火曜日の午後	ダンス教室	汗をかいた，頭がふらふらした	失敗してばかり，身体の調子が悪いから早く家に帰りたい

- 「それは特定の場所や特定の状況で起こりがちですか？」(家の外で，込み合った場所でなど)
- 「何か大きな気分の変化や身体の変化に気づきましたか？」(子どもの感情と身体徴候)
- 「そう感じたときに考えていたことについて何か気づきましたか？」(脅威に向けられた認知の歪み，身体徴候への注意の集中，逃げる必要性など)

このような質問の形態は，セラピーにおける協働作業の協働的なプロセスを示すものです。そのような設定の中で，セラピストは自分の専門知識を動員して，認知と情動と行動について考えるための枠組みを子どもに提供するのです。つまりこれらの質問は，重要な，あるいは新たな情報や関係を発見し，それらに焦点を絞れるように導く発見学習の促進を目的としているのです。

b. パソコンの記録

モニタリング用の日記が子どもの興味に沿ったものであれば，自己モニタリングへの動機づけが向上するはずです。一般的な紙のモニタリングシートに興味を持つ子どももいますが，自分独自のモニタリングシートを作成することに大きな関心を持つ子どももいます。

次ページの図 8-4 のワークシートは，10歳の少年がパソコンを使って記入した感情の記録の一例です。この記録の目的は，一週間を通じての感情の変化をよりよく理解することです。この少年は，各曜日の午前，午後，夕方について，そのときに最も強く感じた感情を表す顔の画像を該当する日時の欄にコピーし，更にその強さを評価してその値をつけ加えるようにしたのです。この少年の場合には，子どもと親が協力して日記を作成しましたが，親の協力の程度については事前に話し合って合意しておかなければなりません。

普段からパソコンを使い慣れている少年には，この形式はとても魅力的に感じられたのです。そして日記によって次のような事柄が浮き彫りになりました。

- 不安の否定的情動に支配されている時間帯が多かったが，特に夕方など楽しく感じている時間帯も何度かあった。
- 平日の午前中には必ず不安感情が生じたが，週末には生じなかった。
- 特に水曜日に不安感情が強くなった。

c. ワークシート

年長の子どもの場合には，さまざまな状況下でどのように感じるかについて，

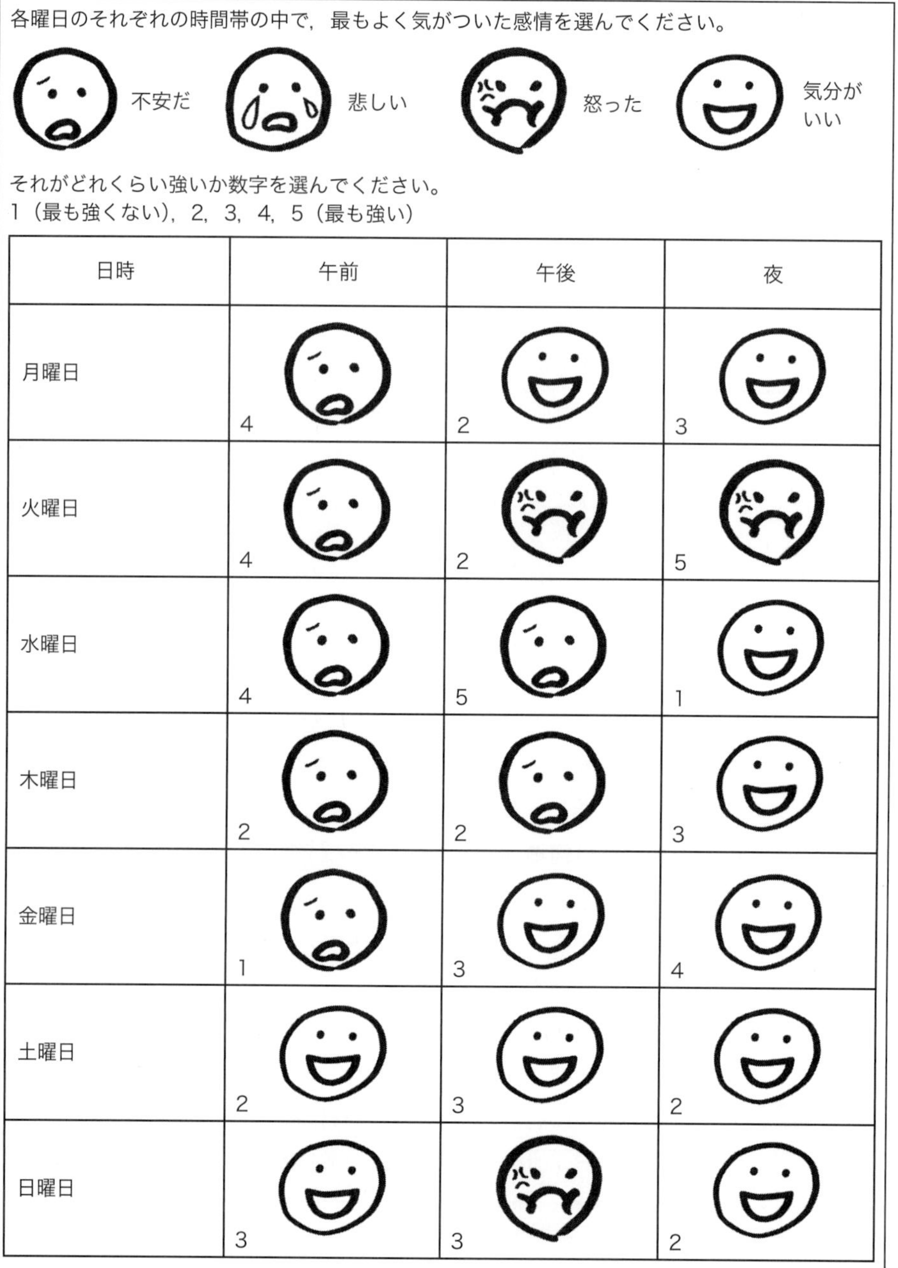

各曜日のそれぞれの時間帯の中で，最もよく気がついた感情を選んでください。

😟 不安だ　　😢 悲しい　　😠 怒った　　😄 気分がいい

それがどれくらい強いか数字を選んでください。
1（最も強くない），2, 3, 4, 5（最も強い）

日時	午前	午後	夜
月曜日	不安 4	気分がいい 2	気分がいい 3
火曜日	不安 4	怒った 2	怒った 5
水曜日	不安 4	不安 5	気分がいい 1
木曜日	不安 2	不安 2	気分がいい 3
金曜日	不安 1	気分がいい 3	気分がいい 4
土曜日	気分がいい 2	気分がいい 3	気分がいい 2
日曜日	気分がいい 3	怒った 3	気分がいい 2

図 8-4　私の感情の記録

またどのような状況で最も不安が引き起こされやすいかについて特定するために，子どもと焦点を絞った話し合いを行えるはずです。この段階での主な目的は，必ずしも不安の階層表を作成することではなく，不安と特定の状況の関係に子どもが気づけるようにすることです。また，どのような状況で不安が和らぎ落ち着きを感じるかに話し合いの焦点を絞ると有益です。というのも，それによってどうすればその子どもが不安の症状に対処できるかについて有益な情報が得られる

からです。

年少の子どもの場合には，第12章に掲載した『**私が不安を感じること**』(198ページ) ワークシートのようなワークシートを活用するとよいでしょう。このワークシートを利用する場合，子どもはシートに記載されている項目の中から不安を感じる出来事や状況を選択して，不安を表す中央の顔に向けて線を引くだけですみます。そこにない心配を子どもが後から追加できるように，いくつか空欄を残しておくとよいでしょう。

> 子どもにとって魅力的で達成しやすい自己モニタリングの方法を検討すべきである。

5. 不安マネージメント

不安の徴候を特定できるようになったら，子どもは次に感情に適切に対処する方法を学びます。ここでの目標は状況に合った方略を引き出せる，方略の道具箱を充実させることであり，一連のスキルを身につけ活用することの必要性が強調されます。また一つの方略がどんな場合でも有効であるわけではないことを学びます。したがって子どもは，実験を行いながら自分にとって有効な方略を見出していくように求められます。またいつも用いている方法が通用しない状況に置かれた場合には，積極的に別の方略を試すように奨励されます。

a. 当面の不安の軽減

子どもには，突然に不安になり，すみやかに落ち着きとコントロールを取り戻さなければならなくなるときがあります。そのような場合には当面の不安を和らげる必要がありますが，それには呼吸のコントロールと注意の向け変えが役立ちます。

呼吸のコントロール

これは，呼吸のコントロールに注意を集中して，身体のコントロールを回復させるというきわめて簡単な方法です。この方法はどこででも実践可能であり，実際のところ子どもがこの対処法を実践していても，誰もそれに気づかないことがしばしばあります。呼吸のコントロールは次のように実践します。不安になったときにはただちに，ゆっくりと深く息を吸って留めます。それから5までかぞえてから，ゆっくりと息を吐き出します。また，そうしている間に「リラックスしよう」「落ち着こう」「冷静になろう」などと心の中でつぶやきます。これを3,4回，あるいは落ち着きとコントロールを取り戻したと感じられるようになるま

で繰り返します。

　年少の子どもには，シャボン玉を作らせながら呼吸のコントロールについて教えると楽しくかつ有益です。呼吸をコントロールせずに吸ったり吐いたりが強くなりすぎたり速くなりすぎたりすると，シャボン玉はうまくできません。大きなシャボン玉を作れるように静かにしっかりと息をするように促して，呼吸のコントロールの仕方を教えます。また，誕生ケーキのろうそくを吹き消すところを想像してもよいでしょう。誕生ケーキのろうそくを1本ずつ順番に吹き消すところを想像するように言うのです。うまく1本ずつ吹き消すには，息を吸って止め，1本のろうそくにねらいを定め，コントロールしながら息を吐き出し，この動作を繰り返しながら全部のろうそくを吹き消さなければなりません。

　第12章の『呼吸のコントロールの日記』(201ページ)は，この技法を身につけ実践する際に活用できる簡単なワークシートです。

注意の向け変え

　不安になると内面に意識を集中させ，執拗に生理的な不安の徴候を探そうとする子どもがいます。内面に焦点を絞ろうとすればするほどますます生理的な不安の徴候がひどくなり，「病気ではないか」「それに対処できないのではないか」「心のコントロールを失うのでないか」などという，不安を悪化させる認知が高まっていくのです。このようなときには，内的な身体徴候から外的な刺激へと注意を向け変えると効果的な場合があります。

　注意の向け変えによって外部の出来事に焦点を絞るように子どもを導くための一つの簡単な方法として，まわりで起きている事柄について詳しく話すように促すことが挙げられます。話の内容はできるだけ詳しくなければならず，はっきりしたイメージが描けるように，あたかも目の見えない人と話しているかのようにまわりの様子を描写するように言います。このときセラピストは，大きさ，形状，色，手ざわり，騒音，音，においなど，さまざまな様相に注意を向けられるように子どもを導きます。できるだけすみやかに行うように求めることで，この課題をより注意を要するものにできます。つまりそうして子どもを多忙な状態に置き，外部の刺激に注意を向けさせ，不安を悪化させるおそれのある，内面の徴候に向けられた注意を弱めるのです。

頭の体操

　頭の体操，すなわちパズルを解くことは，注意を向け変えて無害な課題に焦点を絞るための一つの手段になります。頭の体操は難度が適切であれば何でも構いません。たとえば次のような課題が挙げられます。

- 自分の名前を逆につづる。

- 51から逆向きに3の倍数を列挙していく。
- 名前が「い」で始まる知人を列挙する。
- 好きなテレビ番組の登場人物の名前を列挙する。
- 文字「さ」を含むナンバープレートをつけた車をさがす。

　課題はそれなりにむずかしくなければなりませんが，子どもが不可能に感じられるほど困難であってはなりません。また高じた不安が緩和される程度に十分に長い時間，子どもの注意を引きつけられるものでなければなりません。

> 不安症状の当面の軽減は，呼吸のコントロールや注意を向け変える課題によって達成できる。

b. より長期的な不安の軽減

　当面の不安の軽減を達成する方略に加えて，一日を通して高まっていく不安を追い払う方法を学ぶと有益です。このスキルを身につけうまく活用できるようにするには，日常生活の中で簡単に実行できる，緊張を解きほぐす方法をみつける必要があります。

身体活動

　緊張と弛緩を達成する自然な方法として，身体活動が挙げられます。スポーツなどの活発な活動によって筋肉を緊張させ，それをリラックスさせることができます。子どもによっては，最もストレスを感じるときにそれが得られるように，普段行っている活動を調整しさえすればよい場合もあります。それほど活発でない子どもについては，きびきびとした歩行，ダンスの動きの実践，部屋のレイアウトの変更など，自分に合った活発な活動をさがすように促すとよいでしょう。緊張をほぐすための活動をいくつか特定できたら，最も緊張したときにそれを実践してみるように促します。

事例 8-2

　タイチ（14歳）は走ることが好きで，毎朝学校へ行くまえにダッシュをするのを日課にしていました。彼は走ると緊張がほぐれて気分が晴れると感じていたのです。走っていたのは朝だけでしたが，それについて話し合った結果，朝以外でも緊張を感じたときに走ることで気分が落ちつくかどうかを試してみることにしました。

第 12 章の『私の身体活動』（200 ページ）ワークシートに，子どもが興味を持てるような身体活動をいくつか挙げておきました。自分独自の活動を追加できるように空欄も設けてあります。

リラックスする

同様な方法として，日々の活動の再調整が挙げられ，緊張を感じたときにリラックスできるとすでに感じている活動を折りにふれて実行するように促します。このようなリラックスするための活動の例として次のようなものが挙げられます。

- 本や雑誌を読む。
- テレビや DVD を見る。
- 音楽を聴く。
- テレビゲームで遊ぶ。
- 友達としゃべる。
- ケーキを焼く。

つまり次のようにするのです。

- じっと座って明日のことについて心配するのではなく，雑誌を読むようにする。
- 不安を感じながら寝室に座っているのではなく，テレビを見るようにする。
- 緊張してベッドに横たわっているのではなく，音楽を聴くようにする。
- ストレスを感じるままにしておくのではなく，ゲームやパソコンで遊ぶようにする。

漸進的筋弛緩法

漸進的筋弛緩法とは系統的に筋肉を緊張させたり弛緩させたりする方法をいいます。この方法では，主な筋群のそれぞれを緊張させてから弛緩させる一連の運動を行うように子どもを導きます。このプロセスによって身体の徴候に対する気づきが増し，ストレスが特に蓄積している身体の部位が特定され，それを解きほぐすことができるのです。

漸進的筋弛緩法は座ったり横になったりしながら行うとよく，自宅でも実行できるので，寝るまえなどに行うように決めておくとよいでしょう。騒音や気が散ることのない時間帯に行うべきであり，部屋は暖かく静かな状態に保ち，子どもが気を楽にして座ったり横たわったりできるように準備しておくべきです。この方法を実行するときには，主な筋群のそれぞれに注意を向けて特定し，特定された筋群を一連の運動を通じて緊張させ，そして弛緩させます。セラピストは子ど

もの注意を緊張と弛緩の違いに向けさせ，それによって不安の徴候にもっと気づけるように導きます。こうしてセッションが終わる頃までには，子どもはすべての主要な筋群を緊張させ弛緩させて得られたリラックスした気分を享受しているはずです。また自宅でもこのリラックスの方法を実践するように奨励し，実践すればするほど，うまくリラックスできるようになると補足しておきます。特にストレスを感じたときに実践すると有効であり，また寝るまえに定期的に行うようにすると楽な気分で眠れるようになります。

大人向けのものが多いようですが，さまざまなリラクセーション用のテープやCDが市販されています。それらは長さに関しても，運動の方法に関しても，注意を集中させる筋群の数に関しても，音楽の有無に関してもまちまちです。どれを採用するかは個人の好みの問題になりますが，筆者のセラピストとしての経験から言うと，子どもは一般に比較的短く，音楽のともなう素材を好むようです。

漸進的筋弛緩法を実行するとき，最初のうち子どもはきまりが悪そうにもじもじし，目を開けたままにしているかもしれません。心配は無用です。そのようなときには，気分を楽にして指示に耳を傾けている限り自分のしたいことをしてもよいと伝えて，子どもを安心させる必要があります。またセラピストも指示の通りにこの方法を実行するようにしますが，椅子に座ったままで実行し，子どもの方に直接目を向けたりはしないと説明しておくべきです。

年少の子どもの場合には，言葉遊びをうまく活用して漸進的筋弛緩法を楽しく行うことができます。たとえば筋群を緊張させる際には，次のような動作を行うように促します。

- 兵隊のように背筋を伸ばし，身体を硬直させて歩きまわる。
- 背を思い切り伸ばす。
- その場でかけ足をする。
- こわい顔をする。
- 大きな風船になって吹き飛ばされるふりをする。

筋肉を緊張させる運動を行ったあと，重く大きな動物になってゆっくりと歩いているところを，またライオンになって静かに眠っているところを想像してリラックスするように言います。

心を落ちつかせるイメージ

緊張をほぐす手段として，心を落ちつかせリラックスさせるイメージを用いるとよいでしょう。特に想像力の豊かな子どもには，イメージの活用は有効な手段になります。

それには，自分が（休日などに）訪れたことのあるリラックスできる特別な場所

や，想像上の場所（たとえば空中に浮かんでいるところや，イルカと一緒に泳いでいるところなど）を思い浮かべるように言います。子どもは，自分にとって特別な場所の情景を思い浮かべ，そのイメージを膨らませていくようにします。このとき色，形状，大きさ，音，におい，触覚など，多様な感覚を動員してイメージを思い描くようにします。子どもがリラックスできる情景を思い描き，それについて詳細に説明できるようになったら，あたかも自分がその場所にいるかのように想像するように促します。また視覚的なシーンを思い描き，それにたとえば次のような感覚を統合するように子どもを導いていきます。

- ハンバーガースタンドのにおい
- おだやかに流れていく小川のせせらぎ
- そよ風がおだやかに髪の毛に触れる感覚
- 顔に当たった雪片の冷たさ
- 空中に浮かぶ感覚

かくして自分の特別な場所を考えておき，緊張してリラックスが必要なときに，そのイメージを思い浮かべるように奨励します。このようなイメージを用いたリラクセーションの方法について，第12章の『**自分専用のリラックスできる場所**』(202頁) ワークシートにまとめておきました。

事例 8-3

サクラ（12歳）はぜんそくの持病があり，最近になってパニックを引き起こして何度か病院に連れていかれました。リラックスできる場所について尋ねられると，彼女はすぐに，数年前の休日に行った海岸の光景を思い出しました。話し合いを通じて，彼女はさまざまな感覚を動員してこのイメージを膨らませていくことができました。金色に輝く砂，水晶のように澄んだ青い海に向って白い岩が突き出しているところなど，海岸の光景を細部まで思い描くことができたのです。また波が岩に当たって砕け散るときの音や，上空を舞う鳥の鳴き声，さらには顔に付着し太陽の熱い日差しの中で乾いた海水の塩辛さや，海岸の端にあるハンバーガーの売店からただよってくる香りをそれに統合できたのです。

子どもが有用に感じた不安のマネージメントスキルを，第12章に掲載されている『**私の感情の道具箱**』(203ページ) ワークシートにまとめておくことができます。このワークシートには，不安になったときにいつでも活用できるさまざまな対処方法を書き込んでおくようにします。

> 不安に対処するためにさまざまな方法を活用するように子どもを促すべきである。

第9章 認知の強化

不安障害

子どもが不安感情について理解し，それに対処する方法を学び始めるようになってから，介入の焦点を認知の領域に移します。この段階では，思考の重要性を，また思考と不安感情と行動の間の関係を理解できるように子どもと保護者を導いていきます。特に第3章で取り上げた，不適切な認知の歪みへの対処がセッションの目的になります。また，より大きな目的は，不安を悪化させる認知を特定して検証し，有益でバランスの取れた代わりの認知を発達させることです。この段階のセラピーについて，主な目標，方法，効果を図 9-1 にまとめておきました。

認知と不安感情の関係についての認識が得られたなら，自分の思考の根拠を系統的に評価し，それに疑問を呈する新しい情報や，これまで見過ごされてきた情報に注意を向けるように子どもを導きます。そうして子どもは自分の認知を評価検証し，それまでは見過ごされたり，否定されたりしてきた能力や可能性が視界に入るような，よりバランスのとれた認知様式を身につけていきます。

つまり認知の領域を対象に実施されるセラピーは，次の事柄が行えるように子どもや若者を支援するのです。

(1) 気づきを発達させる。思考を特定し伝達する方法を学び，不安を引

不安を悪化させる認知	方　法	適切で有益な認知
●脅威の徴候に向けられたバイアス ●状況を脅威とみなす ●否定的で予期的な認知 ●過度の一般化，自己への関連づけ，誇大化，選択的抽象化などの認知バイアス	・認知的な気づきを発達させる ・有益な認知と有害な認知を特定する ・有害な認知を有益な認知に転換する ・認知バイアスを特定する「思考の罠」 ・思考に疑問を呈する——「どんな証拠があるのだろうか」 ・認知を検証するために行動実験を行う	●肯定性と自己の長所を認識するバランスのとれた認知 ●肯定的なセルフトークを用いる ●認知バイアスを特定し認識する ●認知を検証しそれに疑問を呈する

図 9-1　主な目標、方法、結果

き起こす状況への心構えを築く際に，またそれに実際に対処する際に自分の思考に気づけるようにする。
(2) 思考には，能力を与えて気分を楽にする有益なものもあれば，能力を損なって気分を悪化させる有害なものもあることを認識する。
(3) 有害な思考を，能力を付与する有益な思考へと転換する。
(4) 特に過度の一般化，自己への関連づけ，誇大化，選択的抽象化など，不安に結びついた一般的な認知のねじれや歪みを特定する。
(5) 自分の思考を検証し，それに疑問を呈し，よりバランスのとれた有益な思考方法を身につける。

1. 気づきを発達させる：思考の特定と伝達

　基本的に認知行動療法においては，子どもは自分の思考や「セルフトーク」を特定し，それを伝達する能力を持っていると前提されています。不安を悪化させる否定的な思考を特定する最も一般的な方法として，心配な状況や恐れの状況，およびそれらにともなう思考の核心を質問するという直接的なアプローチが挙げられ，この方法は特に年長の子どもに対して有効に適用できます。子どもが質問に答える間，セラピストは「そのときどう考えていたの？」「そのときどんな考えが頭の中に浮かんできたの？」「そのとき心の中はどんな状態だったの？」などと折にふれて質問します。このような直接的な質問を通じて，セラピストは子どもの認知を理解し，不安を悪化させる投影，先入観，認知の歪みを特定できます。

　セラピストの質問は，必ずしも子どもの認知に直接焦点を絞る必要はありません。子どもの発言には，さまざまな認知を表す多くのヒントが散りばめられているのが普通です。したがって，セラピストは，子どもの言うことに注意深く耳を傾け，子どもの認知に気づき，それを受けとめて，適切なときにその情報を子どもに投げ返す（フィードバック）する「思考のキャッチャー」にならなければなりません。

　最初のうちは自分の思考を特定する課題をたいへん困難に感じる子どもがいます。そのような子どもについては，自分の心の中には確かに「セルフトーク」が生じているという考えに慣れ，自動思考を特定できるように導いていかなければなりません。最初にセラピーを受けにきたときのことを思い出すように促すとよいかもしれません。一連の質問を通して，たとえばそのとき何が起きると考えていたのかについて，セラピールームがどんなところだと思っていたのかについて，そこでどんな事柄を話し合うと思っていたのかについて振り返ってみるように促すのです。これは自動思考とは何かを実例によって示し，無意識のうちに心の中

をたくさんの思考が駆け巡っているということを理解させる一つの方法になります。

とはいえ年少の子どもの場合には,「そのときどう考えていたの?」などの質問に,ぶっきらぼうに「何も考えていなかった」,あるいは「分からない」などと答えることがよくあります。そのような子どもについては,自分の思考を伝達する方法を発見できるように,より細かな心理教育が必要になります。

セルフトークを伝達するためにしばしば用いられている分かりやすく効果的な方法として,マンガなどで使われる「吹き出し」が挙げられます。ほとんどの子どもは吹き出しとは何かをよく知っているはずです。6,7歳の子どもでも,吹き出しはそのキャラクターが考えていることを表現する手段であり,またその内容はそのときその人物が行っている行動と矛盾する場合もあるという点を理解できます。セラピストは,そのような概念を把握するための補助手段として図9-2のようなワークシートを用意しておくとよいでしょう。子どもにイラストを見せて,イラストのキャラクターがどう考えているかについて,吹き出しの中に書き込んだり,描画したりするように促します。

この課題を発展させて,一つの状況について,複数の見方があることを子どもに教えることができます。たとえば,図9-3のイラストでは,ネコがどう考えているかを,3通り書き込むように促します。その後のセッションでは,この例のような多様な思考を引き出す課題を用いて,ある状況について考えるにはさまざまな仕方がありうるという点を強調し,子どもの不安を悪化させる思考に疑問を呈していくことになります。

吹き出しを用いて自分の思考を伝えられるようになったら,それを自分の問題に適用するように子どもを促します。次のように言います。

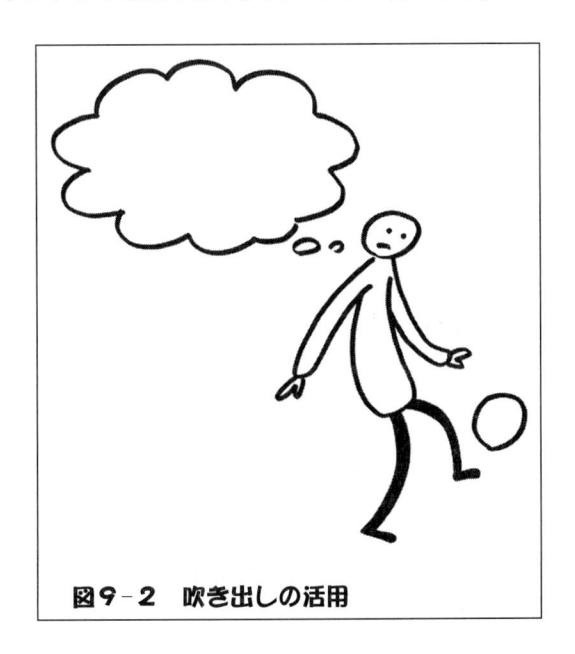

図9-2 吹き出しの活用

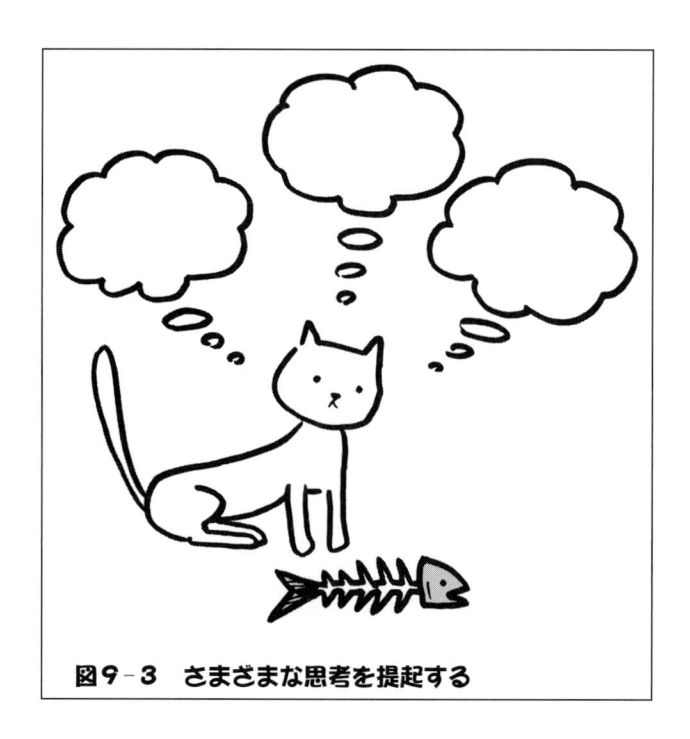

図9-3 さまざまな思考を提起する

- 「あの犬がこっちに向って走ってきたら，きみはどう考えるかを吹き出しに書き込んでくれない？」
- 「クラスの皆に自分の作品を見せなければならないとしたら，きみはどう思うかを吹き出しに書き込んでくれない？」
- 「町でバスから降りたときにどんな考えが浮かんできたかについて吹き出しを使って示してくれない？」

　ある特定の状況のもとで生じうる思考について検討するための『私の心配』ワークシート（204ページ）を第12章に掲載しておきました。またさまざまな不安思考が生じる全般性不安障害を持つ子どもには，『グルグルと渦を巻く思考』ワークシート（205ページ）が役立つでしょう。このワークシートには，心の中で心配な思いがグルグルと渦を巻く様子が視覚的な比喩を通して表現されています。

> 子どもが自分の思考を最もうまく伝えられる方法を検討すべきである。

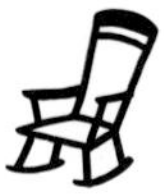

2. 有益な思考と有害な思考を特定する

　子どもが自分の思考を特定し共有できるようになったら，次にそれを評価するように求めます。この課題の目的は，有益な考え方もあれば有害な考え方もあるという認識を得ることです。有害な考え方は歪んでいて批判的であるのが普通であり，不安を悪化させる要因になります。有害な考え方とは，たとえば次のよう

な思考をいいます。

- 「町には人が大勢いて,ぼくはきっとその状況に対処できないに違いない」
- 「この課題は,ぼくには絶対にうまくできない」
- 「友達の家に泊まると,いつも身体の調子が悪くなる」

　このような思考は子どもを不快な気分にするばかりでなく無気力にします。そうして子どもは状況を回避しようとするようになり,そのためにたとえば町に出かけたり友達の家に泊まったりせずに,「安全」に感じられる自宅にじっとしているようになるのです。またこのような思考は子どもの動機づけを損ない,そう考える子どもは勉強をしようとしなくなったり,全く放棄してしまったりするのです。

　それに対して有益な考え方はバランスがとれており,子どもの不安を鎮めたり,和らげたりするのに役立ちます。たとえば前例のような状況に置かれたときには,次のように考えるのです。

- 「町には人が大勢がいるけれど,緊張したときには友達が助けてくれるに違いない」
- 「こんな課題は初めてだけど,だからこそ皆もいくつか問題を間違えるはずだ」
- 「きっと友達と楽しく過ごせるはずだ。身体の調子が悪くなったときには,電話してお母さんに迎えにきてもらえばいい」

　このように考えることで,困難な状況に立ち向かう能力と,そうしようとする動機づけが得られるのです。

　有益な思考と有害な思考を特定し,それらと感情の関係を認識できるようにするには,ワークシートを活用した実践が役に立ちます。第12章の『**カッコいいネコ**』(207ページ) ワークシートと『**二人はどう感じているか**』(208ページ) ワークシートは,一つの出来事に対してさまざまな見方をとりうるという点を強調するワークシートです。これらのワークシートを用いて,さまざまな考え方が感情と行動にどのような影響を及ぼすかについて子どもと話し合うとよいでしょう。

　また質問表も有益な思考と有害な思考の区別を学習するための楽しい手段として活用できます。そのような質問表の例を次ページの**図 9-4**に挙げておきました。セラピストは面接中に確認した子どもの思考のいくつかをそれに追加しておくとよいでしょう。

> 有害な思考をチェックしてください
>   □ 今日，マサキはまたぼくをからかうにちがいない
>   □ この本はむずかしすぎて読めない
>   □ ナミの家に泊まるのが楽しみだ
>   □ 今日の英語の授業でほんとうにうまくできた
>   □ ぼくはほんとうにダメな人間だから何もうまくいかない
>   □ この課題を全力でやるつもりだ
>   □ この服は私によく似合う
>   □ 皆ぼくを嫌っている

図9-4　有害な思考についての質問表

3. 有害な思考を有益な思考に転換する

　一つの出来事や状況について考える仕方はいくつもあると理解でき，また有害な考え方もあると理解できたら，有害な思考を有益な思考に転換する次の段階に移ります。

　問題解決能力を与える有益な思考スタイルの発達を促すことは重要な目標の一つですが，バランスのとれた見方を維持し，現実感覚を保つこともセラピストにとっては大切です。子どもの否定的なバイアスに対処しようとして，過剰に肯定的，楽観的にならないようにしなければなりません。セラピストの目標は，単純にすべてがうまくいくと肯定的に考えられるように子どもを促すところにあるわけではないのです。そうするのではなく，新たな認知の発達に役立つ情報を自分で発見できるように子どもを導いていかなければならないのです。そのためには新たな情報や見過ごされてきた情報に注意を向けるように子どもを促していかなければなりません。それによって子どもは，有害な思考に疑問を呈し，よりバランスのとれた思考方法を身につけるために必要な証拠を集められるのです。

　実際に子どもの認知に焦点を絞る前に子どもにそのような考え方を手引きしておくべきです。その際に利用できる便利な手段としてワークシートをあらかじめ準備しておくとよいでしょう。このプロセスを実行するときには，ただ一つの解答があるのではなく，さまざまな考え方がありうる点を強調しておくことが大切です。それによって子どもは，自分の考えを気軽に表現できると感じられるようになり，「ただ一つの正しい解答を見つけなければならない」とする思い込みを無効化できるのです。またそれによって，「成功させなければならない」とする行動の結果についての不安が緩和され，子どもはよりリラックスできるようになるのです。また，特に重い不安障害を持つ子どもや，年少の子どもに当てはまりますが，第三者の視点をとることで不安をそれほど引き起こさずにすませられるはずです。というのも，自分の思考に疑問を呈するプロセスに移るまえに，代わりの思考を発達させるための安全な実践の機会が得られるからです。

　図9-5の例について子どもと話し合って，有益な思考の四つの特徴を強調で

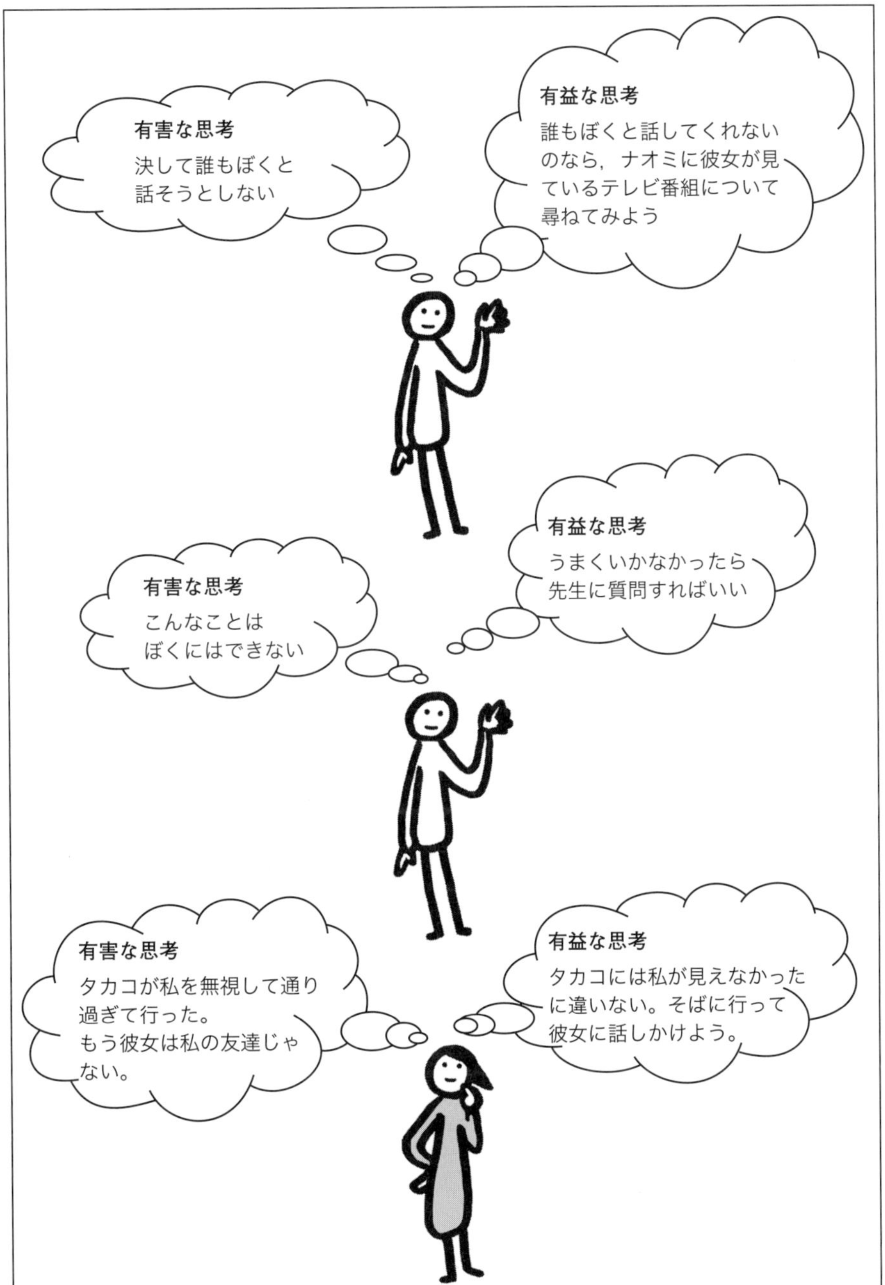

図9-5　有害な思考と有益な思考の例

きます。

- 能力の付与：有益な思考は動機づけを与え，子どもを一連の活動へと導きます。**図9-5** の例から分かるように，有害な思考はその子どもから能力を奪い，状況を変えるために他にどんな事柄を試せるのかと考えられるよ

うな視点をもたらしてはくれません。有益な思考は何らかの活動を志向するのが普通です。

- **不安の緩和**：有益な思考は不安やその他の不快な情動を緩和するのに対して，有害な思考はそれらを悪化させます。
- **バランスのとれた見方**：有害な思考は物事の否定的な側面に焦点を絞ります。それは自己について（「誰もぼくと話してくれない」），自分の能力について（「こんなことはぼくにはできない」），あるいは将来について（「彼女がぼくの友達になってくれるはずがない」）であるのが普通です。有益な思考はもっとバランスがとれています。思考の内容はずっとオープンであり，新たな情報や見過ごされてきた情報に子どもの注意を向けさせ，否定的な認知の歪みを無効化するのに役立ちます。
- **不確実性の軽減**：不安は不確実性に結びついています。有益な思考は，状況や出来事に対するコントロールの感覚を強化する行動計画をもたらすことで，不確実性を軽減します。

> 問題解決能力を与える新しい有益な考え方を発達させるべきである。

4. 肯定的なセルフトーク

　不安障害を対象に実施される認知行動療法の多くのプログラムでは，「セルフトーク」の是正が一つの方略として広く用いられています。不安障害を持つ子どもは，恐れの状況に置かれている間よりも，恐れの状況に自分が置かれることを予期しているときに，より高い頻度で否定的な認知を経験します。したがって，子どもが不安な状況に実際に置かれているときにではなく，それに対する準備を行っているときに肯定的な「セルフトーク」の方略を適用するように奨励すべきです。

　「ひどい結果になる」などの不安を悪化させる予期的で否定的な認知を，「以前にやったことがあるけれど，そんなにひどい結果にはならなかった」などの不安を緩和する，より肯定的な認知に置き換えるように子どもを導けます。また「うまくいかないに違いない」などの失敗を予期する認知を，「ベストを尽くしてやってみよう」などのより有益な「セルフトーク」に置き換えるように導けます。一般的に肯定的な「セルフトーク」には，子どもを勇気づける短い言葉を用い，困難な状況に置かれたときに繰り返すようにします。肯定的な「セルフトーク」によって，予期的で否定的な認知が無効化され，それを繰り返すことで注意の焦点が新たなセルフトークに絞られ，そうして否定的な思考が振り払われるのです。

　肯定的な「セルフトーク」を発達させるには時間がかかります。不安を悪化させる否定的な認知へと傾斜する子どもの自然な傾向は，特に不安を引き起こす状

況に置かれると強く活性化します。このような傾向に対処するには実践が必要であり，それに対する子どものどんな試みをも支援していくことが大切です。

> 準備期間の間に肯定的なセルフトークを促進し，予期的で否定的な認知に対処すべきである。

5. 対処バイアス

　不安障害を持つ子どもは，予期的で否定的な認知を報告しがちであるのに加えて，困難な状況や脅威を感じる状況に対処する自分の能力を低く評価しがちです。

　状況にうまく対処できないとする思い込みには，問題解決方法を準備し，対処に成功したときのイメージを思い描いておくことで対応できます。起こりうる問題を想定できるように，不安を引き起こす状況や困難な状況を想像して，何が起きると考えられるかを言葉で表現するように子どもを促します。それができたら，それらを一つずつ取り上げて解決方法と対処方法を系統的に検討するように，セラピストは子どもを導いていきます。それによって子どもは有効に機能しうる方略を習得でき，自分のイメージにそれを取り込めます。次に子どもは，こうして話し合いの中で自分のイメージに統合した方略を用いて困難な状況に対処するところを思い描いてみます。これには，実行が必要です。そうすることで，成功を期待せずに失敗を予期する子どもの傾向に挑戦し，それを無効化するための一つの手段が得られるのです。

　最後につけ加えておくと，「成功した結果」の基準について最初に合意を得ておく必要があります。基準は並はずれた結果を求めるようなものではなく，困難に対処しそれをうまく乗り切るというようなものにすべきです。

> 問題解決方法をあらかじめ準備し，対処に成功したときのイメージを思い描いておくことで対処バイアスに対応できる。

6. よくある認知の歪みやねじれを特定する ——「思考の罠（わな）」

　誰にでも有害な仕方で考える場合があると強調しておくことは大切です。それが普通であり，疑いや心配は誰もが抱くものなのです。それでも，有害な思考方法に支配されてしまう人がいます。前述の通り，不安の問題を抱えている人には次のような傾向が見られます。

- 選択的に脅威や，否定的な刺激に注意を向け，曖昧な状況を脅威と解釈する。
- 失敗を予期する。
- 困難な状況にうまく対処できないと思い込む。
- 過度の一般化，誇大化などの認知の歪みを示す。

したがって起こりうる認知のねじれや歪みを特定し理解できるように，不安障害を持つ子どもを導いていく必要があります。認知のねじれや歪みは次第に発達し浸透していき，さまざまな状況やさまざまな出来事に影響を及ぼすようになります。それはまさに思考の罠と言うべきものです。不安障害を持つ子どもが注意しなければならない，よくある六つの思考の罠があります。

a. 否定のメガネ

脅威に選択的に注意を向ける認知の歪みについては，「否定のメガネ」の比喩を用いて説明できます。否定のメガネをかけている人は，現実の否定的な面，恐ろしい面しか目に入らず，物事のよい面，有益な面を見ることができません。また物事の全体像を把握できません。

事例 9-1

ミウ（10歳）は，近くのボーリング場で催されたクミの誕生会に，4人の友達と一緒に招待されました。最初のゲームではミウが勝ち，更にストライクを出したのは彼女一人だったので，特別賞をもらいました。皆でミウの好きなアイスクリームを食べ，車の中ではミウはクミのとなりに座り，楽しい時を過ごしました。それからクミの家に戻りました。ミウの母親が彼女を迎えにきたときに，母親はミウに誕生会が楽しかったかどうかを尋ねました。するとミウは「ボーリング場へ行く途中で道に迷ったの。運転していたクミちゃんのお父さんが，道をよく知らなかったから」と答えました。

---

b. 過小評価：それはたいしたことではない

うまくいくはずがない，あるいは自分はそれに対処できないとする予測については，「それはたいしたことではない」と考える思考の罠として説明できます。そのような思い込みを抱いている子どもは，どんなに肯定的な出来事が起きても，どんなに物事がうまくいっても，「自分は必ず失敗する」「自分はうまく対処

できない」という思い込みを確認しようとして，それらの出来事を否定したり，重要でない，関係がない，幸運だったなどとして片づけようとしたりします。また，この罠(わな)は，積極的なコントロールの試みを無益であるとして退けてしまうために，自分の力では物事をコントロールできないとする子どもの思い込みを強化する場合があります。

> **事例 9-2**
>
> マオ（11 歳）は，算数が苦手で，いつも友達に「算数なんてよく分からない。いつもひどい点をとる」と言っていました。彼女は，ある算数のテストで 20 点満点中の 15 点をとりました。友達が彼女を褒めると，彼女は首を横に振りながら「あのテストは重要じゃない。ずいぶんまえに習ったことだし。それよりもこの新しい問題が私には分からない」と答えたのです。

c. 占い師

うまくいかないだろう，うまく対処できないだろうと何もしないうちから思い込む，不安障害を持つ子どもの傾向は，「占い師」と「読心術師」の比喩を用いて説明できます。占い師は，未来の出来事について否定的な予測をし，成功よりもこれから起きる困難や問題を強調します。それと同様に子どもは，状況にうまく対処できずに失敗するはずだと思い込んでいるのです。

> **事例 9-3**
>
> ナオト（14 歳）は，友達から一緒に町に行くように誘われました。父親が何時に出掛けるのかを尋ねると，ナオトは「行かない。またいつものレコードショップに行って自分たちの好きなバンドのことばかりを話して，皆でぼくを仲間はずれにするに決まっているから」と答えました。

d. 読心術師

また不安障害を持つ子どもは，他人が考えていることを知っている読心術師のように，他者が自分を批判し，自分に悪いことを行い，脅威を与えるはずだと考える傾向があります。そのように考えることで，予期的な不安が高じるのです。

事例 9-4

ツバサ（15歳）は，新しいトレーナーを着て学校に行きました。校庭を横切っていると，何人かの生徒が自分の方を見ていることに気づきました。そのとき彼は「しまった。皆が変に思っている。こんなものを着てくるんじゃなかった。きっと皆は，ぼくがほんとうにまぬけなやつだと思っているに違いない」と思いました。

e. 雪だるま

不安障害の子どもは，たった一つの否定的な出来事や結果を他の現在の状況や未来の状況にも投影しようとします。この傾向は，雪だるまの比喩を用いて説明できます。過度の一般化によって，たった一つの出来事の持つ意味がどんどん膨らんでいき，子どもの日常生活に浸透し，それを支配するようになるのです。

事例 9-5

モモカ（14歳）は，ホッケーの練習でうまくプレーできず，交代させられてしまいました。彼女は「とても無理。私はホッケーに向いていない。皆が私をダメな人間だと思って，もう誰も私と遊ぼうとしなくなるに違いない」と思いました。

f. 誇張

この思考の罠(わな)によって，比較的小さな出来事が何かとてつもなく大きな事柄に膨れ上がります。そのために，その出来事が実際以上に脅威的で恐ろしいと思われるようになるのです。

事例 9-6

ダイチ（15歳）は体操服を家に忘れて，体育の先生にしかられました。クラスの皆は着替えに忙しく，ほとんど誰もそれに気がついていませんでした。それでもダイチは「格好が悪い。皆が聞いて笑っている。もう運動なんかしたくない」と思ったのです。

g. 災厄思考

この思考様式は，特にパニック障害を持つ子どもに頻繁に見受けられます。ごく普通の生理的な不安の徴候が，何らかの差し迫った災厄の徴候として認識されます。そうしてその子どもは，自分が死ぬのではないか，あるいは病院に連れて行ってもらわなければならないなどと考え始めるのです。

> **事例 9-7**
>
> アンナ（14歳）は町でバスを降りてから不安を感じ始めました。心臓の鼓動が速くなったのに気づき，「いけない。何かがおかしい。おじいさんのように心臓発作が起きるに違いない」と思いました。

よくある認知的な歪みのいくつかについてまとめた配布資料を第12章に挙げておきました。この『思考の罠』(206ページ) ワークシートには，選択的抽象化，肯定的な結果の軽視，過度の一般化，失敗の予期，誇大化などのよく見られる思考の罠についてまとめられています。

> 一般的な認知の歪みやねじれを特定すべきである。

7. 認知の歪みを検証しそれに疑問を呈する

子どもが有害な思考と思考の罠について認識できるようになったら，次に思考の現実的な妥当性を客観的に検証するように促します。これは特に重要です。というのも否定的な思考の大部分は，他者と共有され話し合われることがないからです。それは子どもの心の中でグルグルと渦を巻き，それに対して疑問が呈されることもほとんどなく，それに耳を傾ければ傾けるほど，子どもはそれを信じるようになるのです。思考を検証するプロセスは，思考の罠を無効化し，自分の考え方を支持する，もしくはそれに疑問を呈する証拠を正しく評価するための，客観的で構造化された強力な手段をもたらしてくれます。それを達成する方法はいくつかあります。

a.「止めて，発見して，考える」

不安障害を持つ子どもには，困難な状況に置かれると，危険の徴候に注意を集中し中立的な刺激や出来事を脅威と解釈する傾向があります。したがって，子ど

もは，障害を引き起こす可能性のある大きな思考の罠(わな)に気づけるようにならなければなりません。否定のメガネをかけている人は，「危険の徴候」を見つけてそれに過度の注意を向けようとします。読心術は，結論に飛びついて悪い出来事が起きるのを予期する傾向を助長します。そのような傾向が認められる場合には，当該の状況の中で脅威をもたらさない側面を探し，注意をそちらに向けるように子どもを促します。これは「止めて，発見して，考える」という3段階のプロセスによって達成できます。

ステップ1：止める。危険と認識している状況に子どもがアプローチしたり，それを解釈したりする際に，まず不安の高まりを「止める」ように促します。赤信号を思い浮かべると視覚的なきっかけが得られます。またそれとともに不安の生理的な症状をコントロールするために呼吸のコントロールを行います。

ステップ2：発見する。認知的，生理的な不安の高まりを阻止できたら，「安全装置」や有益な情報を発見するように子どもを積極的に促して，脅威の徴候に向けられた認知の歪みに対処します。そうして子どもの注意を，内面的で不安を悪化させる認知や生理的な症状から，より中立的で外的な刺激へとそらすようにします。つまり家族，友達，笑顔などの肯定的な，あるいは中立的な刺激へと注意を向けるように促すのです。

ステップ3：考える。中立的な刺激や不安を和らげる刺激に子どもが注意を向けるようになったら，「もう一度考える」ことによって状況を再評価するように促します。そうして不安を悪化させる有害な認知に疑問を呈し，それが有益で，より肯定的な認知に置き換えられるようにするのです。

脅威をもたらす刺激に注意を向ける自然な傾向は，きわめて強力です。その点を考慮しながら，この三つのステップを通して子どもを導き，またセラピー・セッションの中でそれらを練習し実践する必要があります。

> 次のようにして否定的な結論に飛びつく傾向と脅威バイアスに対処できる。
> 1. 有害な思考と不安の感情を止める。
> 2. 安全装置や有益な情報を発見する。
> 3. 肯定的に対処する思考方法について考える。

b. 思考への挑戦

不安障害を持つ子どもには，不安に関する刺激に注意を向ける注意バイアスを示す傾向があります。この傾向はしばしば，何か悪いことが起きると（「みんながぼくのほうを見て笑っている」），また物事がうまくいかないと（「だれもぼくと座ろうとしないはずだ」），あるいは物事にうまく対処できない（「こんなことはぼくにはできない。絶対にうまくいかないはずだ」）と思い込む否定的な認知に反映されます。思考への

挑戦は，見過ごされていた情報や新たな情報に子どもの注意を向けさせ，より広範な徴候に気づけるように導きながら，それらの注意バイアスを無効化することを目的にしています。

　思考への挑戦は，通常はもっぱら言葉を通じて実行するプロセスであり，頻繁に起きる，あるいは特に強く感じられる有害な思考の一つをまず特定します。次にその思考をどれだけ強く信じているかを1点〜100点の尺度で評価するように，そしてその思考を支持する証拠を集めるように言います。それからもう一度証拠集めを行うように促しますが，今度はその思考を支持しない証拠を集めるように言います。そうしてそれまで見過ごされていた情報や，否定されていた情報を発見し，それに注意を向けるように子どもを導いていくのです。それから，もとの思考をまだどの程度信じているかを評価するように，またそれよりももっとバランスのとれた有益な思考がないかどうかを検討するように促します。

事例 9-8

　コタロウ（11歳）は，同級生と一緒にいるのをたいへん不安に感じており，皆がよってたかって自分をいじめるのではないかと恐れていました。そのため休み時間には特に不安になり，校庭に出て遊ばずに，教室でただ一人じっとしてすごすようになりました。コタロウの心によく浮かんでくる考えは，「いつも皆がぼくの方を見て，どうやっていじめようかと考えている」というものでした。彼のこの考えは確信に近く，尺度でいうと100点のうち90点と評価しました。

　それからコタロウは，この考えの根拠となる証拠を挙げるように言われました。彼が挙げた証拠は「休み時間に校庭に出るといつも，塀の上に座っていた6, 7人の生徒が，ぼくが外に出てくるところを見ていた。その中の何人かは，まえにぼくを呼び捨てにしたことのある生徒であり，その一人はぼくのかばんを取り上げて校庭に中身をぶちまけた生徒だった」というものでした。

　次にコタロウは，その考えを支持しない証拠を探すように言われました。最初は証拠を見つけられませんでしたが，そのような反応は，身のまわりの否定的な徴候や脅威の徴候にばかり注意を向ける子どもにはよく見られるものです。セラピストの導きもあり，コタロウは自分の先入観と認知の歪みのいくつかに疑問を持つようになりました。それによって，校庭にある塀が生徒に人気の場所であり，さまざまなグループがその上に座りに集まってくることが分かりました。また，塀は校舎の玄関の向かい側にあり，そこに座っている人は誰でも，玄関の方を向くことになって，そこから出てくる生徒を眺める格好になることも分かりました。つまり，塀の上座っている生徒はコタロウだけを見ていたわけではなかったのです。コタロウが自分を見ていたと思っていたグループはたいへん行儀の悪い生徒たちでしたが，怒ったり人を脅かしたりしていたわけではなく，笑ったり冗談を言い合ったりしていたのです。彼らが最近何か問

題を起こした，あるいは誰かをいじめたり脅かしたりしたなどといった評判も特に聞かれませんでした。ここ数週間はコタロウには声すらかけておらず，かばんの出来事は去年の話でした。まさにこれらこそ，これまでコタロウが見過ごしたり，無視したり，軽視したりしてきた情報なのです。これらの情報に注意を向けることで，コタロウはこれまでの自分の考えに疑問を呈せるようになり，それに対する評価は100点中の55点に下がりました。それ以後の面接でも，この思考に疑問を呈し続けるように促され，その作業は「皆があの塀のところに集まって座りたがる」という，よりバランスのとれた有益な考え方が育っていったのです。

c. 証拠の検証をする

もっぱら話し合いを通じて思考への挑戦を行うことが可能な若者もいます。しかし，もっと具体的で効果的な方法として挙げられるのは，証拠を積極的に収集し確認するように子どもを促すことです。つまり，現実のありようを示す証拠や，自分の予測の確かさを支持する，あるいはそれに疑問を呈する証拠を実生活の中から見つけるように促すのです。

それには，行動実験を行います。行動実験については第10章で詳しく説明する予定なので，ここでは簡単に述べるにとどめておきます。このプロセスは，支配的な，あるいは頻繁に生じる有害な思考を特定し，その強さを評価することから始めます。それから子どもとセラピストは，その思考を検証するにはどのような証拠を集めればよいかについて話し合います。たとえば次のように言います。

- 「ぼくは落ちこぼれだ」と思い込んでいる子どもに対しては，学校で与えられた課題の成績を何回か記録しておくように言います。
- 「先生はいつもぼくを叱る」と思い込んでいる子どもに対しては，叱られた出来事について記録をとるように言います。
- 「誰もぼくに電話してくれない」と思い込んでいる子どもに対しては，電話の受信記録をとるように言います。

どのような証拠を収集するかが決まったら，時間枠を設定し，その間に起きると予測される事柄を挙げるように促します。たとえば，次のように予測します。

- 「ぼくは落ちこぼれ」という思い込みが事実であれば，次の5回の課題の中でDより上の成績をとることはできないはずです。
- 「先生はいつもぼくを叱る」という思い込みが事実であれば，少なくとも1日に1回は叱られるはずです。

- 「誰もぼくに電話してくれない」という思い込みが事実であれば，次の1週間誰からも電話をもらわないはずです。

それから証拠を集め，それが自分の考えを支持するのか，それともそれに疑問を呈するのかを検討します。そしてもとの考えについての思い込みの強さをもう一度評価し，それに代わるよりバランスのとれた考えを育んでいくのです。たとえば，次のように検討します。

- 結果は，5回のうち3回がD, E, Eで，これらはすべて算数の課題でした。それ以外の2回はCでした。この証拠によって「算数は苦手だけど，その他の科目はまずまずだ」という，よりバランスのとれた適切な考えを持てるようになりました。
- 日記の記録によれば，先生に2度叱られました。どちらも体育の先生でした。この証拠によって「ほとんどの先生には叱られないけれど，体育の先生にはもっと注意しなければ」という，より有益な考えを持てるようになりました。
- 電話の受信記録によれば，確かに1週間誰からも電話がありませんでした。この証拠は「誰もぼくに電話してくれない」という考えをある程度支持するものであり，もっと自分が積極的になる必要があることを示していました。

　有害な思考を支持しない証拠が得られたとしても，子どもは実験の結果を受け入れようとしないことがあります。子どもはしばしば，自分の有害な思考や思い込みに固くしばられているために，反証が得られても，それを例外的なものとして，あるいは不運だったとして無視したり信用しなかったりするのです。つまり子どもの認知のねじれや歪みは，新たに得られた情報について考え，それを処理する能力を抑制してしまう場合があるのです。そのような状況では，セラピストは客観性を保ちながら，証拠集めをもう一度行うように示唆することが大切です。実際的で客観的な立場をとることで，子どもの自己発見と自己反省が促され，またセラピストが自分の見方を子どもに押しつけるような事態が避けられるのです。

　反省を促すことに加えて，セラピストは子どもの好奇心を喚起し，自分の心をオープンな状態に保つことが大切です。証拠集めは，子どもの考え方が「間違っている」と証明するために行うのではありません。子どもの考えを支持する証拠や，それに疑問を呈する証拠を検討するために行うのです。したがって，決められた期間内に友達からの電話がなかった先の例のように，子どもの有害な，あるいは否定的な思考を支持するように思われる証拠が得られる場合もあります。こ

のような証拠はそれ自身が重要な情報になるのです。先の例の場合でいえば，誰からも電話をもらえないのであれば，おそらくは自分の方がもっと積極的になって，たとえば毎週少なくとも二人の友達に電話をかけるなどの目標を設定すべきなのです。

> 客観性を重視し，頻度の高い，あるいは強力な認知を実験によって検証し再評価すべきである。

不安障害

第 **10** 章

問題解決, エクスポージャー, 再発防止

　　介入の最後の対象は行動の領域です。そこでは, 課題実行とエクスポージャーに焦点が置かれます。この段階で子どもは, 不安を引き起こす困難な状況に新たなスキルを用いて立ち向かい, 打ち勝つことを学びます。成功の可能性が最大限に得られるように, それまで回避していた困難な状況に系統立った方法でアプローチし, 立ち向かうように奨励されます。それには, 問題解決, 階層表の作成, 想像上での課題実行（イメージ・トレーニング）, 実生活上での課題実行, 行動実験, 肯定性の強化など, いくつかの方法があります（図 10-1）。

回避行動と不安行動	方　法	問題への対処とその解決
●不安を引き起こす状況や困難の回避 ●不安を感じながらの行動 ●限られた問題解決スキル ●否定的な結果や失敗への意識の集中	問題解決スキルの学習 エクスポージャーと課題実行 段階的ステップと問題の階層表 行動実験 肯定的な思考の強化	●困難に立ち向かう ●問題に対処し結果の肯定的な側面に注意を向ける ●問題を細分化する ●対処行動や思い切った行動に報いる

図 10-1　問題解決スキルとその他のスキル

　この段階の主な課題は, 子どもや若者を次のように導くことです。

　　(1)　問題解決のスキルを身につける。
　　(2)　恐れの状況や, 回避している状況に立ち向かい対処する。
　　(3)　行動実験を行って, 自分の思い込みや先入観を検証する。
　　(4)　新たな対処の試みを承認し褒める。

1. 問題解決

　回避は, 不安を引き起こす状況や出来事への対応としてよく見られる方法の一つです。回避は, 場当たり的な安心をもたらします。そうしていると子どもは, 不安を引き起こす状況に対処する効果的な方法を学べません。そのような場合には, 次のような問題解決のための 6 段階の枠組みについて説明するとよいでしょう。

> ステップ1：何を達成したいのか。
> ステップ2：どのような解決方法が考えられるか。
> ステップ3：それぞれの解決方法について，どのような結果が得られると考えられるか。
> ステップ4：結果の予測からすると，どの解決方法が最善だと考えられるか。
> ステップ5：最善の解決方法を試してみる。
> ステップ6：その結果を評価する。

　ステップ1では，克服すべき問題を明確化します。どのような肯定的な結果を達成したいかに焦点を絞ることが重要です。つまり「皆と話せない」，「外出できない」などと記述するのではなく，「話しても大丈夫だと感じられる友達を二人作る」「近くの店に行けるようになる」など，肯定的な表現によって目標を設定するのです。そうすると子どもは，自分の現在の限界にしばられたり，圧倒されたりせずに目標を確保しようと試みるようになり，障害となっている事柄の除去に役立つ効果と肯定的な効果の両方が得られます。

　ステップ2では，目標を達成するための方法をできるだけ多く考えるように促し，解決方法の候補一覧を作成します。このステップでは判断を差し控える必要があります。候補を見出すのが目的であって，評価が目的ではないからです。したがって，できるだけ多くの解決方法を挙げるように子どもを促し，愚かにみえないか，あるいは無理ではないかなどと心配しないように言います。もし子どもにどんな解決方法も思い浮かばないようであれば，友達に自分たちならどうするかを尋ねてみるように促すとよいでしょう。あるいは解決のモデルになる人物――当該の困難にうまく対処していると思われる人物――を探し出して，その人がどうするかを観察してみるように促してもよいでしょう。

　子どもはこのステップを困難に感じるのが普通なので，子どもを鼓舞し，解決方法を見つけたときにはそれを褒めるようにします。問題の解決方法を検討する際に役立つワークシート『考えられる解決方法』（209ページ）を第12章に掲載しておきました。このワークシートは，候補になる解決方法をいくつか挙げられるように，「あるいは，他に私にできることは」と子どもに問い続けるようなフォーマットで構成されています。

　ステップ3では，ステップ2で列挙した候補となる解決方法のそれぞれについて，どのような結果が予測されるかを評価します。このとき短期的な結果と長期的な結果の両方を，また自分にとっての結果と他者にとっての結果の両方を考慮するように子どもを促すべきです。前述の通り，解決方法の中には場あたり的で長期的な観点からは有害なものもあるかもしれません（たとえば回避など）。また，子どもには有益に思われても，母親に負担と責任を負わせるなど，他人まかせで能動的とはとてもいえない解決方法もあるでしょう（たとえば「電話してぼくの友達

を家に招待するようにお母さんに頼む」など)。

次に解決方法をどれか一つに絞るステップ4に移ります。これまでに得られた情報に基づいて，実際に用いたい解決方法を選択するように子どもを促します。どんな決定においても同様ですが，子どもは得られた情報をもとにしてこの決定を下さなければなりません。また最善の選択をしても，それがうまくいくという保証は全くありません。ステップ3, 4については，第12章の『**どの解決方法を選べばよいか**』ワークシート (210ページ) にまとめてあります。

ステップ5では解決方法を実際に試してみます。計画を実行する日時を決め，支援が必要であればその手配をします。次に課題実行を思い描いてみるように子どもを促します。つまり日常生活の中で解決方法を実際に試すまえに，まず状況を詳しく思い浮かべながらその適用について十分に話し合っておくのです。また結果の如何にかかわらず，子どもの試みを承認し褒める必要があります。結果ではなく，困難に立ち向かう方法を探究する試みが強化されるべきだからです。

最後のステップでは，結果を評価し，その解決方法が役に立つかどうかについて検討します。このステップでも子どもを手引きする必要があります。というのも，一見したところ否定的に見える結果が得られる場合があるからです。単に子どもの不安の感情の強さを強調するだけの結果が得られたり，子どもの行動の否定的な側面を強調する認知の歪みを示す結果が得られたりするかもしれません。よりバランスのとれた認知を育むためには，新たな情報や見過ごされてきた情報に注意を向けられるように子どもを導いていかなければならないのです。

事例 10-1

ミヅキが学校のクラスで所属する班は，環境問題に関する活動を行っていました。そして班のメンバーが交代で，皆の前で成果を発表していました。ミヅキは人前で話すことを心配し，その状況にどのように対処できるかについてワークシートに記入しました。**表10-1** ワークシート (156ページ) がそれです。

ミホに手伝ってもらい，それから2日をかけて，何を話し，何を行うかについて検討しました。ミヅキは話を始めるまではたいへん不安でしたが，話し始めると緊張はほぐれていきました。ミヅキは環境問題についての知識が豊かで，またミホの支援もあって，クラスの皆は彼女の発表に大きな関心を持ってくれました。発表の後，ミヅキは大きな満足を感じました。この出来事について振り返ってみたとき，彼女は三つの新たな情報を確認できました。それは，①クラスの皆が興味を持つような話題を自分が持っていること，②予想していたのとは違い，笑ったり，自分をからかったりしなかったこと，③おそらくは最も重要なこととして，心配な状況を回避するのではなくそれに立ち向かって対処する方法を発見したこと，の三つです。

表 10-1 どの解決方法を選ぶべきか

考えられる問題解決方法の一覧が完成したら，各解決方法について利点（プラス）と不利点（マイナス）を検討します。誰かに手伝ってもらってもよいでしょう。
それが完了したら，一覧を見ながら最善の解決方法を選びます。

私の問題：クラスの皆の前で，自分のプロジェクトについて説明する。

考えられる解決方法	利点（プラス）	不利点（マイナス）
1. 自分ですべてを行う。	利点はない！ そんなことはできない。	緊張して説明につまる。頭の中が真っ白になって醜態をさらす。
2. ミホに手伝ってもらう。	説明を分担する。ミホは私よりも説明が上手だ。説明につまったら互いに助言し合える。	私ひとりではできないと皆に思われる。笑われる。
3. 先生に手伝ってもらう。	よい説明になる。説明につまったり，立ち往生したりした場合には先生が助けてくれる。	他に先生に助けてもらう人などいない。皆が私を変だと思う。
4. 気分が悪いので説明できないと言う。	説明せずに済むから心配にもならない。	素晴らしいプロジェクトなのに皆に説明できなくて残念に思う。

最善の解決方法：ミホに手伝ってもらう。

> 問題や心配に対処するさまざまな解決方法を考え評価すべきである。

2. 不安を引き起こす状況に立ち向かい対処する

a. エクスポージャー

　不安障害に対する介入プログラムの主要な構成要素の一つは，恐れている状況や出来事に対処する方法を学ぶエクスポージャーです。恐れの状況に立ち向かうことでそれに結びつく不安を和らげられるということを，子どもはエクスポージャーを通して学びます。つまり，不安障害への介入の中心には行動を通しての学習という考え方があります。この考え方をエクスポージャーを通して実行することによって，子どもの認知に影響を及ぼすのです。エクスポージャーの課題では，状況にうまく対処できないと子どもに思わせている，不安を悪化させる認知や恐れに直接的に疑問を呈し，それに代わる認知の発達を促します。

　子どもは，自分の最も恐れている事柄に立ち向かうというエクスポージャーの考え方を恐ろしいと感じるはずであり，それに不安を感じるはずです。また，子どもを苦痛から守りたいと思っている親は，そのような課題実行を促すことにためらいを感じるかもしれません。したがって，セラピストは，エクスポージャーという課題実行の意義を前もって明確にしておかなければなりません。それには次の点を強調します。

- 現在のところ子どもは回避によって不安に対処している。
- 回避は，その場限りの安心をもたらしはするが，長期的な解決にはならない。
- 恐れの状況や不安な状況に対処し打ち勝つ方法を学ぶためには，子どもはそれらに立ち向わなければならない。
- 子どもは不安に感じるかもしれないが，心配な状況に立ち向かえば立ち向かうほど不安は軽減する。
- すべての決定に子どもが参加する。また，困難の度合いの小さな状況への対処方法を学習することから開始する。
- 準備が整ったと感じられるようになってから，子どもはより困難な状況に挑戦する。

エクスポージャーの課題実行の際には，注意深い計画が求められます。というのも高いレベルの不安の高まりを子どもが経験し克服しなければ効果が得られないからです。エクスポージャーの期間が十分でないと不安は緩和しません（習慣化する）。セラピーセッションでは単なる予行演習を行うのではなく，恐れの状況を克服するのに十分な時間をかけ，その克服に成功し，リラックスの感覚とコントロールの感覚が得られるように子どもを導かなければなりません。

不安の大きさの変化を子どもが自分で確認できるように，エクスポージャーには定期的な自己モニタリングが取り入れられています。自己モニタリングは，不安の大きさを定量化する手段を提供してくれるので，それによって時間の経過につれて不安が小さくなることを示せます。

エクスポージャーを実行するまえに，子どもと親は次の事柄について明確に理解しておく必要があります。

- 認知行動療法の枠組みの中では，その子どもの不安がどのように考えられるかについて。また，不安認知の重要性について。
- エクスポージャーは，心配な状況を回避せずに，それに立ち向かって打ち勝つ方法を学ぶための手段であるという点について。
- 不安は時間の経過につれて和らいでいく点について。また，恐れの状況に踏みとどまることで，やがて不安が減退していく点について。
- 不安は最初に高潮し，やがて減退するという経過を示す点について。

エクスポージャーの課題実行が終わったあと，子どもはその間の経験について振り返ります。その際ことに，①もとの不安がどうなかったについて，②状況にうまく対処できないと考える不安認知や予期が正しかったかどうかについて，③エクスポージャーの課題実行にあたって何が最も困難だったかについて，④エク

スポージャーで得られた情報を今後活用するかどうかについて注意深く検討する必要があります。

最後につけ加えておくと、エクスポージャーの課題を親の支援を受けながら家で行う場合には、親の支援の仕方について、また子どもの感じる苦痛に親が対応する仕方について話し合っておくことが大切です。親は次の点に留意しておく必要があります。

- 子どもを手助けし，不親切な態度や思いやりのない態度をとらないようにする。
- 心配に立ち向かって打ち勝ち，正常な日常生活を送れるように子どもを支援する。
- 子どもが不安を感じていても，恐れの状況に対処する方法を学びそれに立ち向かえば不安の感情が和らぐと認識しておく。
- 思い切った対処行動のモデルを示し，子どもの回避行動を強化しないようにする。

セラピストは、エクスポージャーの課題を通じて子どもを支援していけるかどうかについて親とざっくばらんに話し合っておく必要があります。その点に親が確信を持っていないようであれば、誰か別の協力者を探してプログラムに参加させるべきです。

> エクスポージャーは，不安に対処する能力を自分が持っていると知る機会を子どもに与える一つの手段である。

3. 段階的なステップを踏む課題階層表の作成

不安障害を持つ子どもの中には、心配が大き過ぎて克服できないと考えている子どもや、自分の望む全体的な目標が大き過ぎて達成できないと考えている子どもがいます。大き過ぎる目標に挑むと失敗の可能性が高くなり、ひいては変化の可能性についての否定的な認知を強化する結果につながります。失敗の可能性を回避するには、全体目標を、一連の達成可能な小規模の目標へと細分化する必要があります（図10-2参照）。

課題階層表作成のプロセスは、まず全体目標を明確化することから始めます。そうして明確化された最終目標へと至るいくつかの中間ステップを特定できるように、それをはしごの絵の一番上の段に記入します。はしごの一番下の段には、不安をほとんど引き起こさない達成の容易な課題を記入します。はしごの段が上になるにしたがって、引き起こされる不安がより大きく、達成がより困難な課題

```
              地元の高校に面接を受けに行く
            地元の高校に行って，教頭先生に会う
              地元の高校の中を歩き回る
          地元の高校の中に入って入学要項をとってくる
              地元の高校の門をくぐる
             地元の高校のそばを通り過ぎる
```

図 10-2　成功へのはしご

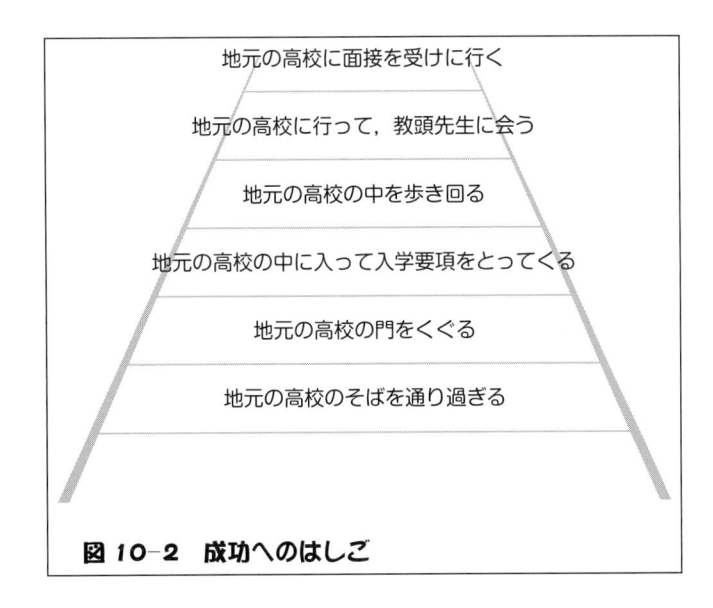

を設定していきます。付箋に書き込んで，はしごの絵に貼り付けるようにするとよいでしょう。そうすれば新たな中間ステップを思いついたときに貼り直して順番を変えられます。また，ステップごとに，引き起こされる不安の度合いを評価しておくとよいでしょう。そうすれば課題がきちんと難易度の順番に並んでいることを確認できます。

　ステップの数は，全体目標の大きさと子どもの能力に依存します。セラピストは，各ステップが達成可能であることを確認し，それに疑いがある場合には，ステップを更に細分化すべきです。大き過ぎるステップに挑戦して失敗するよりは，小さなステップの達成を重ねていくほうが子どもにとって有益なのです。子どもの自信を強化し，心配や困難を克服し変化していけるという信念を育むために，最初の数ステップには比較的容易な課題を設定するとよいでしょう。つけ加えておくと，新たに身につけた能力に自信が持てるようになるまで，同じステップを何回か繰り返してから次のステップに移る必要が生じるかもしれません。

　課題階層表は明瞭で具体的でなければならず，どんなエクスポージャーの課題を行う場合にも詳細な計画を立てるべきです。つまり，課題をいつどこで行うかについて，どのような対処方法を用いるかについて（たとえば肯定的な思考，気をそらす，深呼吸をするなど），また誰が子どもを支援し，どのように支援するかについて，はっきりと決めておくのです。どのような行動課題を実行するにも，準備と計画をこの程度まで行っておくことは重要であり，それによって成功の可能性を高められます。また，ロールプレイを通した課題実行や，想像上の課題実行は，困難に立ち向かう心構えの形成において，また新たに身につけたスキルの活用においてきわめて有用な実行手段を提供してくれます。

> **事例 10-2**
>
> 　ダイキ（16歳）は，過去6カ月の間に学校でパニック発作が起きるのを何度も経験しました。それがあまりにもひどくなったので学校に行くのをやめ，地元の学校に転校しようかと考え始めていました。そのためには地元の学校へ行って，教頭先生の面接を受けなければなりませんでした。ダイキはその面接がほんとうに心配でした。うまく答えられずにパニックを起こすのではないかと恐かったのです。
>
> 　面接を受けに行くのは，彼にとってはとても大きな課題だったので，『私の成功へのはしご』ワークシート（213ページ）を用いて，それを達成するために必要なステップを次のように明確化しました。

　第12章に掲載されている『私の成功へのはしご』ワークシート（213ページ）は，達成すべき大きな目標をより小さなステップに細分化し，それを難易度の順にしたがって配置するので，視覚的な補助手段の一つとして活用できます。

> 困難な目標は，より小さなステップに細分化すると達成しやすくなる。

4. 行動実験

　先入観や思い込みに疑問を呈し，それに代わるよりバランスのとれた有益な認知を発達させるプロセスは，認知行動療法の鍵となる構成要素の一つです。しかしながら，言葉による抽象的なプロセスの実行を困難に感じる子どももいます。それには次のような理由があります。

- 認知スキルが限られており，反省的で抽象的なプロセスを実行する能力を持っていない場合。
- 認知の再評価のプロセスを実行できてはいるが，日常生活への適用が可能でない不自然で非現実的な方法でしか実行できない場合。
- 自分の思い込みに凝り固まって，新たな情報や，見過ごされている情報が得られてもそれを受け入れられない場合。

　このような状況では，子どもの認知の妥当性を検証する強力な手段として，行動実験を通した行動の学習が役立ちます。行動実験を通して，子どもは自分の思い込みや先入観を一つずつ客観的に検証する機会を得られます。つまり行動実験は，人為的な環境の中での抽象的な話し合いを，日常生活の中での具体的な検証

作業に置き換えるのです。日常生活の中で行われた実験によって得られた客観的な情報は，簡単に却下したり無視したりできないはずです。

ベネット＝レヴィら (Bennet-Levy et al., 2004) は，行動実験を通して次の二つの主な目的に役立つ情報が得られると述べています。

- **仮説の検証をするための実験**。これは特定の状況や出来事に対する子どもの認知を検証するために行います。たとえば，パニック障害を持つ子どもは，心臓の鼓動の高まりをさし迫った心臓麻痺の徴候と考えているかもしれません。この認知は，その場で数分間駆け足をするなどの簡単な行動実験によって検証できます。心臓の鼓動が速くなったことに注意を向けさせ，その理由について考えてみるように子どもを促します。実験は次のような事柄を明らかにするはずです。
    - ・心臓の鼓動の高まりには心臓麻痺以外の原因がある。
    - ・心臓の鼓動の高まりはやがて通常の状態に戻る。
    - ・心臓の鼓動の高まりは必ずしも重大な結果をもたらすわけではない。
- **発見を行うための実験**。これは，認知行動療法サイクルのさまざまな側面の間の関係や，特定の認知を検証するために行う調査実験をいいます。この実験は子どもが新たな情報を得られるように考案し，実行するまでは実験の結果が分からないという意味において，純粋にオープンな実験であるといえます。

子どもや若者が実行する行動実験を考案するにあたり，次の考慮が重要です。

(1) **有益であること**。実験は建設的でなければならず，それによって有益な情報が得られなければなりません。行動実験の結果は予測できないため，否定的な認知を示す結果が得られる可能性がある点をあらかじめ考慮しておく必要があります。

(2) **安全であること**。実験が子どもの福祉に有害にならないように安全性を確保する必要があります。不測の事態を招く可能性のある実験は避けるべきです。

(3) **明確な目標が設定されていること**。実験の目的は，はっきりと明確に，子どもと保護者の間で共有されている必要があります。すなわち，新たな情報を発見すること，そして特定の認知を検証し，それに疑問を呈することが目的であることを理解しておかなければなりません。

(4) **関係者が協働しながら計画すること**。行動実験は，関係者が協働し

て立案計画しなければなりません。それによって実験は子どもの生活に合ったものになり、達成の可能性が最大限に得られるのです。

(5) **達成目標(ターゲット)を明確化すること**。行動実験の焦点になる認知、情動、行動について、どのような領域を対象として、どのような目標を達成するのかを具体的に定めておく必要があります。

(6) **結果を記録するための、明確かつできるかぎり客観的な方法を確保すること**。情動の強さ、思い込みの強さなどの主観的な事象を評価するため行動実験を行う場合には、評価尺度を用いて評価を定量化する必要があります。

(7) **実験をいつ行うかについて関係者の合意を得ること**。いつどこで行動実験を行うかについて、また支援の必要性について子どもと保護者の合意が得られなければなりません。年少の子どもについては、保護者／親が必ず参加することがことに重要です。年長の子どもについては、友人に支援を求めると有益な場合があります。

(8) **得られた結果についてよく考えること**。行動実験は、子どもが自分の認知に疑問を呈し、それを評価するのに役立つ情報を、また認知モデルのさまざまな要素の間の関係についてよりよく理解するのに役立つ情報を新たに得るための一つの手段です。したがって、たとえば「その結果によって何がわかる？」「実験から何を学んだ？」「実験の結果はXXだったけれど、きみの思い込みの強さは今ではどのくらいになった？」などと質問して、実験の結果についてよく考えてみるように子どもを促す必要があります。

第12章に掲載されている『**私の行動実験**』(211ページ) ワークシートは、行動実験を計画し、その結果を評価するのに必要なステップを詳細に説明した資料であり、それに従って手順よく行動実験を進められます。

事例 10-3

　ネネには、7歳のときに30分間ショッピングセンターのエレベーターに閉じ込められた経験があります。そのとき彼女は激しいパニック発作を起こしました。それ以来彼女はエレベーターを避けるようになりました。しかし、12歳になった今では、この困難に立ち向かって打ち勝ちたいと思っていました。ネネは「エレベーターはいつでも故障する」という思い込みを抱いており、その強さを100点中の96点と評価しました。それについてセラピストと彼女は話し合い、その思い込みが正しいかどうかを検証する実験を計画しました。課題は、母親と一緒にガラス張りのエレベーターがあるショッピングセンターに行って、30分間エレベーター

を観察し，それが上がったり下がったりした回数と，故障した回数を記録する，というものでした。実験の実施によって，エレベータはネネが観察している間に24回上下し，一度も故障しなかった，という結果が得られました。その後でネネの思い込みの強さを再評価したところ，100点中の88点に下がっていました。この実験については，以下のワークシートに手順を追ってまとめてあります。

> ネネの実験のワークシート
>
> 1. 何を確認したいのですか。
> 〔どのくらいの頻度でエレベーターが故障するかを確認する。〕
>
> 2. それを確認するためにどんな実験を行いますか。
> 〔ショッピングセンターで30分間エレベーターを観察する。〕
>
> 3. 結果をどのような方法によって評価しますか。
> 〔エレベーターが何回上下したかを，また何回故障したかを記録する。〕
>
> 4. いつこの実験を行いますか。誰に手伝ってもらいますか。
> 〔お母さんと一緒に土曜日の午前中に実行する。〕
>
> 5. 私の予想——何が起きると思いますか。
> 〔私が見ている間にエレベーターは故障する（96／100点）。〕
>
> 6. 実際に何が起きましたか。
> 〔エレベーターは24回上下し，一度も故障しなかった。〕
>
> 7. この実験から何を学びましたか。
> 〔エレベーターは<u>いつでも</u>故障するわけではない（88／100点）。〕

　この実験では，エレベーターはいつでも故障するというリンダの思い込みに疑問を呈する結果が得られました。しかし，変化は小さく，彼女は依然としてエレベーターに乗れないと感じていました。更に質問すると，エレベーターに対する彼女の心配は，エレベーターの中に閉じ込められて誰もそれに気がつかないような事態に至るのではないかという恐れに関連していると判明しました。そこでセラピストは，ガラス張りのエレベーターについて話し合い，ショッピングセンターに買い物にすべての人にエレベーターの内部がはっきりと見えているという事実を指摘したのです。彼女の両親は，両親のどちらかが彼女と一緒にエレベーターに乗り，もしもの場合に助けが呼べるようにもう一人が外で待機しているよ

うにするという実験を提案しました。そうすることで恐れに立ち向かえると感じたリンダは実験の実施に同意し、エレベーターに乗って2階まで上がる計画を立てました。実行する日時を決め、その日に彼女は、父親が外で待機している間に母親と一緒にエレベーターに乗りました。そうして2階に上がったあと、その階にあった喫茶店に入り、飲み物とケーキで皆とお祝いをしたのです。リンダはたいへん満足し、帰るときには両親と一緒にエレベーターに乗って一階まで下りました。この実験が終わったあと、「エレベーターはいつでも故障する」という思い込みの強さを再度評価したところ、100点中の55点に下がっていました。

> 行動実験とは、認知について検証し、それに疑問を呈するための、強力で客観的な方法の一つである。

5. 対処とその達成を承認し褒める

　認知行動療法プログラムの重要な側面の一つは、不安の徴候から、また心配な事柄をあれこれ考えることから、思い切った対処の行動を褒めることへと注意の焦点を移動させることです。そのためには、子どもや若者、そして親は、不安感情に立ち向かい対処しようとする試みの意義を正しく認識し評価できなければなりません。これは、最初のうちは困難に感じられるかもしれません。というのも子どもと保護者は、何らかの変化や成功を達成しうるとは認めがたく感じている場合があるからです。未来の心配事に気を取られているために、「今日はうまくいっても、またうまくいくとは考えられない」などというコメントとともに、どんな成功も否定されてしまうのです。また、不安階層表に基づく課題の最初のいくつかのステップの克服に成功したにもかかわらず、「大したことじゃない。こんなことは誰にでもできる」などというコメント一つで片づけられてしまう場合があります。このような考え方は正しいとはいえません。成功は祝福されなければならないのです。未来の心配事に対しては、「次回は何が起きるか分からないとしても、今日はどれくらいうまく対処できたかを考えてみよう」などと言いながら、「ここで」と「今」に対して注意を引き戻すことで対処します。過去の実績との比較に対しても、「去年はそれができたとしても、ここ6カ月はやっていなかったからね」などと言いながら疑問を呈する必要があります。また、成功を過小評価する傾向は、「他の人には簡単なことかもしれないけれど、きみにとっては大きな第一歩を立派に成し遂げたんだよ」などとはっきりと述べることで抑制できます。

　きわめて強力な否定的認知を持つ子どもには、肯定的な行動や思考を見出すのを困難に感じるときがあります。そのような子どもの持つ、否定的な出来事や不安を悪化させる思考ばかりに注意を向ける傾向には、肯定的な対処の日記や、達

成記録などを用いて積極的に対処しなければなりません。不安に対処するために，行ったすべての試みを記録し，そこに注意を向けるように子どもを促すのです。若者が自分の行った肯定的な試みを認められるように導くための一つの手段として，直近の一週間に起きた事柄について時間をかけて再検討する必要が，セラピストに生じる場合がしばしばあります。以後の面接場面でもその作業を繰り返さなければならない場合もありますが，日記が充実するにつれ若者は，不安には対処可能であると認められるようになるはずです。

また若者は，困難にうまく対処した事例を見つけても，依然としてそれらを重要でないとして片づけようとしたり（「ミキオと話してほっとしたのは確かだけれど，どのみちそれは大した問題ではなかった」），変化の徴候として認識できなかったりする場合があります（「何もうまくいかない。これでは以前と何も変わらない。状況は悪くなる一方だ」）。このような若者に対応するときには，若者の認知に徹底的に疑問を呈してそれを論破しようとするセラピストの側の自然な欲求は，抑えなければなりません。過度のいき込みや挑戦は，若者を意気消沈させ，面接への動機づけを減じさせてしまいます。セラピストはそのような態度をとるのではなく客観的な姿勢を保ち，一方では若者のフラストレーションを認識しながら，若者が達成した事柄を強調し続けていかなければならないのです。

達成した事柄を記録するための『私の達成記録』ワークシート（212ページ）を第12章に掲載しておきました。

> 困難に対処する思い切った行動を承認し，それを実行したなら褒めてあげることが大切である。

6. 再発防止

介入の最後に，強化と再発防止を行います。学んだ事柄を再度よく考え，有益だとわかったスキルを確認し，それらの今後の活用方法を検討するように子どもを促します。

検討の仕方と内容はさまざまですが，それには三つのステージが含まれるのが普通です。第1ステージでは，心理教育を行い，認知行動療法の主要な特徴について再検討します。第2ステージでは，第1ステージで検討した認知行動療法の考え方を自分の状況にどう適用できるかについて考慮するように子どもを導きます。その際，特に適切と判明した考えやスキルを再確認することが大切となります。第3ステージでは，再発や将来の困難に対処するために準備し計画するにあたって，それらの情報をどのように活用できるかについて検討します。

介入の主要な側面を再検討する第1ステージでは，次の事柄を強調するとよいでしょう。

- 思考と感情と行動の間の主たる関係について
- 思考の罠(わな)に気づく必要性について
- 不安を悪化させる認知に疑問を呈し，問題を改善するのに役立つ有益な認知によってそれを置き換える必要性について
- 不安を引き起こす状況を回避するのではなく，それに立ち向かうことの重要性について

それから第2ステージへと移ります。このステージでは，第1ステージで検討した内容を次のような仕方で自分自身の問題に当てはめて考えるように子どもを促します。

- 適切な情報，重要な不安の徴候，特に有益と判明したスキルを確認する。
- 子どもが抱いている主な思考の罠(わな)について話し合い，それを特定，検証し，それに疑問を呈する方法について予行演習を行う。
- 子どもが達成した進歩の度合いを確認し，それを介入開始時の状態と比較する。

鍵になるスキルと進歩の度合いについて検討する際には，セラピストは成功の継続に寄与すると考えられる重要な認知を強化し，それに役立つスキルの活用を促進する機会を設ける必要があります。通常それには，次に挙げる三つの主要な思い込みに対して疑問を呈する認知のあり方について説明します。

- **無力感**：子どもの努力を強調し，子どもが身につけ活用した新たなスキルによって変化と成功がもたらされたと指摘することが大切です。それによって子どもの自己効力感が育まれ，あきらめや無力感に結びついた思い込みに直接疑問が呈されます。これは状況や出来事に対して子ども自らが影響を及ぼせるという点をはっきりと示します。
- **失敗**：課題の達成の記録は，物事が決してうまくいかない，あるいはいつも失敗するなどの子どもの否定的な認知に疑問を呈します。
- **予測不可能性**：不安障害を持つ子どもは，現実世界を予測のできない場所として認識しがちです。そして，この不確実さが不安の発現に大きく関与しているのです。介入は現実世界のありようについて理解する方法をもたらし，想像しているよりも現実世界が予測可能な場所であると認識できるように子どもを導きます。

最後の第3ステージでは，再発予防計画を立て，将来起こりうる困難に備えての心構えを築きます。このステージでは，次のような鍵になる事柄について話

し合います。

- **将来起きると予想される困難な状況や出来事の特定**：これまでに起きた問題から，不安感情や不安思考が戻ってくる可能性が高い状況や出来事を予測します。たとえば中学校への進学など，より大きな自立心が要求され，親元からの巣立ちに関連する出来事が挙げられます。そのような出来事は，生活の変化，見知らぬ場所への移動をともなうため，全般性不安障害を持つ子どもの心配を増幅します。また，特定の恐怖症を持つ子どもは，その恐怖症に関連する新たな出来事に遭遇したり，そのような状況に置かれたりすると，不安感情の高まりを経験する場合があります。
- **一時的な再発に対する準備**：子どもと親は気づきを高めることで，不安の感情が将来再び高まることに備えることができます。このような気づきの向上は，どのような再発に対しても異常なこととみなすことをせずに，事態の予測を可能にします。なによりも，再発が一時的である点を強調することが大切です。再発は，恒久的な失敗を意味するわけでもなければ，以前の障害がそっくりそのまま戻ってきたというわけでもありません。また，新たに身につけたスキルが無効になったことを意味するわけでもありません。このことを，子どもと親に保証しておく必要があります。
- **早期介入の奨励**：困難な状況に備えておくように子どもに促すと，新たに身につけたスキルを早い段階で活用できるはずです。早期介入は，不安を悪化させる有害な思考パターンが再び根をおろすのを防ぎ，肯定的な思考への切り換えが素早くできるようになります。
- **実践の継続**：最後に必要なのは，新たに身につけたスキルを辛抱強く実行し続けるように奨励することです。また，身につけたスキルがどんな場合でも有効であるわけではないとはっきり述べておきます。したがって，たった一つの方略に固執するのではなく，さまざまな方法を試すように強調しておくべきです。また，新たなスキルの効果はそれを用いれば用いるほど向上するということに子どもが十分に気づけるように，実行の重要性について強調しておく必要があります。

再発防止は以下の三つのステージから構成される。
第1ステージ：認知行動療法モデルの鍵になる側面について再検討する。
第2ステージ：それをその子どもの問題にどう適用できるかについて検討する。
第3ステージ：起こりうる一時的な再発への気づきを向上させ，一連の方略の継続的な活用を奨励する。

第11章 よくある問題

不安障害

　どんなに注意深く計画しても，介入期間中にはさまざまな問題が発生し，セラピーの進行に影響を及ぼすようになるのが普通です。このことをセラピストはよくおぼえておく必要があります。それは，セラピーの現実とその複雑性を受け入れることでもあります。問題が発生したとしても，それは認知行動療法が失敗したということでも，うまく機能していないということでもなく，挑戦によって克服すべき課題が目の前にあるということなのです。すべての可能性を考慮して準備することなどもとより不可能ですが，本章では認知行動療法を適用するにあたってよく見られる問題について取り上げておきます。

1. 家族の協力が得られない

　認知行動療法は，若者のみを対象に実施しても有効に機能します。しかし，少なくとも一人の保護者の支援とプログラムへの参加を確保することが望ましく，また年少の子どもの場合にはそれが不可欠になります。親の参加が望ましい理由を，以下に挙げておきます。

- **心理教育**：子どもの不安，介入の意義，および子どもが身につけ用いるスキルについて，親の理解が向上するため。
- **実践面**：相法機関までの移動手段の確保，学校との交渉などの実行面での手配を行う際に有益なため。
- **日常生活への適用**：新たなスキルを活用するように子どもを促し，家でもそれらのスキルを実行できるように支援することができるため。
- **援助**：家で実行する課題を手助けすることができるため。
- **動機づけ**：恐れている状況や出来事に立ち向かうように，子どもを促し支援することができるため。

　しかし，残念ながら，何らかの理由で家族の支援が得られない場合があります。その時の家庭事情や環境の変化などによって引き起こされた一時的な状況など，さまざまな理由があるでしょう。そのようなケースでは，適切な支援が得られる

ようになるまで，介入を遅らせるのが賢明です。

　また家族システム全体が何らかの重大な問題を抱えていて，子どもの問題はその現れの一つである，という以下のようなケースがあります。

> **事例 11-1**
>
> 　イチカ（10歳）は12週間学校に通っておらず，慢性的な登校拒否のためにセラピーに連れてこられました。アセスメントの間に，親についてのイチカの心配が数多く確認され，母親が事故に遭うのではないかと心配していることがわかりました。また，父親が仕事中の事故が原因で背中に後遺症を抱えていて，もう長い間和らぐことのない痛みに悩まされていることが分かりました。父親はもう何年も働いておらず，そのために家計は逼迫し，借金の問題で裁判沙汰になるなど，一家は重大な危機に陥っていました。最近親が大喧嘩をして，母親が離婚を口にしていました。

　上の例から，子どもの分離不安には，親が無事であることの保証を得ようとする機能があることは明らかです。このようなケースでは，個人向けの認知行動療法が有効に機能するとはほとんど考えられません。したがって，家族療法などの他の介入アプローチを考慮すべきです。

> 家族の協力が得られない場合には，介入を遅らせるか，他の介入アプローチを考慮する。

2. 動機づけを欠いている，関心がない

　どんな介入法においても，「問題がある」という認識と，変化を受け入れる心構えが不可欠です。子どもと親の積極的な参加と協働性が求められるセラピーを基礎とする認知行動療法でも，その点に変わりはありません。しかし，子どもや若者は，親や学校の先生，あるいはそれ以外の大人によってセラピーに連れてこられる場合が多く，自分が解決しなければならない問題を抱えていると認識していない子どももいます。また，回避や他者への過度の依存などの不適切な方略を用いて不安に対処する習慣を発達させている子どももいます。そのような子どもは必然的に変化の可能性を恐れ，そのために心配や心配によって引き起こされた障害の存在を否定したり，その程度を過小評価したりします。つまり，そのような子どもは，不安を感じ動機づけのない状態で，いやいやながらセラピーに連れてこられるのです。

　積極的な参加が求められる介入のプロセスをそのような状態のままで開始する

のは不適切であり，それでは介入が成功するとは思えません。したがって，セラピストは，介入のプロセスをただちに開始するのではなく，まず動機づけのプロセスを注意深く行い，それを通じて変化に向けての子どもの動機づけを強化していく必要があります。動機づけ面接は，次のような動機づけの向上に役立ちます。

- 特定の結果を追求する欲求
- 変化のプロセスに参加する心の準備
- 結果を達成する自己の能力に対する自信

子どもと保護者の両者にとって受け入れられる出発点として，介入の目的，達成目標，優先事項が提起され，十分に話し合われ，順序づけられるまで，動機づけのプロセスにはかなりの時間をかける必要があるかもしれません。

最初に行う動機づけのプロセスは，どんな介入法においても介入の成功の基礎になります。グラハム (Graham, 2005) によって指摘されているように，子どもは次の事柄を認識しなければなりません。

- 障害や問題が存在すること。
- 問題は変えられること。
- 提供される支援が，変化をもたらしてくれること。
- セラピストは，変化の達成に必要なスキルを身につけられるように支援する能力を持っていること。

子どもや若者が，どっちつかずな様子，つまらなそうな様子，あるいは無関心な様子をし，セラピーセッションを受けたがらない，あるいは上の空で受けているようであれば，彼らの変化に向けての動機づけを再評価すべきでしょう。プロチャスカら (Procheska et al., 1992) による「変化の段階 (Stages of Change)」は，セラピーに向けての準備の度合いを概念化する手段として有用です。これは成人向けに開発され，薬物中毒とアルコール中毒の治療において広く利用されてきたものです。このモデルでは，変化のプロセスが前熟考期，熟考期，準備期，実行期，維持期，再発期という六つのステージに区分されており，それぞれのステージには，それに見合った焦点が置かれます。

前熟考期，熟考期の間は，子どもはセラピーに十分に身を投じていないはずです。問題があると認識していなかったり，変化に向けて行うべき事柄を特定できなかったり，現状を変えられると信じていなかったりします。このステージにおけるセラピーの課題は主に三つあります。

a. 所有感覚の助長

まず，子どもが積極的に話し合いに参加できるような状況を確保し，現状，将来，目標について子どもが抱いている見方を引き出せるようにします。子どもに焦点を置き，子どもの参加を奨励し，子どもの見方を尊重することで，セラピーでは子どもが重要であり，子どもの意見が尊重され，それに対して真剣に耳が傾けられるという，はっきりとしたメッセージを伝えられます。セラピストは，次のように子どもに質問します。

- 「きみのお母さんの言いたかったことはわかったけれど，**きみ**がどう考えているかを知りたいんだ」
- 「**きみ**には自分のことで変えたいと思っていることが何かある？」
- 「**きみ**はこれについてもっとよく考えてみたいと思う？」

これは共感，聴取，反省，承認，認定などの重要なカウンセリングスキルを用いてセラピーの中で築かれた，セラピストと子どもの関係を背景にして行われます。

b. 差異の強調

第2の課題は，こうありたいと願っている事柄と「今」「ここで」の間に横たわる差異の強調です。このような差異の強調によって，変化のプロセスに積極的に参加しようとする子どもの動機づけを強化できるはずです。たとえば，次のように言います。

- 「来年友達とキャンプに行く計画を立てているそうだね。きみの話だと，きみはいつもお母さんがそばにいないと眠れないんだよね？ 一人でキャンプへ行けるようにするには，何をすればよいだろう？」
- 「6年生になったらたくさんの友達を作るんだって？ 今とはずいぶん違うんだね。きみは確か，学校では友達が一人もいないと言っていたように覚えているけど」

c. どっちつかず（アンビヴァレント）な感情の解消

第3の課題は，変化に向けての計画を実施するにあたって子どもが両価的な感情を抱いていないかどうかを検討することです。子どもは，何か新たな事柄を行うにあたって，成功するかどうかについて，あるいは支援や手助けが得られる

かどうかについて確信が持てず，さまざまな心配を抱いている場合があります。起こりうる障害を特定し，それを克服する計画を立てられるように，自分の感じている不確かさを言葉で表現するよう子どもを促す必要があります。それには次のように質問します。

- 「どうしてこれを試してみる気になれないのかな？」
- 「何かうまくいかないことがある？」
- 「何がこれまで役立ってきたの？」

　これらの事柄に焦点を置くことによって，子どもの動機づけを向上させ，準備期，実行期，維持期とステージを進めながら，積極的に変化を求めていく姿勢に子どもを導いていくのです。つまり，子どもは，これらのステージを通して，認知行動療法が提供する変化のプロセスへと積極的に参加する心構えを築くように求められるのです。準備期には，小さな変化を試してみます。それに成功したあとは実行期に進み，もっと実質的な変化を試します。子どもが新たなスキルを身につけ適用できるようになるのはこのステージにおいてであり，また維持期においては，こうして身につけたスキルを日常生活に統合していきます。最後のステージは再発期であり，この期間においては以前の問題や障害のパターンが再現することがあります。

　セラピストがいくら努力しても，変化のプロセスに向けての心構えが形成されず，子どもがそれに積極的に身を投じようとしない場合があります。このような状況下では，セラピストは介入を開始する適切な段階に子どもがまだ達していない点を認めながらも，肯定的で楽観的な姿勢を崩さないようにしなければなりません。また子どもの方でも，変化のプロセスを実行する心構えができたと感じたときには，必ずやセラピストが効果的な支援を行ってくれると認識しておく必要があります。

> 子どもに動機づけが欠けている場合には，変化に向けた心構えを評価し，動機づけを向上させ，目標を特定する必要がある。

3. 家で行う課題を実行しない

　認知行動療法は，子どもの積極的な参加が求められるプロセスです。困難に立ち向かい対処しようと試みる中で得られた経験情報に基づきながらセラピーが進められていきます。自己モニタリング，段階的なエクスポージャー，行動実験，目標設定，実生活上での課題実行は，不安障害を対象に実施される介入プログラムの重要な構成要素です。これらはしばしば家で実行され，その結果は次回のセ

ラピー・セッションの中で検討されます。したがって家で行う課題も重要であり，それはセラピー・セッションと，日常生活の中での実践，対処との間の橋渡しの役割を果たします。

　モニタリングのために日記をつけることに同意しながらも，何も書かずに持ってきたり，日記に書く事柄が何もないと報告したりする子どもがいます。自己モニタリングは，それ自身にセラピー効果があり，不安のありようを見極めるのに役立ちます。たとえば，自己モニタリングを通して，不安が当初考えていたよりもひどくはなく，あるいは状況が好転し始めていると判明することがあります。とても重要な課題なのですが，その意識が希薄な子どもや若者もいます。日記をつけ忘れたり，分かっていても記入しなかったりし，結局スキルを実践する機会が失われてしまうのです。

　研究者の多くは，家での課題実行を，不安障害を対象に実施する認知行動療法プログラムの中心的な構成要素であるとみなしています。カザンツィスら (Kazantzis et al., 2000) は，家で行う課題を通してより大きな介入効果が得られることをメタ分析によって見出し，介入プログラムでは家で行う課題が重要であると指摘しています。しかし，家で行う課題実行によって得られる効果について，子どもを対象に調査した研究はほとんどありません。その少ない研究の中の一つである，不安障害の子どもを対象に行われたヒューズとケンドールの研究 (Hughes and Kendall, 2007) では，家で行う課題実行によって結果に何らかの有意味な相違がもたらされることを示す証拠は見出されていません。実際のところ二人は，家で行う特定の課題実行よりも，セラピーにおける一般的な関係の方が重要であると指摘しています。

　子どもが家で行う課題を実行しようとしない場合には，セラピストはそれにきっぱりと対処し，子どもとざっくばらんで実直な話し合いを行うことが大切です。その際には，家で行う課題の意義と重要性について強調し，その実行を妨げる障害がないかを検討します。セラピストは課題が間違いなく介入の全体目標に沿っていることを確認し，また子どもが課題の妥当性と重要性を十分に理解できるように考慮すべきです。課題があまりにも重荷になる場合には，もっと負担の少ない達成可能な目標を設定すべきです。たとえば，毎日欠かさず記録を残すように言うのではなく，特に，困難な2, 3の状況について書き留めておくように言う，などです。

　また，記録の仕方が子どもの関心を引かない場合があります。たとえば紙の日記帳を好む子どももいれば，そうでない子どももいます。そうでない子どもでも，特に緊張を強いられる出来事を経験した後ではパソコンで記録を残したり，電子メールを送ったりしたがるかもしれません。あるいは，課題を実行するのにもっと支援を必要としている子どももいます。その場合には，誰かの助けを借りるように配慮すべきでしょう。この配慮は恐れに立ち向かい不安に対処する方法を学

ぶエクスポージャーの課題実行の際には特に重要です。子どもに典型的に見られる対処方略は回避行動であり，子どもが身体を用いるエクスポージャーの課題をうまく達成できない場合には，課題の目標が大きすぎる可能性があります。したがって，セラピストは，子どもと話し合って，達成しやすいより細分化された課題を設定するか，実生活上でのエクスポージャーの課題を行うまえに，まずセッションの中で想像上での課題実行をもっと行っておくようにしなければなりません。

家で課題実行する意義について，いくらわかりやすく説明しても，子どもは何としてもそれを実行しようとしない場合があります。協働関係を促進し，動機づけを維持するためには，子どものそのような姿勢を承認し尊重する必要があります。介入の初期の段階においては，セラピーセッションの中で困難な状況について話し合い，それによって多くの情報が得られるので，家庭でのモニタリングや，記録やフォームの記入は必ずしも必要とされるわけではないのです。確かに子どもが新たなスキルを実験し実践するようになる介入の後半に入ってからは，家で行う課題が重要になります。とはいえ，その段階に至るころまでには，子どもとセラピストの関係がより堅固になっているはずであり，したがって子どもは率先して家で課題を行うようになっているはずです。

> 家で行う課題はセラピーの初期の段階ではそれほど重要でない。家で行う課題の負担を最小限にとどめ，他の形式を検討すべきである。

4. 子どもが受動的で話をしようとしない

多くの子どもや若者にとって，自分の問題や心配について大人と話すのは異例の体験です。思春期の若者は，きまり悪く感じてもの静かで受動的な態度を示していたり，自分の心配の性質と度合いが理解されていないのではないかと懸念していたりします。また，言葉が十分に発達していない年少の子どもは，自分の思考や感情を表わす言葉を探したり，セラピストと言葉でやり取りしたりするのに困難を感じている場合があります。不安障害を持つ子どもは，いくら安心させても，質問の答え方や，あるべき「正解」を答えられたかどうかを心配している場合があります。

子どもにとって，セラピーは不慣れな体験であり，セッションに何を期待できるのかが分かっていないということがあります。セッションで何が行われるのかについて，子どもの初期の期待を形成する情報源としては，親，専門家，テレビ番組，友達などが挙げられます。さまざまな面でセラピストは，何をすべきか，どう対処すべきかについて助言を与える専門家であるとみなされます。また，子どもと親の役割は，セラピストの言うことを受動的に聞くことであると考えられ

ています。この考え方は，認知行動療法の協働的なプロセスと合致しません。認知行動療法においては，子どもは発見学習と行動実験を通じて障害に対処する方法を学ぶ能動的な参加者なのです。

　子どもが話したがらず，自分から情報を提供しようとしない場合には，それはそれとして認め，何を認知行動療法に期待できるかを明確にし，その点を繰り返し強調するとよいでしょう。セラピストは，特に次の点を強調し奨励すべきです。

- **参加**：セラピストは子どもの見方，考え方，そして子どもが本当にしたいことは何なのかを聞きたい。
- **実験による学習**：問題が現れる理由を突き止め，それを変えられるかどうかを検証する行動実験を行うために，セラピストは子どもと協働する。
- **協働作業**：セラピストが「解答」を用意しているわけではなく，それは子どもがセラピストと一緒に発見しなければならない。
- **自己効力感**：セラピストは子どもが何を有益と感じたか，また試したスキルのうちでどれを有効と感じたかについて知りたい。
- **オープンであること**：セラピストでも，物事を間違って解釈したり，理解できなかったりする場合があり，したがって若者はそれに気がついたときにはその旨を告げる必要がある。

　セラピストは，うまく子どもの関心を喚起して子どものセラピーへの貢献を奨励し強化します。たとえば，ウェブサイト，子どもの好きな音楽バンド，書籍，映画などの話題を持ち出して話し合い，子どもの話しに耳が傾けられているというメッセージを，またセラピストの知りたい重要な情報を子どもが持っているというメッセージを伝えるのです。また，そのような情報について知ることによって，子どもの重要な認知を特定するのに役立つ材料が豊富に得られます。

　子どもや若者を対象に認知行動療法を実施するにあたっては，セラピストの側からのより直截な質問が必要になる場合がしばしばあります。子どもが消極的で話をしようとしないときには，特にそうです。直截な質問をする際に，次から次へと質問をして子どもを強引にセラピーに参加させようとしているセラピストをよく見かけます。このようなセラピストの側の傾向は，セラピーに対する子どもの不適切な見方（たとえば「セラピストが話し，自分はそれを聞く」など）を強化し，意図せずに子どもを受動的な立場に追いやってしまいます。かくして子どもは，セラピーセッションをだんだん不快に感じるようになり，次にどんな質問をされるのかが心配になって不安を募らせ始めるのです。セラピストは，そうならないように用心する必要があります。自分を表現する機会を子どもから奪ってはいけません。子どもが話したがらない理由を把握したうえで子どもの沈黙を承認し，そ

れに代わる言葉に依存しないコミュニケーションの手段を確立する必要があります。

　子どもや若者は，圧倒されているように感じて，ざっくばらんな質問に答えられないことがときとしてあります。そのような状況では，より明確で具体的な質問をするとよいでしょう。セラピストは「選択肢の提供者」になってさまざまの可能性を子どもに提示し，自分に該当するケースがその中にあるかどうかを尋ねるようにするとよいでしょう。

事例 11-2

　トモカ（9歳）は，面接ではたいへんおとなしく，セラピストの質問に対して肩をすくめたり，ぼそっとした声で「分からない」などと返答したりしていました。学校の休み時間にどう感じているのかを尋ねられると，トモカは肩をすくめて，床をじっと見つめていました。セラピストはしばらく待ってから，「休み時間はとても楽しくてうきうきすると言う子どももいるけど，きみも同じように感じるの？」と別の言い方で質問しました。するとトモカは首を横に振りました。セラピストは今度は，「休み時間には悲しくなったり心配になったりする子どももいるけれど，きみもそう感じるの？」と尋ねました。トモカはうなずいて，遊び友達が誰もいないとつぶやきました。

　このようにして，選択肢の提供者は一連の可能性を子どもに提示し，肯定したり，否定したりしてもらうのです。その際には，提示された可能性を否定しても構わないと子どもが感じられるような空気を醸成することが大切であり，セラピストの考えを子どもが無条件に受け入れるような結果にならないように注意しなければなりません。これは特に不安障害を持つ子どもに当てはまります。したがって，「いいえ」と返答する許可と資格をはっきりと子どもに与える必要があります。その点を強調するには，たとえば「きみはそう感じないかもしれないけれど……」，あるいは「きみがそう感じているかどうかについては私にはよく分からないけれど，でもときどき……」などと前置きしてからオプションを示すようにするのです。

　面接中，子どもが受動的で話をしようとしないときには，子どもの貢献の重要性と，どのようにして一緒に学んでいけるかについて話し合うべきである。また，より直截な質問を用い，若者に「選択肢」を提示するようにする。

5. 子どもの認知能力や成長能力が限られている

　子どもや若者は，自分自身の認知を評価するのに困難を感じたり，介入の認知的な要請にうまく応えられなかったりする場合があります。セラピストの間では，平均的な能力を持つ7歳以上の子どもであれば，認知行動療法のほとんどの認知的な課題に対応できると一般に考えられています。また，より単純化された修正版の認知行動療法を用いれば，それよりも年少の子どもにも適用できるとされています。その点が不確かな場合には，セラピストは子どもが自分自身の思考を評価し伝達する能力を持っているかどうかを確認し，子どもの認知レベルに合ったセラピーを行うように心がけなければなりません。

　子どもの年齢と成長の段階によって，認知的な構成要素に対する強調の度合いが変わってきます。年少の子どもにも，自分の思考を評価し，他の見方を認め，思考の評価を行うための何らかの構造化された課題を実行する能力を持つ子どもがいます。しかしながら，そのような子どもでも，異なるレベルの認知やプロセスを区別する，あるいは認知のさまざまな罠を特定するなどの，より複雑で抽象的な課題には困難を感じるかもしれません。したがって，年少の子どもを対象に介入を行う場合には，行動実験に，すなわち行動を通した学習に焦点を置きます。子どもの認知に直接挑むよりは，課題実行と実験を通して間接的に挑むのです。その際には，肯定的な「セルフトーク」などの，より単純で，あまり特殊でない認知の技法を用います。こうして肯定的な「セルフトーク」や自己教示を用いることによって，また実行の成功によって，子どもはよりバランスのとれた一連の認知を発達させることができるはずです。

　どんな場合でも平易な言葉を用い，抽象的な概念については具体的な仕方で提示するように注意を払うべきです。比喩は特に有用です。たとえば，自動思考を迷惑メールにたとえたり，心配を思考がグルグルと渦を巻く洗濯機にたとえたりするのです。このような比喩は，理解を助ける具体的な手段を提供してくれるばかりでなく，有益な想像力の発達をもたらしてくれます。たとえば，否定的自動思考に対処するように子どもを支援する際には，強力な防火壁を築くように，あるいは洗濯機のスイッチを切って思考の渦を止めるように言うのです。

　子どもが課題の実行を忘れやすいという問題については，視覚的なヒントや仄めかしを活用して克服できます。たとえば，筆箱の中にヒントが書かれた付箋を貼り付けておくようにします。こうすれば，休み時間に鉛筆を筆箱にしまうときに，落ち着くためのいくつかの有益な方法やヒントが書かれた付箋を見ることができます。細長く切った色紙も有用であります。たとえば，赤い（心配な）思考に注意することを思い出せるように，鉛筆に巻いておきます。また，忘れずに思考をチェックするために，視覚に訴える備忘用の注意書きとしてノートに未記入の吹き出しを描いておくとよいでしょう。最後につけ加えておくと，課題を単純

化して，子どもが選択決定をなるべく少なく済ませられるように，またいくつかの肯定的な自己教示を身につけられるようにできます。

> 子どもの認知能力や成長の能力が限られている場合には，言葉を平易にし，具体的な比喩と視覚的なヒントを活用すべきである。

6. 自分の思考を表現するのが困難である

「それが起きたときに，きみは何を考えていたの？」などの直截な質問に対して，自分の思考を言葉で表現できない子どもや若者は珍しくありません。そのような場合は，セラピストは，子どもにとって表現することが本当に困難なのか，それとも不安や遠慮のせいでできないのかを，探る必要があります。直截な質問をしたり，わざわざ思考に焦点を絞ったりする必要がない場合もあるのです。子どもは，話しているうちに自分の思い込みや，先入観や，評価をいくつか表現するのが普通だからです。したがって，セラピストは，ターク（Turk, 1998）のいう「思考のキャッチャー」になる必要があります。つまり，セラピストは，面接セッションの中で子どもが繰り返し口にする重要な思考に気づけるようにならなければならないのです。そして適切なときに，その情報を子どもに投げ返すのです。

子どもの思考の伝達に役立つもう一つの手段として，第9章で取り上げた吹き出しの活用が挙げられます。二，三の例を挙げて，思考の伝達媒体として吹き出しを活用できるように子どもを導きます。セラピストは未記入の吹き出しが描かれたイラストをセッション用にいくつか用意しておき，セラピーを促進するための視覚的な素材として利用できます。吹き出しは「こうなったときに，きみならどう考えるかを吹き出しの中に書いてみよう」などと問いかけながら子どもに見せ，子どもの返答をセラピストが書き込むか，子どもに自分で書かせたり，絵を描かせたりするのです。

子どもは，自分の思考や感情については言葉で表現できなくても，友達や同年齢の子どもなどの第三者の感情や思考に置き換えて表現できる場合が少なからずあります。話の焦点が自分自身の事柄から他者の事柄へと移ると，子どもは脅威をそれほど感じなくなるからです。また，セラピストはその子どもが周囲や出来事をどのように認識しているかに関して有益な洞察を得ることができます。

事例 11-3

ユイナ（14歳）は，社会的な状況に関わることにたいへん大きな不安を感じていました。セラピストは，注意深く調査しましたが，そのような状況に置かれたときのユイナの心に生じる

思考を特定できないでいました。話し合いの中で，セラピストはユイナに，会話がとても上手だと彼女が思っている友達の名前を挙げるように言いました。そして数人の友人がその友達に近づいてきたときに，その友達はどう考えると思うかを尋ねました。実はこの集団が近づいてくるという状況は，ユイナがとても苦手な状況の一つでした。ユイナは，すかさず「彼女はきっと何かすばらしいことを考えると思う。〈あのいやな臨時の先生について皆と話そう〉とか考えるかも」と答えました。次にセラピストは，ユイナと同じような友達がそのような状況に置かれたら，どう考えると思うかを尋ねました。すると彼女は，「きっと彼女は心配になると思う。皆が自分と話をしたいかどうかがよくわからないし，自分が何かばかげたことを言うかもしれないから」と言いました。こうしてユイナは自分の考えを表現できたのです。

> 子どもが自分の思考を表現するのを困難に感じている場合には，その子どもが話し合いの中で表現する認知を捉えるようにする。その際，吹き出しなどの視覚的な手段や第三者の視点を活用するとよい。

7. 子どもが言葉による方法に反応しない

　言葉に依存しない方法を用いる方が，よりスムーズにセラピーに参加できる子どももいます。そのような方法によって，子どもはしばしば脅威をそれほど感じなくなってセラピーに親しみが持てるようになり，リラックスした気分で積極的に参加できるようになるのです。これまでの章の中でも，吹き出し，ワークシート，クイズ，ゲームなど，そのような方法のさまざまな例を挙げてきました。これらの素材の多くは，作成も簡単ですぐに利用でき，パソコンでも必要最低限の知識さえあれば自在に活用できます。セラピストの手元には，すぐに利用可能な素材が次第に蓄積されていくことでしょう。素材はそれを用いる子どもの必要性に応じて簡単に修正できるようにしておきます。これらの素材は，魅力的で子どもの関心を引くというばかりでなく，それを通してセラピーの主役は子どもであるという暗黙のメッセージを伝えられるのです。

　言葉に積極的に反応しない子どもに，それも特に年少の子どもに有効なもう一つの方法として，人形の活用が挙げられます。セラピストは子どもに人形を示しながら，子どもと同じような問題と心配をその人形が抱えている様子を描写します。それから人形と話をするように子どもを促し，子どもがそうしている間にセラピストは，次のような手順で順序立った話し合いを行います。

- **探究する：起きうる思考を特定する**――「彼が公園に行って他の子どもたちが遊んでいるところを見かけたら，彼はどう思うかな？」
- **替わりの思考が生まれるようにする**：「これについて他の考え方はないか

- **対処方法を特定する**：「気分よく感じるには彼は何をすればいいんだろう？」
- **問題を通して誰かをコーチする**：「そう感じたときに彼には何ができるのかな？」

思春期の子どもは絵を描いたり，詩や歌を作ったりすることに興味を持っている場合があります。そのような子どもについては，それらの媒体を通じて自分の思考や感情を表現するように促すとよいでしょう。

> 子どもは言葉に依存しない素材をより快く感じる場合がある。

8. 親に不安障害が認められる

子どもの不安と親の不安の関係について何人かの研究者が指摘してきました。臨床の実践の場では，不安障害を持つ子どもと親が一緒にセラピーに参加するケースは稀ではありません。セラピストは，親の不安の程度と性質について把握しておく必要があります。多くの場合，親子が一緒にセラピーに参加することに特に問題はありません。親の参加は，親自身が専門家の支援を必要としているかどうかを，また不安マネージメントのセッションを行うべきかどうかを検討する際に役立ちます。

親の不安障害に対処する場合には，そのタイミングと手順を慎重に考慮しなければなりません。親の不安が大きく，能力をひどく損なうものである場合には，親は子どもと協働するまえに専門家の介入を受けるべきです。それほど親の不安が大きくない場合には，親は子どもと一緒に自らの不安に取り組めます。ただし親が子どもの支援を行うには，まず親自身が不安の対処方法を習得する必要があります。

セラピストは，親の不安が子どもの介入プログラムに与える影響を考慮すべきです。たとえば全般性不安障害を持つ親は，段階的なエクスポージャーの課題を実行するように子どもを促し，その支援を行うのを困難に感じる場合があります。不安障害を持つ親は子どもの回避行動を支援しがちであり，心配に立ち向かい打ち勝つ方法を学べるように積極的に子どもを支援する能力を欠いていると多くの研究者によって指摘されています。これは，他のメンタルヘルスの問題にも当てはまります。うつを抱えている親は，動機づけを欠きがちであり，子どもを感激させたり，子どもの希望を育んだりすることがありません。PTSD（心的外傷後ストレス障害）を抱えている親は，不安によって，あるいはトラウマを引き起こした出来事がよみがえってきて，子どもを支援できるような状態にない場合がありま

す。あるいは親は，介入とその成功の可能性に関して独自の思い込みを抱いているかもしれません。変化を試みてそれに成功しなかった経験が親自身にあると，親の絶望感が子どもに伝わって介入プログラムに支障をきたす場合があります。

そのような状況においては，セラピストは介入に対する親の認知と親の問題の影響についてオープンに話し合うべきです。親の障害について正しく認識し，子どもを支援する親の能力がどの程度損なわれているかを明確にしておく必要があるのです。また，介入プログラムに参加して対処行動のモデルを示せるような，替わりの支援者を探し，そのような人物に介入への参加を求める必要があるかもしれません。

> 親に不安障害が認められる場合には，親自身の不安の大きさと，子どもを支援する親の能力の程度を評価すべきです。

9. 子どもがセラピーを欠席しがちである

正当な理由によって予定の面接に子どもが来なかったり，面接がキャンセルされたりすることがあります。通常，それは例外的なものであり，それによって介入に大きな障害が生じたりはしません。しかし，そのような事態が繰り返し定期的に発生するようになると，介入に悪影響が生じます。このような場合には，セラピストはいつからそのような事態が発生するようになったのかを考慮しなければなりません。欠席は，子どもの両価的な感情の表れである場合もありますが，回避の手段と化している場合もあります。後者の場合では，若者がセラピーセッションに不安を感じるようになったと考えられます。

事例 11-4

アユミ（14歳）は，学校で大きな不安を経験し，ほとんど人と話しをしなくなりました。そのために友達ができず，外出もめったにしませんでした。セッションを始めたばかりの頃，セラピストは，彼女が学校でどのような思考を経験しているのかを引き出そうとしました。しかし，彼女は何も言いませんでした。そこでセラピストは，もっと具体的な質問をすることで彼女の思考を引き出そうとして，「私がきみを学校に連れて行き，同級生と話しをするように促がしたら，どんな考えが浮かんでくると思う？」と尋ねました。アユミは，この質問を聞いてたいへんに不安になり，「そんなことはとてもできない」と何度もつぶやきました。そして彼女は，次の面接を欠席しました。次に彼女がやって来たときに，欠席したことについて話し合いました。そのときセラピストは，以前の面接におけるやりとりを思い出し，その出来事のために彼女が来なくなったのではないかと思い当たりました。アユミはその点を認め，セラピス

> トが彼女を困難な状況に無理に置いて，自分に「対処させようと」しているのではないかと恐れていたと答えました。

　子どもが欠席した場合には，次の面接の開始時にそれについて率直に話し合う必要があります。日時の都合が悪い，あるいは恒常的に他の用事と重なる（たとえば親が他の子どもを送り迎えしなければならないなど）といった，日常生活上の理由によって面接をキャンセルする必要が生じた場合には，日時を決め直すことができます。セラピーがはかどるように互いに都合のよい時間を前もって決めておくのです。若者が欠席した場合には，積極的にフォローすべきです。郵便物によって替わりの日時を知らせるのも一つの単純なやり方ですが，電話の方が，欠席理由について話し合う，よい機会が得られるかもしれません。電話なら，交通手段を確保する，あるいは学校を早退する許可をとるなどの現実的な問題についても話し合えます。また，セラピストは，電話を通じてセラピーの進展を補強し，変化に向けた子どもの試みを奨励する機会が得られ，子どもが何らかの両価的感情を抱いていればそれに対処できます。その子どもにとっては面接への参加と変化の試みが困難に感じられるという点をセラピストは正しく理解したうえで，目標を決定する際には若者が中心になり，若者の見方が尊重されることを請合います。このように，どっちつかずな感情を抱いている若者に対しては，電話での簡潔な話し合いは動機づけを取り戻すための強力で効果的な手段になります。

> 子どもがセラピーを欠席しがちになったときには，それについて率直に話し合い，不安や障害があればそれに対処すべきである。

10. 成功を否定する

　子どもや若者は，変化に成功してもそれを認めなかったり割り引いたりする場合が少なからずあります。その理由はさまざまですが，よくある理由として，①非現実的なまでに高い基準，②成功を見落とす認知の歪み，③変化の要因を自分の努力にではなく外的な出来事に帰す傾向などが挙げられます。

a. 完全主義

　不安障害を持つ子どもはしばしば，自分自身にきわめて高い基準を課し，それに従って自分の行動を評価します。多くのケースでは，この高い基準は非現実的で達成不可能であり，そのような子どもは，本質的に常に自分に失敗を課しているようなものです。そのような状況では，行動は完全でなければ受け入れられないとする思い込みによって日常生活に支障をきたし，どのような改善も本人に

よって否定され，見落とされます。

このような完全主義に対しては，全か無かの認知の歪みをまず特定し，それを認識することで，面接場面において直接的に疑問を呈せます。全か無かの思考の罠(わな)に捕われていると，極端で絶対的な二分法によってすべてが評価される結果になります。行動は「よい」か「悪い」のどちらかとされ，少しでも完全でない事柄は不十分だとして片づけられてしまうのです。選択肢は少数の極端な項目に固定化され，その中間にある項目はすべて考慮の対象から除外されてしまいます。

この認知の歪みが確認された場合には，セラピストは尺度の技法を用いて行動の良し悪しには段階があると認識できるように子どもを導いていけます。固定化された考えには尺度として100か0のどちらかの値が当初割り当てられるはずです。それに対して，話し合いによって，行動の評価には100と0の間を占めるさまざまなレベルや，さまざまな基準があると理解できるように若者を導いていくのです。尺度による評価は，視覚的にも二分法思考に疑問を呈するたいへん強力な手段の一つになります。それによって若者は，完全性が達成されることはめったにないと認識できるようになります。このように，完全主義の基盤にある認知が特定されれば，それについて話し合う機会が得られます。そして更に，行動実験によってこれらの先入観の妥当性を直接的に検証することができます。

事例 11-5

　リョウコ（13歳）には絵の才能があり，絵の宿題が出されたときには彼女はいつも何十時間もかけてそれを仕上げていました。できる限り時間をかけなければ良い点を取れないと思っていたので，完璧に仕上がるように，細かな修正を加えることにそのほとんどの時間を費やしていたのです。しかし，最近になって，このやり方によって問題が起きるようになりました。というのもリョウコは，課題の提出期限を守れなくなってしまったのです。良い点がとれるほど十分な時間をかけていないので課題を提出できない，と彼女は感じていたのです。そこで，よい点をとるには時間をかけなければならないとする彼女の思い込みの妥当性を検証するために，出されたばかりの課題を対象にして実験を行うことにしました。彼女は，いつもの半分以下の20時間をこの課題に費やすことに同意しました。20時間をかけたあと母親に課題を渡し，学校に持っていってもらいました。リョウコはたいへん不安になり，この課題では良い点をとれないと予測していました。ところが，採点結果はAでした。リョウコは，この実験を振り返り，良い点をとるには時間をかけなければならないとする自分の先入観に疑問を持つことができたのです。

このような完全主義的な先入観は，強固で根が深く，セラピーの期間を通じて現われ続けるはずです。尺度の技法を継続して用い，先入観と合致しない証拠の

一覧を実験によって築き上げていくことは，根底的な認知に疑問を呈する有益な方法なのです。視覚に訴える尺度を繰り返し用いると，たいていの場合には，子どもは行動に完全性は求められないと認識できるようになります。

つけ加えておくと，客観的な成功以外の行動の評価方法を身につけられるように子どもを導くことができます。客観的な成功に等しく重要な，達成感，生活の享受などの評価基準を身につけられるように支援するのです。かくして，たとえ競争に勝てなかったとしても，真摯にトレーニングを行い，不安感情をコントロールし，進んで参加することの意義を認識できるようになるのです。

b. 否定的な認知の歪み

否定的な出来事を拾い上げてそれに注意を向ける傾向は，よく見られる認知の歪みの一つです。したがって自分の成功や自分の達成した小さな変化に気づかない若者がいるのは，特に驚くべきことではありません。そのような若者に対しては，自分の達成した成功について積極的に説明するように求め，否定的な認知に率直な疑問を呈する必要があります。これは，セラピーの本来的なプロセスであり，それを通じて目標を再検討し，成功と変化を祝福します。しかしながら否定的な認知が強い場合には，若者は自分用の達成記録をつけるようにし，定期的にそれについて検討するとよいでしょう。

> **事例 11-6**
>
> シュンスケ（9歳）は，友達の家に一泊するという目標を達成するために必要なステップを検討しました。そのプログラムを開始してから 6 週間が経過した頃，シュンスケはすべてがうまくいっていないと，友達の家に泊まることなど決してできないと感じて，しょんぼりしていました。そこでシュンスケは成功へのはしごと自分の達成した事柄をよく見比べてみました（**図 11-1**）。そうして彼は自分の成果を正しく評価することができたのです。

c. 自分の努力の結果ではない

若者は，変化を認めはしても，それが自分の努力によるものではないとみなすことがあります。つまり，変化の理由が外在化され，自分以外の要因に帰されるのです。この傾向には疑問を呈する必要があります。具体的な方法として，心配や恐れている状況に効果的に対処するにあたって身につけた新しいスキルが重要な役割を果たしていることを強調することが求められます。それは，不安な状況

第 11 章　よくある問題　185

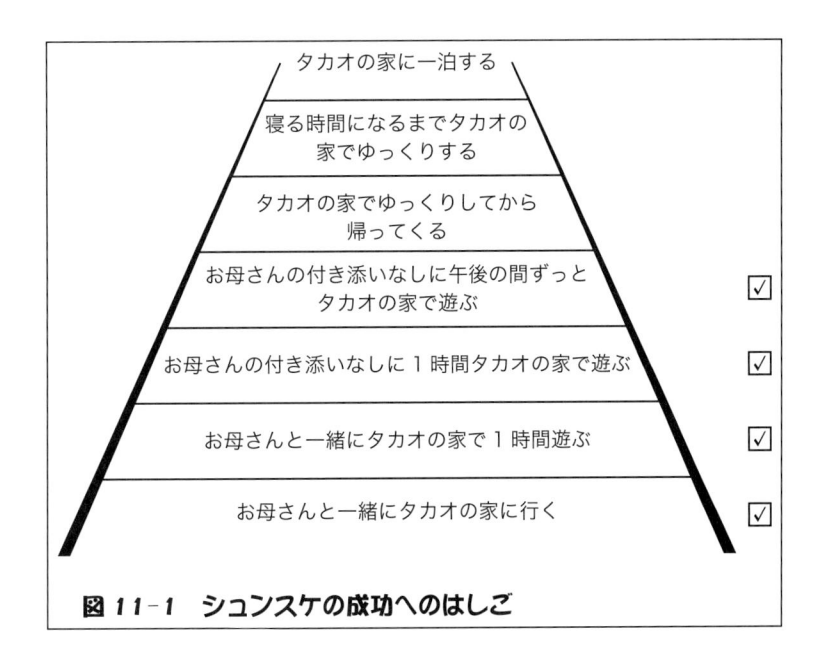

```
             タカオの家に一泊する
          寝る時間になるまでタカオの
              家でゆっくりする
         タカオの家でゆっくりしてから
              帰ってくる
       お母さんの付き添いなしに午後の間ずっと    ☑
            タカオの家で遊ぶ
      お母さんの付き添いなしに1時間タカオの家で遊ぶ    ☑
       お母さんと一緒にタカオの家で1時間遊ぶ        ☑
         お母さんと一緒にタカオの家に行く          ☑
```

図 11-1　シュンスケの成功へのはしご

をコントロールする子どもの能力を強化し，ひいては不確実な事柄や予測のできない事柄に対する心配に対処するときに役立つのです。したがって，セラピストは，肯定的な結果を外的な要因に帰そうとする子どもの傾向を特定し，それについてよく考えるように，またソクラテス的問答*のプロセスを通じて，肯定的な結果に対する自分の役割を正しく評価認識できるように子どもを導いていく必要があります。

> 子どもが自分の成功を否定する場合には，完全主義，否定に向けられた認知の歪み，成功を外的な要因に帰そうとする傾向について考慮する必要がある。

＊　質問者が解答者に質問をくりかえし，より抽象的，一般的返答を引き出す問答法。

第12章 配付資料とワークシート

本章に掲載されている配付資料とワークシートは読者が自由に活用し，コピーして使っていただいて構いません。また，カラー版（英語版）のものを以下のサイトからダウンロードできます。

www.routledgementalhealth.com/cbt-with-children

　本章の資料は，ひな型として提供されているものです。ですので，セラピストは，自由に改変を加えて独自の資料を作成するとよいでしょう。また，子どもの関心と成長段階に応じた，さまざまなバージョンのワークシートを作成してもよいでしょう。そうすることで子どもの必要性に合った資料を比較的簡単に準備できるはずであり，そのような資料は認知行動療法の実施に向けての子どもの関心，動機づけを向上させるのに役立つはずです。子どもの関心が反映された資料を作成することによって，心理療法では子どもが重視され，子どもの言葉に耳が傾けられ，子どもの関心が尊重されるという点を強調できます。

　パソコンの知識が少しでもあれば，楽しいワークシートを工夫できます。インターネット上には，魅力的な画像を無料でダウンロードできるサイトがたくさんあります。吹き出しは，比較的簡単に作成することができます。色をうまく使ったり，フォントの種類や，大きさを変えたりすることで魅力あるワークシートを作成できます。そのような作業を通じて，いつでも手早く修正して活用できる資料が蓄積され，それは次第に成長していくことでしょう。

　絵や色を巧みに用いたワークシートは，特に年少の子どもにとっては魅力的に感じられるはずです。とはいえ，それは心理療法のプロセスから子どもの気をそらすような過剰なものであってはならず，心理療法に役立つ適切なものでなければなりません。このことは，特に思春期の若者には重要です。その年齢になると，絵やイラストで飾り立てた資料にあまり関心を示さなくなったり，押し付けがましい，あるいは子どもっぽいと感じたりする場合があるからです。アセスメントのプロセスを行う際にその点に気をつける必要があります。その結果にしたがって介入の補助や強化に用いる資料を作成準備しなければなりません。

1. 心理教育用の資料

第6章の中で，認知行動療法では不安の認知モデルを子どもと親に手引きすることが介入初期の課題の一つであることを強調しました。不安の認知モデルの理解によって，認知行動療法の意義を理解でき，動機づけのプロセスが促進され，変化の過程に積極的に参加する心構えが築かれるのです。**『不安を退治する方法を学ぶ　1』**（191 ページ）というタイトルの配付資料を手渡すことで，親は不安といくつかの典型的な心理症状について学べます。この資料には，不安感情と心配の関係，および回避行動の結果が説明されています。それによって認知行動療法を適用する意義を理解でき，不安を悪化させる思考を特定して，それに疑問を投げかけ，有益な思考方法と対処方法を身につける認知行動療法の目標をよく理解できるはずです。資料の最後の部分には，子どもが認知行動療法を受けている間に，親はどのように子どもを支援（SUPPORT）すればよいかについて，いくつかの簡単な指針が示されています。そこでは，親自らが思い切った対処方法のモデルを提示しどうすればうまくできるか（Successfully）を子どもに示すこと，子どもの問題を正しく認識し受け入れる理解（Understanding）のアプローチをとること，変化はゆるやかでありそれには時間がかかると忍耐強く（Patient）理解すること，新たに身につけたスキルを活用するように子どもを促し（Prompt）支援すること，子どもの能力と成功を強調できるように子どもを観察する（Observe）こと，子どもの対処の試みを褒めてそれに報いる（Reward）こと，いつでも子どもと話し（Talk）子どもを支援できる体制を整えることが強調されています。

『不安を退治する方法を学ぶ　2』（194 ページ）というタイトルの資料は，子どもと若者用です。この資料には，不安について，またどのように不安感情や心配が時に心を支配するようになり，自分のしたいことができなくなるのかについて分かりやすく解説されています。また，立ち向かうことの必要性，そして不安を克服する方法を学ぶことの必要性が強調されており，子どもはそれによって認知行動療法の主な目的を知ることができます。最後の部分では，認知行動療法では協働と積極性が重視されるという点について，また行動と実験を通じて学習することの重要性について説明されています。

2. 情動の認知とマネージメントに役立つワークシート

心理教育を行い，認知行動療法のフォーミュレーションを作成したあとは，情動の領域に介入の焦点が置かれます（第8章参照）。**『逃走か闘争かの反応』**（196 ページ）には，ストレス反応によって生じる心理的な変化についてまとめられています。いくつかの重要な身体変化と症状の説明に加えて，危険から逃走するために，あるいはそれと戦うために身体を準備するにあたって，それらがどのような

役割を果たしているかについて解説されています。このワークシートは，自分の中の「恐竜」について，すなわち心配と大きなストレスを引き起こすものごとについて考える機会を子どもに与えます。ストレス反応についての理解は，不安の徴候に敏感な子どもや，それを重大な病気の前兆として誤って認識している子どもには特に重要です。

『私の身体の不安の徴候』（197ページ）は心理教育の導入時に活用できる資料であり，その焦点は子どもが最も強く顕著に感じる不安の徴候を特定できるようにするところにあります。不安の徴候に対する気づきを向上させることで，子どもは介入の必要性を初期の段階で感じとり，不安感情を和らげるための適切な行動をとれるようになります。また，『私が不安を感じること』（198ページ）は，不安を感じる状況や出来事を特定するための補助手段として活用できます。他にその子どもに当てはまる状況や出来事があればそれをつけ加えられるように，ワークシートにはいくつか空欄が設けられています。『私の緊張した感情の日記』（199ページ）は，強い不安の感情に気づいたときにそれについて要約し記録しておくためのシートです。このワークシートには，それが起きた日時，状況，不安の強さやことに強かった不安の徴候について感じた事柄，そのときに心の中をよぎった思考について書き留めておくようにします。

残りのワークシートは，不安感情に対処するための一連の方法を身につけるための補助手段として活用できます。『私の身体活動』（200ページ）は，特に大きなストレスを感じたときに不安感情を和らげるのに役立つ，楽しい身体活動を見つけるために用意されています。『呼吸のコントロールの日記』（201ページ）は，不安やパニックを感じたときに呼吸のコントロールを回復する方法について，その手順が説明されています。この技法は手早く簡単に実行でき，さまざまな状況で適用できます。『自分専用のリラックスできる場所』（202ページ）は，イメージを用いたリラックスの方法について，その手順が説明されています。それを行うには，現実の場所か想像上の場所かを問わず，自分がリラックスできると感じる特別な場所の詳細なイメージを思い浮かべるようにします。細部に至るまでくっきりとした，そして五感に訴えるイメージを思い浮かべ，色，音，においなどの多様な特徴に注意を向けるようにします。そのような特別な場所について絵を描くように子どもを促すと，イメージを膨らませることができるでしょう。子どもが特別な場所のイメージを描けるようになったら，ストレスを感じたときにはいつでもそれを思い浮かべるように，またリラックスして眠るために就寝時に思い浮かべるように言います。このセクションの最後のワークシート『私の感情の道具箱』（203ページ）には，不安の対処に役立つさまざまな方法をまとめておきます。一つの方法に頼らず，さまざまな技法を用いるようにしましょう。

3. 認知の強化に役立つワークシート

　第9章の中で取り上げた認知を強化するためのワークシートは，不安思考を特定するための補助手段として活用できます。『**私の心配**』(204ページ) を用いるときには，まず最下段の四角い枠の中に，心配を引き起こす状況や出来事について文章で書き記すか，あるいは絵を描きます。それからその状況についてよく考え，心の中に浮かんだ思考のいくつかを吹き出しの中に書き込みます。また『**グルグルと渦を巻く思考**』(205ページ) では，心配な思考が心の中で渦を巻く様子が単純な比喩によって強調されています。心の中で頻繁に渦を巻いている思考をワークシートの吹き出しの中に書き込むように促がして，子どもに一種の心の探求を行わせることができます。『**思考の罠**』(206ページ) には，よくある思考の罠についての情報が記述されています。よくある思考の罠には選択的抽象化 (否定のメガネ)，肯定的な結果の過小評価 (それはたいしたことではない)，過度の一般化 (ものごとを誇張する)，失敗の予期 (読心術，占い師)，誇大化 (災厄思考) などがあります。『**カッコいいネコ**』(207ページ) と『**二人はどう感じているか**』(208ページ) は，同じ状況や出来事に対してさまざまな考え方を形成するためのワークシートです。またそれによって有益で好ましい感情をもたらす考え方と，有害で不快な感情をもたらす考え方があることを強調できます。

4. 問題解決に役立つワークシート

　問題解決のためのワークシートは，第10章で取り上げた行動の領域に関連します。『**考えられる解決方法**』(209ページ) は，問題に対処するためのさまざまなオプションを一覧する際の補助手段として活用できます。この段階の課題は，できるだけたくさんの考え方を挙げることです。したがって，ここでは判断を差し控えるようにします。評価は，『**どの解決方法を選べばよいか**』(210ページ) を利用して行います。それにはまず，障害や問題を書き記し，『**考えられる解決方法**』に挙げた，それに対する解決方法を書き写して一覧にします。次にそれぞれの解決方法に対して，それを適用した結果生じると予測されるよい面と悪い面を挙げるように子どもに言います。そして最後に，その評価に基づいて最善の方法を選択するように子どもを促がします。『**私の行動実験**』(211ページ) は，行動実験を手順よく考案実行するために活用できます。行動実験は次のような手順で行います。

　　第1ステップ：検証すべき心配を特定する。
　　第2ステップ：特定した心配を検証するために行う実験を考案する。
　　第3ステップ：行動実験の評価方法，すなわち測定方法を決める。
　　第4ステップ：行動実験の日時と，実験の支援者を決める。

第5ステップ：実験結果を予測する。つまり，行動実験によって何が起きるかを予想する。

第6ステップ：実験の結果，実際に何が起きたかを確定する。

第7ステップ：実験を振り返り，それによって学んだことを，また既存の思考にどのような疑問が生じ，それがどう変わったかを検討する。

『私の達成記録』(212ページ) は，肯定的な出来事を無視したり否定したりする傾向に対処する手段として活用できます。このワークシートを用いて，自分が立ち向かった恐れ，克服した心配，対処した困難の記録をとるように子どもを促します。定期的に再検討を行い，心理療法の進展の記録として利用します。最後に掲載されている『私の成功へのはしご』(213ページ) は，大きな目標を小さなステップに細分化する際に役立ちます。細分化したことで各ステップが達成しやすくなり，ひいては最終的な目標の達成の可能性が向上するはずです。

不安を退治する方法を学ぶ　1

不安と認知行動療法についてのガイド（親向け）

不安とは何か？
- 不安とは**正常な感情**です。不安は困難な状況や，危険な状況に対処するときに役立ちます。
- 不安は**ありふれたもの**です。誰にでも，心配，不安，緊張，ストレスを感じるときがあります。
- でも不安は，学業，日常，家族関係，友人関係，社会生活に影響を及ぼし，子どもの日常生活を**阻害する**ようになると**問題**になります。
- そうなると**不安が支配し**，子どもはコントロールを失うのです。

不安感情
　不安になると，私たちの身体は「逃走か闘争か」反応と一般に呼ばれる，ある特定の形態の身体活動に向けて準備を行います。身体が準備を行うにつれ，私たちは次のようないくつかの身体の変化に気づくはずです。

- 息が切れる。
- 胸がしめつけられる。
- めまいがする，頭がふらつく。
- 動悸がする。
- 筋肉が痛む，ことに頭や首が痛む。
- トイレが近くなる。
- 震える。
- 発汗する。
- 口の中が渇く。
- 食べ物がのどを通らなくなる。
- 目がかすむ。
- 落ち着きがなくなる，気分が悪くなる。

不安を感じる理由にはたとえば次のようなものが挙げられます。

- 難しいテストを受けなければならない。
- 言いたくないことを誰かに言わなければならない。
- 未知の場所に行かなければならない，恐れていることを行わなければならない。

不快な出来事が過ぎ去ると身体は正常な状態に戻り，通常はやがて気分が楽になります。

心配な考え
　不安に感じる理由が明らかでない場合があります。不安の一つの原因は，物事に対する**私たちの考え方**にあります。私たちは次のように考えるときがあります。

- 事態は悪化するはずだ。
- うまくいかないはずだ。
- 対処できないはずだ。

心が否定的な考えや心配な考えで満たされると，自分の人生が大きな心配のかたまりのよ

［「配付資料とワークシート」ポール・スタラード『子どもと家族の認知行動療法2　不安障害』誠信書房］

うに思えます。それらを止められないと思うようになります。物事に集中できなくなり，普通に物事を考えられなくなります。また心配な考えや否定的な考えによって，身体の具合が悪くなります。

物事を行わなくなる

不安は不快であり，したがって私たちは気分を楽にする方法を見出そうとします。そうして恐れている状況や困難な状況を**回避**しようとするのです。心配を引き起こす事柄を行わないようにするかもしれません。物事を回避したり，実行しないで済まそうとしたりすればするほど，恐れに立ち向かい心配を克服することが困難になります。

認知行動療法とは何か？

認知行動療法（CBT）は，私たちの感情と行動が思考によって影響を受けるとする考え方に基づいています。認知行動療法は不安障害を持つ子どもを支援する，最も効果的な方法の一つです。認知行動療法では，思考と行動と感情の三者の関係を次のように理解します。

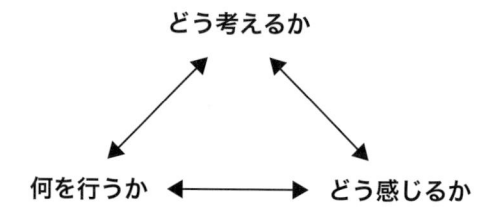

```
          どう考えるか
            ↙   ↘
     ↙         ↘
何を行うか ←——→ どう感じるか
```

認知行動療法では，多くの不安の問題は私たちの思考方法に関連していると考えます。思考方法は変えられるものであり，したがって不安感情をコントロールする方法を学べると考えるのです。

- より肯定的な考えを持つことで，感情を改善できます。
- 否定的な考えを持つと，恐れ，緊張，悲しみ，怒り，不快を感じるようになります。

自分の思考について理解できるように子どもを導くことが大切です。不安を持つ子どもには，次のような傾向が認められます。

- 否定的で批判的な見方によって物事を考える。
- 悪い事柄が起きる可能性を過大評価する。
- 失敗に注意を集中する。
- 自分の対処能力を過小評価する。
- うまくいかないと思い込む。

認知行動療法は，次の事柄ができるように子どもを支援するための実践的で楽しい方法です。

- 否定的な思考方法を特定する。
- 思考と感情と行動の関係を発見する。
- 自分の思考を裏づける証拠を集め検証する。
- 不安に対処する新たな方法を身につける。

[「配付資料とワークシート」ポール・スタラード『子どもと家族の認知行動療法2　不安障害』誠信書房]

子どもを支援(サポート)(SUPPORT)する

　子どもが認知行動療法を受けている間，それを支援(SUPPORT)することが大切です。

S－どうすればうまくいくかを子どもに示す (Show your child how to be successful)

　不安な状況にうまく向き合って対処する方法を子どもに示します。自分たちがそのモデルになるのです。

U－子どもが問題を抱えているということを理解する (Understand that your child has a problem)

　子どもがわざと言うことをきかなかったり，困難を装ったりしているわけではないことを理解します。子どもは問題を抱えているのであり，親の支援を必要としているのです。

P－忍耐強いアプローチ (Patient approach)

　すぐに物事が変わると期待してはなりません。子どもが心理療法を続けられるように忍耐強く支援することを心がけます。

P－新たなスキルの実践を促がす (Prompt new skills)

　新たに身につけたスキルを実際に用いるように子どもを促がします。

O－子どもを観察する (Observe your child)

　子どもを観察し，子どもの肯定的な行動や成功した事柄について強調します。

R－子どもの努力をほめそれに報いる (Reward and praise their efforts)

　新たなスキルを用いて自分の問題に立ち向かい打ち勝つ試みを行ったことに対して，子どもを褒め，それに報いるようにします。

T－子どもと話す (Talk about it)

　子どもと話すことで，子どもは自分への気遣いを感じ，支援されているという感覚を持てるようになります。

　子どもを支援(SUPPORT)し，子どもが問題を克服できるように手助けします。

不安を退治する方法を学ぶ　2

　誰にでも，心配，不安，緊張，ストレスを感じるときがあります。これは**普通のこと**です。それには次のような理由があります。

- それまで行ったことがないところに行く，それまでしたことがないことをする。
- 友達と喧嘩をする。
- スポーツの催しや音楽コンクールに参加する。

　不安がとても強くなり，頻繁にやってくるようになる場合があります。どうしてそんなに不安を感じるのかが分からなかったり，不安のために何もできなくなったりすることがあります。

- 学校に行くことを心配に感じると，ほんとうに学校に行かずに家で安心していようとすることがあります。
- 誰かと話すことを心配に感じると，外に出かけずに家に一人でいようとすることがあります。

　これは，心配が心の中を満たしているために，自分がほんとうにしたいことができなくなってしまうからです。

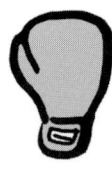

　ですから，そうなったときには，コントロールを自分の手に取り戻さなければなりません。そのためには不安を退治する方法を学ぶ必要があります。

［「配付資料とワークシート」ポール・スタラード『子どもと家族の認知行動療法2　不安障害』誠信書房］

私たちに何ができますか

　私たちがどう考えるかによって，不安が引き起こされることがあります。私たちは次のように考えることがあります。

- 物事がうまくいかないと考える。
- 失敗に気づく。
- 自分が行ったことに否定的になったり批判的になったりする。
- うまく対処できないと思い込む。

　物事に対する考え方を変えれば，それほど不安を感じないですませられます。認知行動療法（CBT）という方法によって，どうすれば考え方を変えられるかを学べます。

認知行動療法はどのように役立つのでしょうか

　認知行動療法によって次のことを理解できるようになります。

- 不安な考えと不安な気持ち
- 何を考え，感じ，何をするか，の間のつながり
- 不安を感じずにすむ素敵な考え方
- 不安な気持ちをコントロールする方法
- 問題に立ち向かい打ち克つ方法

何をするのでしょうか

　私たちは一緒に心理療法を行います。あなたには「役に立つ」考えと「言いたい」ことがたくさんあるはずです。私たちはそれについて知りたいのです。

　私たちは，何があなたの役に立つかを確かめるために，さまざまな新しい考えを実験します。次のことを行います。

- 自分の考えを確かめて，もっと役に立つ考え方を発見します。
- 不安の感情を見つけ，コントロールする方法を発見します。
- 心配に打ち克ち，それを退治する方法を学びます。

それが役に立つか，とにかくやってみよう!!

［「配付資料とワークシート」ポール・スタラード『子どもと家族の認知行動療法2　不安障害』誠信書房］

逃走か闘争かの反応

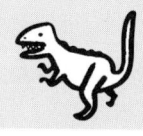

　何か怖いものを見たり，恐ろしいことを考えたりすると，私たちの身体は何らかの行動への準備を整えます。

　逃げる（逃走する）　　　　　場合もあれば，踏みとどまって自分を守る（闘争する）場合もあります。

　これらの活動のために，身体は化学物質を生成します（アドレナリンとコルチゾル）。

　これらの化学物質は心臓　　　　のドキドキを速め，そうして血液を体中に循環させて筋肉に注ぎこみます。

　筋肉は酸素を必要としています。そのためにこの必須の燃料を供給するために，呼吸　　　　が速くなります。

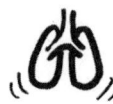

　それによって私たちはたいへん注意深くなり，脅威に対して注意　　　　を集中できるようになります。

　血液は，そのときに使われない体の部分（おなか　　　　）と身体の表面を走る血管を迂回するようになります。

　他のいくつかの体の機能も停止します。たとえば，そんなときに食事をする必要はないので，口　　　　の中が乾いて，食べ物がのどを通らなくなります。

　　　　いまや全力で働き始めた身体は熱くなります。

　　　　熱を冷やすために，身体は汗をかき始め，血管を身体の表面に向けて押し出そうとします。そのために身体がほてったり，顔が赤くなったりする人がいます。場合によっては酸素を取り込みすぎて，気が遠くなるように感じたり，頭がふらふらしたり，あるいは足がよろよろしたり，震えたりすることがあります。

　行動に向けて準備をし続けてきた（緊張した）　　　　筋肉は痛み始め，私たちは頭痛とこわばりに気づくようになります。

　幸いにも現在の地球に恐竜はいません。けれどもその現在でも，私たちはストレスを感じることがあります。恐竜は不安に形を変えて，今でも私たちの心の中で生きているのです。

あなたの心の中の恐竜はどんな「心配」ですか？　書き出してみましょう

［「配付資料とワークシート」ポール・スタラード『子どもと家族の認知行動療法2　不安障害』誠信書房］

第12章　配付資料とワークシート

私の身体の不安の徴候

　不安を感じているとき，いくつかの身体の変化に気づくはずです。不安になったときに気づいた体の徴候について，以下の図の中に当てはまるものがあれば丸で囲んでください。

頭がふらふらする／気が遠くなるように感じる

顔が赤くなる／体がほてる　　　　　　　　　頭痛がする

口の中が乾く　　　　　　　　　　　　　　　目がかすむ

食べ物がのどを通らない　　　　　　　　　　声が震える

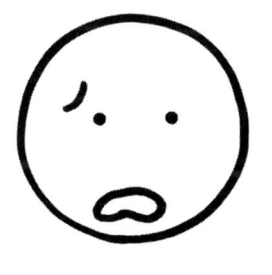

そわそわして落ち着かない　　　　　　　　　心臓の鼓動が速くなる

手が汗ばむ　　　　　　　　　　　　　　　　息が苦しくなる

足が震える　　　　　　　　　　　　　　　　トイレが近くなる

どの身体の徴候を強く感じましたか

［「配付資料とワークシート」ポール・スタラード『子どもと家族の認知行動療法2　不安障害』誠信書房］

私が不安を感じること

自分が不安を感じる事柄があれば，それらと中央の不安な顔を線で結んでください。

- どこか知らないところに行く
- クモ
- ヘビ
- 暗やみ
- 友達と話す
- 知らない人と会う
- 学業
- 自分の病気
- 試験やテスト
- お母さんやお父さんと離れる
- 病原菌や病気
- 歯医者さんやお医者さん
- 人前で何かをする
- お母さんやお父さんの病気
- 動物

他に心配な事柄がある場合には，空欄にそれを書き込んでください。

［「配付資料とワークシート」ポール・スタラード『子どもと家族の認知行動療法2　不安障害』誠信書房］

私の緊張した感情の日記

強い不安感情に気づいたときに，日時，状況，感じたこと，思い浮かんだことを以下の日記に記入してください。

日時	状況	感じたこと	思い浮かんだこと

[「配付資料とワークシート」ポール・スタラード『子どもと家族の認知行動療法2　不安障害』誠信書房]

私の身体活動

あなたの好きな身体運動や身体活動は何ですか？

サイクリング	ランニング	水泳
スケートボード	ローラースケート	ダンス
散歩	犬の散歩	公園で遊ぶ
筋力トレーニング	部屋の掃除	自動車を洗う
庭で遊ぶ	サッカー	

他に好きな身体活動がある場合には，空欄にそれを書き込んでください。

[「配付資料とワークシート」ポール・スタラード『子どもと家族の認知行動療法2　不安障害』誠信書房]

呼吸のコントロールの日記

　始める前に，自分の感情をチェックし，以下の尺度を用いてどのくらい不安を感じているかを評価してください。

　　　　　全くリラックスしている　　　　少し不安を感じる
　　　　　　　　1　2　　　　　　　　　　　3　4　5

　　　　　確かに不安を感じる　　　　　　とても大きな不安を感じる
　　　　　　　6　7　8　　　　　　　　　　　9　10

❏　深く息を吸い込む

❏　息を止めて5まで数える

❏　ゆっくりと息を吐く

❏　息を吐きながら，心の中で「リラックスしよう」とつぶやく

　深く息を吸い込み，もう一度同じことを繰り返します。ゆっくりと静かに息を吐くことを忘れないようにしましょう。同じことを更に二回繰り返します。

　以下の尺度を用いて今はどう感じているかを評価してください。

　　　　　全くリラックスしている　　　　少し不安を感じる
　　　　　　　　1　2　　　　　　　　　　　3　4　5

　　　　　確かに不安を感じる　　　　　　とても大きな不安を感じる
　　　　　　　6　7　8　　　　　　　　　　　9　10

　二回の評価に違いがなくても心配しないでください。もう一度上の手順を繰り返してみましょう。繰り返せば繰り返すほど，より大きな効果が得られるはずです。

[「配付資料とワークシート」ポール・スタラード『子どもと家族の認知行動療法2　不安障害』誠信書房]

自分専用のリラックスできる場所

　自分がリラックスできる場所について考え，その場所の絵を描くか，あるいはそれについて説明してください。実際に行ったことのある場所でも構いませんし，夢の中で見た場所でも構いません。

- **色と形**を想像してください。
- **音**を想像してください。かもめの鳴き声，木の葉が風にそよぐ音，砂浜に打ち寄せる波の音。
- **におい**を想像してください。松の木の香り，潮の香り，オーブンから漂ってくる焼き立てのケーキの香り。
- 暖かい太陽の光が背中にあたるところを，または月夜の木漏れ日を想像してください。

　これで自分専用のリラックスできる場所が完成しました。これは次のようにして用います。

- 誰にもじゃまをされない静かな時間をえらびます。
- 目を閉じて，リラックスできる場所の風景を思い浮かべます。
- 細かな部分まで入念に風景を思い浮かべます。
- 風景を思い浮かべるにつれ，心が静まりリラックスしていくことに注意を向けましょう。
- 思い浮かべた風景をじっくりと楽しみます。不安を感じたときはいつでも，このようにしてリラックスできる場所の風景を思い浮かべるようにします。

練習を忘れないようにしましょう

　練習すればするほど，風景を思い浮かべやすくなり，すぐに心の中が静まるのを感じられるようになります。

［「配付資料とワークシート」ポール・スタラード『子どもと家族の認知行動療法2　不安障害』誠信書房］

私の感情の道具箱

　不安感情をコントロールする方法がいくつか見つかるはずです。それを「道具箱」にしまっておきましょう。あとで思い出せるようにメモしておくのです。

❏ リラックスできる運動は：

❏ リラックスできる活動は：

❏ 不安になったときにできる頭の体操は：

❏ 不安になったときにできる気晴らしは：

❏ リラックスできる場所は：

　呼吸のコントロールによって，**感情のコントロール**が素早く得られることを忘れないようにしましょう。

[「配付資料とワークシート」ポール・スタラード『子どもと家族の認知行動療法2　不安障害』誠信書房]

私の心配

　自分の心配な状況について四角い枠の中に記入してください。その状況に実際に置かれたところを考え，そのときに浮かんできた思考を吹き出しの中に書き込んでください。

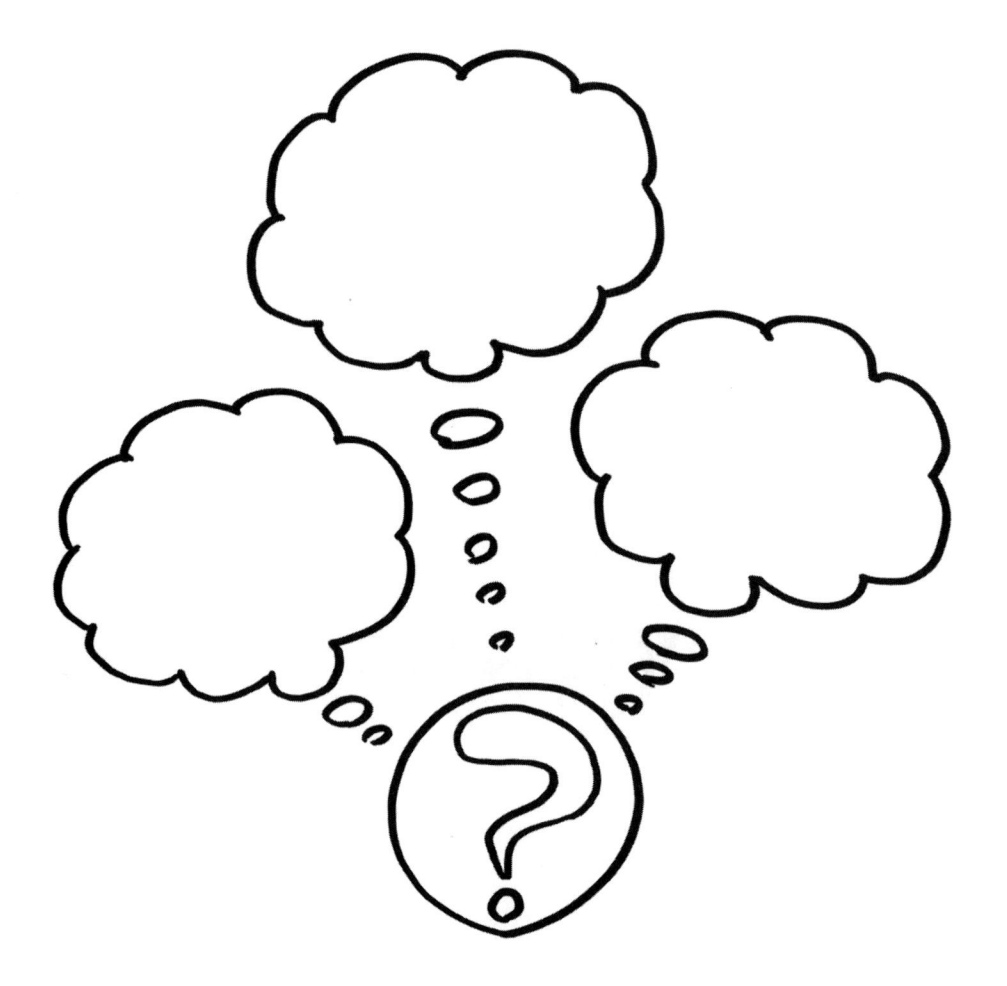

私の恐れる状況，心配な状況は，

［「配付資料とワークシート」ポール・スタラード『子どもと家族の認知行動療法2　不安障害』誠信書房］

グルグルと渦を巻く思考

あなたの心の中にはどんな心配が渦を巻いていますか。

[「配付資料とワークシート」ポール・スタラード『子どもと家族の認知行動療法2　不安障害』誠信書房]

思考の罠

- 罠1：**否定のメガネ**は，否定的な事柄ばかりを見るように私たちを仕向けます。
   否定のメガネは，うまくいかなかった事柄や，十分にできなかった事柄に焦点を合わせます。否定的な事柄ばかりを見たり思い出したりしていると，自分がいつも失敗ばかりしているように思い込むようになり，不安になります。

- 罠2：良いこと，肯定的な事柄が起きても，**それはたいしたことではない**として片づけてしまいます。
   肯定的な事柄を重要でない，あるいは幸運だったとして片づけると，自分の成功が認められなくなり，自分に対処の能力があるとは考えられなくなったり，自分の行動によって成功したとは信じられなくなったりします。

- 罠3：否定的な事柄が**誇張**され，実際よりも大きく見られます。
   誇張して物事を考えると，それがより恐ろしく脅威あるものになります。

- 罠4：何もしないうちに，物事がうまくいかないと思い込みます。
   皆の考えていることが分かると思い込む**読心術者**になったり，これから何が起こるかが分かると思い込む**占い師**になったりします。何もしないうちに，物事がうまくいかないと思い込むと，より不安を感じるようになります。

- 罠5：災厄思考は，考えられる最悪の出来事が起きると考えるように私たちを仕向けます。
   パニック障害を持つ人は，そのように考えることがしばしばあります。そうして自分が重い病気になったり死んだりするのではないかと思い込むようになります。

あなたはどの思考の罠にかかっていますか

[「配付資料とワークシート」ポール・スタラード『子どもと家族の認知行動療法2　不安障害』誠信書房]

カッコいいネコ

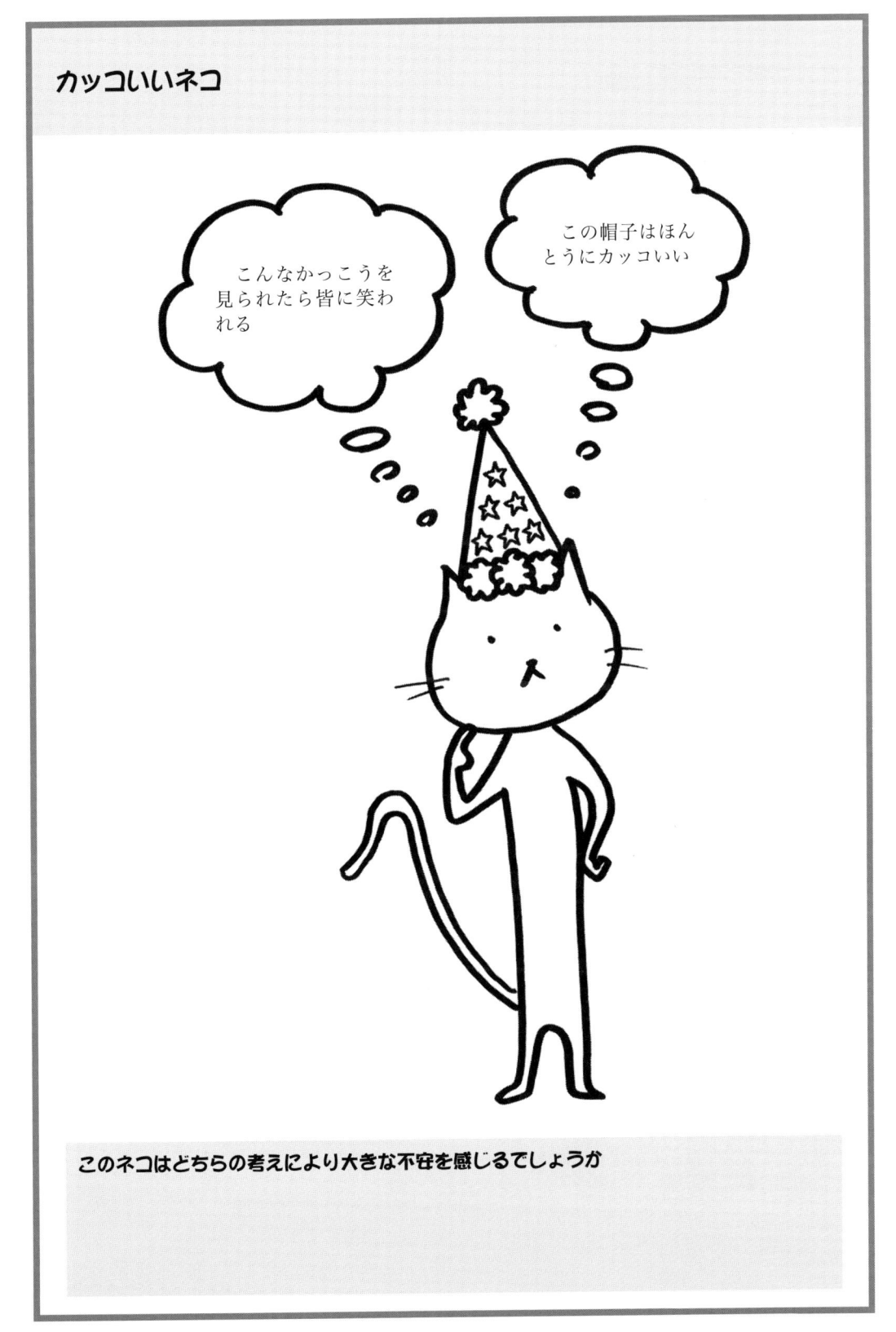

こんなかっこうを見られたら皆に笑われる

この帽子はほんとうにカッコいい

このネコはどちらの考えにより大きな不安を感じるでしょうか

[「配付資料とワークシート」ポール・スタラード『子どもと家族の認知行動療法2 不安障害』誠信書房]

二人はどう感じているか

　教頭先生がミカとケンスケの教室にやって来ました。そして授業が終わって家に帰るまえに教頭室に来るように言いました。

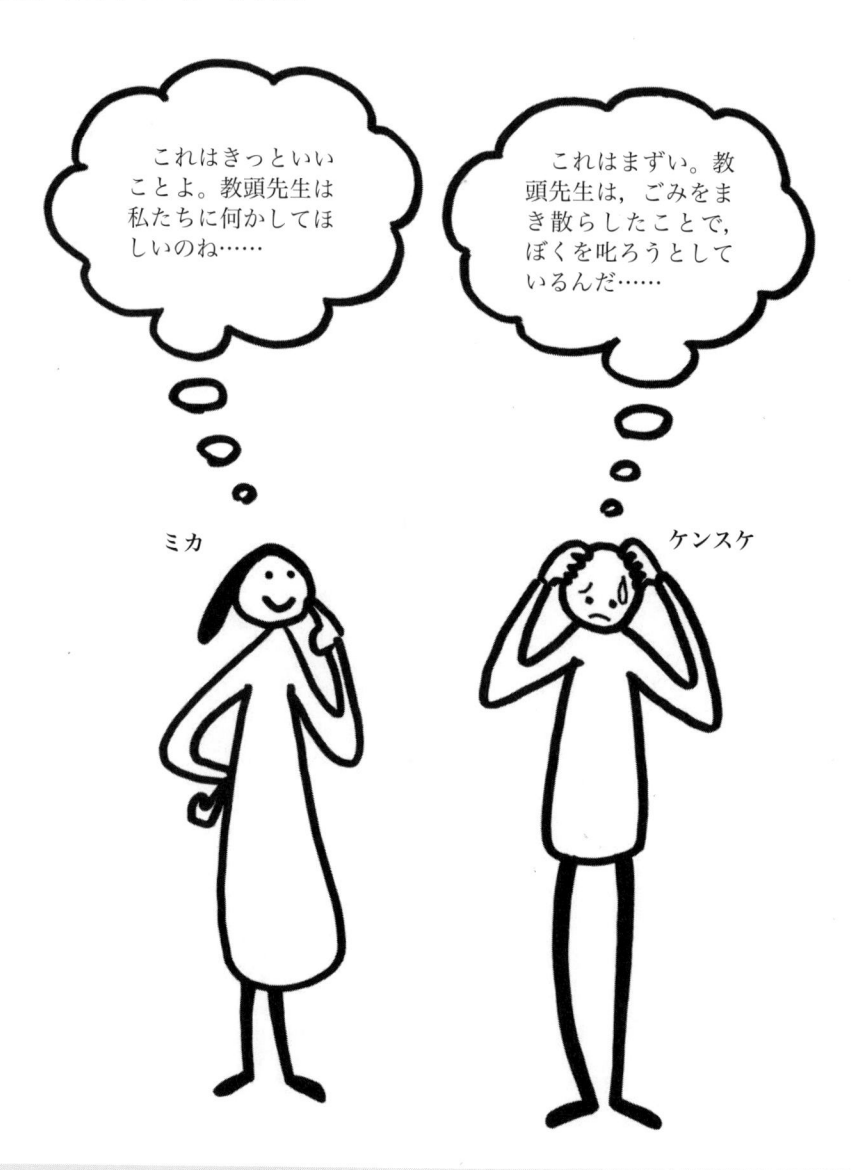

> これはきっといいことよ。教頭先生は私たちに何かしてほしいのね……

ミカ

> これはまずい。教頭先生は，ごみをまき散らしたことで，ぼくを叱ろうとしているんだ……

ケンスケ

**ミカとケンスケはとても違った考えを持っています。
二人はどのように感じているのでしょうか。**

［「配付資料とワークシート」ポール・スタラード『子どもと家族の認知行動療法2　不安障害』誠信書房］

考えられる解決方法

何を達成したいのか：

そのために私にできることの一つは：

❏

あるいは，他に私にできることは：

❏

あるいは，他に私にできることは：

❏

あるいは，他に私にできることは：

❏

あるいは，他に私にできることは：

❏

[「配付資料とワークシート」ポール・スタラード『子どもと家族の認知行動療法2 不安障害』誠信書房]

どの解決方法を選べばよいか

　考えられる解決方法の一覧が完成したら，それぞれの解決方法についてよい（プラス）面と悪い（マイナス）面を考えます。それについて誰かに尋ねてもよいでしょう。

　一覧が完成したら，それを検討して最もよい解決方法を選んでください。

私の問題：		
考えられる解決方法	よい面（プラス）	悪い面（マイナス）
1.		
2.		
3.		
4.		
5.		
6.		
7.		
最もよい解決方法は：		

[「配付資料とワークシート」ポール・スタラード『子どもと家族の認知行動療法2　不安障害』誠信書房]

私の行動実験

1. 何を確認したいのですか。

2. それを確認するためにどんな実験を行いますか。

3. 結果をどのような方法によって評価しますか。

4. いつこの実験を行いますか? 誰に手伝ってもらいますか。

5. 何が起きると思いますか。予想してみてください。

6. 実際に何が起きましたか。

7. この実験から何を学びましたか。

[「配付資料とワークシート」ポール・スタラード『子どもと家族の認知行動療法2 不安障害』誠信書房]

私の達成記録

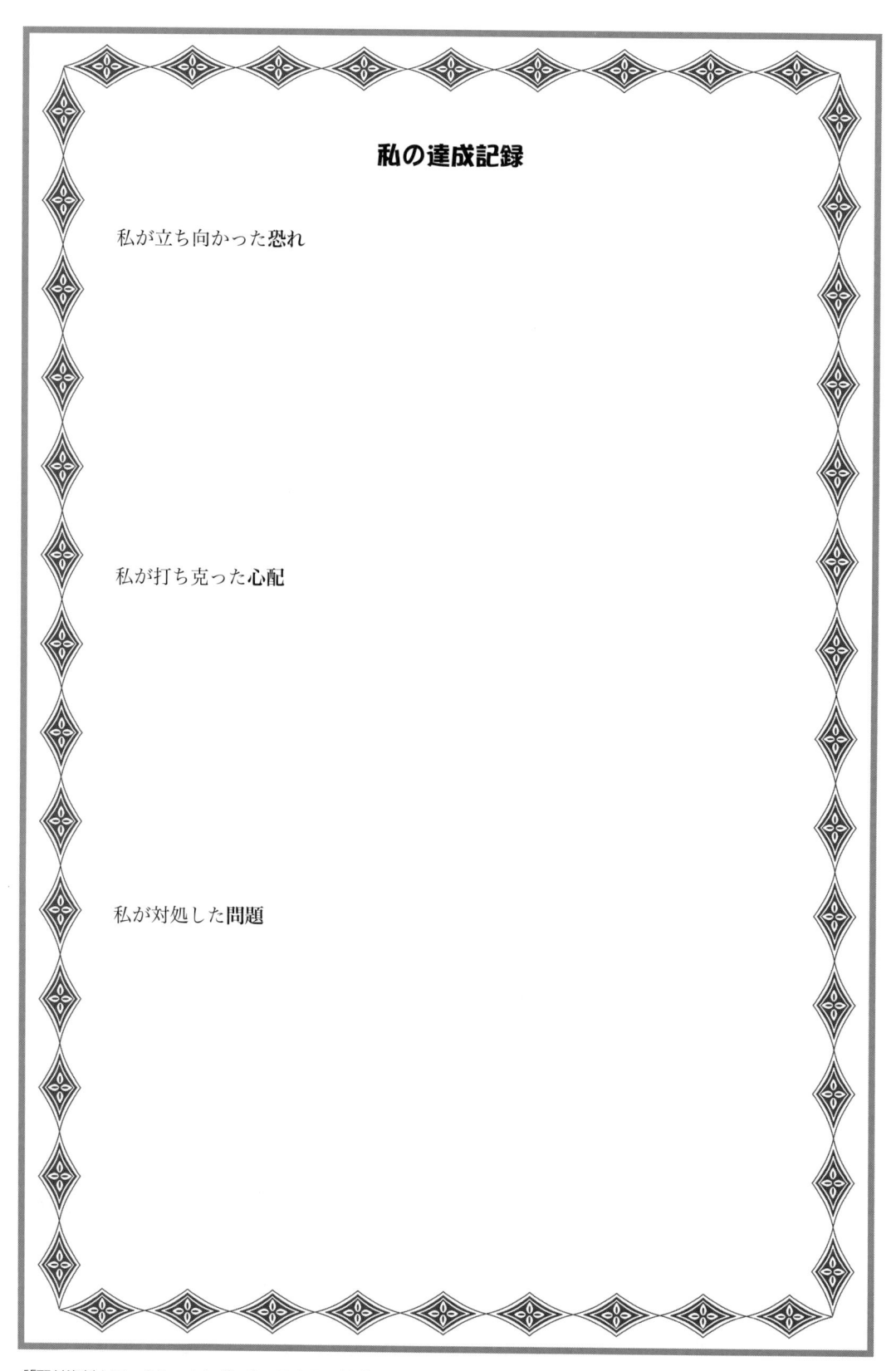

私が立ち向かった**恐れ**

私が打ち克った**心配**

私が対処した**問題**

[「配付資料とワークシート」ポール・スタラード『子どもと家族の認知行動療法2 不安障害』誠信書房]

私の成功へのはしご

はしごの一番上の段に，自分が達成したい目標を書き込んでください。次に，その目標を達成するのに必要な段階を書き込んでください。最も簡単な課題を一番下の段にして難易度の順番に列挙します。

私の目標は：

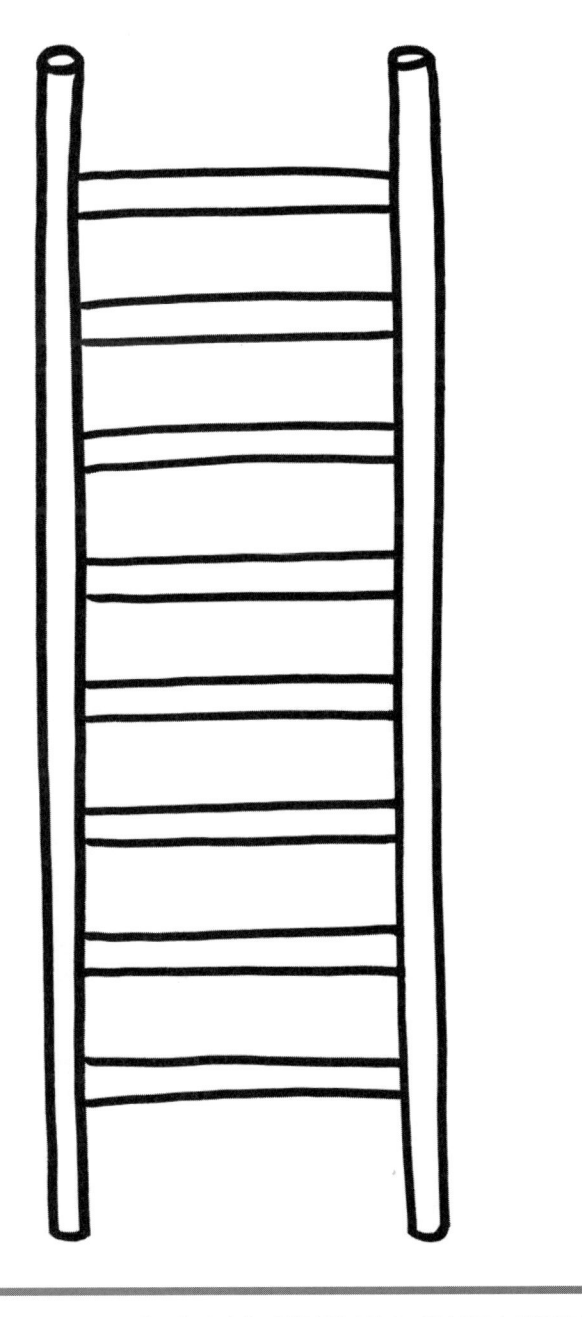

〔「配付資料とワークシート」ポール・スタラード『子どもと家族の認知行動療法2 不安障害』誠信書房〕

参考文献

Albano, A.M. & Kendall, P.C. (2002). Cognitive behavour therapy for children and adolescents with anxiety disorders: Clinical research advances. *International Review of Psychiatry, 14*, 129–134.

Alfano, C.A., Beidel, D.C. & Turner, S.M. (2002). Cognition in childhood anxiety: Conceptual, methodological, and developmental issues. *Clinical Psychology Review, 22*, 1209–1238.

Alfano, C.A., Beidel, D.C. & Turner, S.M. (2006). Cognitive correlates of social phobia among children and adolescents. *Journal of Abnormal Child Psychology, 34*(2), 189–201.

American Academy of Child and Adolescent Psychiatry. (2007). Practice parameter for the assessment and treatment of children and adolescents with anxiety disorders. *Journal of the American Academy of Child and Adolescent Psychiatry, 46*(2), 267–283.

American Psychiatric Association. (1994). *Diagnostic and Statistical Manual of Mental Disorders* (4th edition). Washington, DC: APA.

American Psychiatric Association. (2000). *Diagnostic and Statistical Manual of Mental Disorders* (4th edition – Text Revision). Washington, DC: APA.

Angold, A. & Costello, E.J. (1993). Depressive comorbidity in children and adolescents: Empirical, theoretical and methodological issues. *American Journal of Psychiatry, 150*, 1779–1791.

Baer, S. & Garland, E.J. (2005). Pilot study of community-based cognitive behavioural group therapy for adolescents with social phobia. *Journal of the American Academy of Child and Adolescent Psychiatry, 44*(3), 258–264.

Baldwin, J.S. & Dadds, R. (2007). Reliability and validity of parent and child versions of the Multidimensional Anxiety Scale for children in community samples. *Journal of the American Academy of Child and Adolescent Psychiatry, 46*(2), 224–232.

Barlow, D.H. (2002). *Anxiety and Its Disorders: The Nature and Treatment of Anxiety and Panic* (2nd edition). New York: Guilford Press.

Barrett, P.M. (1998). Evaluation of cognitive-behavioural group treatments for childhood anxiety disorders. *Journal of Clinical Child Psychology, 27*(4), 459–468.

Barrett, P.M., Dadds, M.R. & Rapee, R.M. (1996a). Family treatment of childhood anxiety: A controlled trial. *Journal of Consulting and Clinical Psychology, 64*(2), 333–342.

Barrett, P.M., Duffy, A.L., Dadds, M.R. & Rapee, R.M. (2001). Cognitive behavioural treatment of anxiety disorders in children: Long-term (6 year) follow-up. *Journal of Consulting and Clinical Psychology, 69*(1), 135–141.

Barrett, P.M., Rapee, R.M., Dadds, M.R. & Ryan, A.M. (1996b). Family enhancement of cognitive style in anxious and aggressive children. *Journal of Abnormal Child Psychology, 24*(2), 187–203.

Barrett, P., Webster, H. & Turner, C. (2000). *FRIENDS: Prevention of Anxiety and Depression in Children: Group Leader's Manual*. Bowen Hills, Australia: Australian Academic Press.

Beck, A.T. (1967). *Depression: Clinical, Experimental, and Theoretical Aspects*. New York: Harper & Row.

Beck, A.T. (1971). Cognition, affect, and psychopathology. *Archives of General Psychiatry, 24*, 495–500.

Beck, A.T. (1976). *Cognitive Therapy and the Emotional Disorders*. Madison, CT: International Universities Press.

Beck, A.T., Emery, G. & Greenberg, R.L. (1985). *Anxiety Disorders and Phobias: A Cognitive Perspective*. New York: Basic Books.

Beidel, D.C. (1991). Social phobia and overanxious disorder in school-age children. *Journal of the American Academy of Child and Adolescent Psychiatry*, 30(4), 542–552.

Beidel, D.C., Turner, S.M. & Morris, T.L. (1999). Psychopathology of childhood social phobia. *Journal of the American Academy of Child and Adolescent Psychiatry*, 38(6), 643–650.

Bennet-Levy, J., Westbrook, D., Fennell, M., Cooper, M., Rouf, K. & Hackmann, A. (2004). Behavioural experiments and conceptual underpinnings. In J. Bennett-Levy, G. Butler, M. Fennell, A. Hackmann, M. Mueller & D. Westbrook (eds), *Oxford Guide to Behavioural Experiments in Cognitive Therapy*. Oxford: Oxford University Press.

Bernstein, G.A., Lyne, A.E., Egan, E.A. & Tennison, D.M. (2005). School-based interventions for anxious children. *Journal of the American Academy of Child and Adolescent Psychiatry*, 44(11), 1118–1127.

Birmaher, B., Khetarpal, S., Brent, D., Cully, M., Balach, L., Kaufman, J. & Neer, S.M. (1997). The Screen for Child Anxiety Related Emotional Disorders (SCARED): Scale construction and psychometric characteristics. *Journal of the American Academy of Child and Adolescent Psychiatry*, 36, 545–553.

Bogels, S.M. & Brechman-Toussaint, M.L. (2006). Family issues in child anxiety: Attachment, family functioning, parental rearing and beliefs. *Clinical Psychology Review*, 26(7), 834–856.

Bogels, S.M. & Siqueland, L. (2006). Family cognitive behavioural therapy for children and adolescents with clinical anxiety disorders. *Journal of the American Academy of Child and Adolescent Psychiatry*, 45(2), 134–141.

Bogels, S.M. & Zigterman, D. (2000). Dysfunctional cognitions in children with social phobia, separation anxiety disorder, and generalised anxiety disorder. *Journal of Abnormal Child Psychology*, 28(2), 205–211.

Cartwright-Hatton, S., Roberts, C., Chitsabesan, P., Fothergill, C. & Harrington, R. (2004). Systematic review of the efficacy of cognitive behaviour therapies for childhood and adolescent anxiety disorders. *British Journal of Clinical Psychology*, 43, 421–436.

Cartwright-Hatton, S., Tschernitz, N. & Gomersall, H. (2005). Social anxiety in children: Social skills deficit, or cognitive distortion. *Behaviour Research and Therapy*, 43, 131–141.

Chambless, D. & Hollon, S. (1998). Defining empirically supported treatments. *Journal of Consulting and Clinical Psychology*, 66, 5–17.

Cobham, V.E., Dadds, M.R. & Spence, S.H. (1998). The role of parental anxiety in the treatment of childhood anxiety. *Journal of Consulting and Clinical Psychology*, 66(6), 893–905.

Compton, S.N., March, J.S., Brent, D., Albano, A.M., Weersing, R. & Curry, J. (2004). Cognitive-behavioural psychotherapy for anxiety and depressive disorders in children and adolescents: An evidence-based medicine review. *Journal of the American Academy of Child and Adolescent Psychiatry*, 43(8), 930–959.

Costello, E.J. & Angold, A. (1995). A test–retest reliability study of child-reported psychiatric symptoms and diagnoses using the Child and Adolescent Psychiatric Assessment (CAPA-C). *Psychological Medicine*, 25(4), 755–762.

Costello, E.J., Angold, A., Burns, B.J., Stangl, D.K., Tweed, D.L., Erkanli, A. & Worthman, C.M. (1996). The Great Smoky Mountains Study of Youth: Goals, design, methods, and the prevalence of DSM-III-R disorders. *Archives of General Psychiatry*, 53, 1129–1136.

Costello, E.J., Mustillo, S., Erkanli, A., Keeler, A. & Angold, A. (2003). Prevalence and development of psychiatric disorders in childhood and adolescence. *Archives of General Psychiatry*, *60*, 837–844.

Creswell, C. & Cartwright-Hatton, S. (2007). Family treatment of child anxiety: Outcomes, limitations and future directions. *Clinical Child and Family Psychology*, *10*(3), 232–252.

Dadds, M.R., Barrett, P.M., Rapee, R.M. & Ryan, S. (1996). Family process and child anxiety and aggression: An observational analysis. *Journal of Abnormal Child Psychology*, *24*, 715–734.

Daleiden, E.L. & Vasey, M.W. (1997). An information processing perspective on childhood anxiety. *Clinical Psychology Review*, *17*, 407–429.

Dierker, L.C., Albano, A.M., Clarke, G.N., Heimberg, R.G., Kendall, P.C., Merikangas, K.R., Lewinsohn, P.M., Offord, D.R., Kessler, R. & Kupfer, D.J. (2001). Screening for anxiety and depression in early adolescence. *Journal of the American Academy of Child and Adolescent Psychiatry*, *40*, 929–936.

Drinkwater, J. (2004). Cognitive case formulation. In P. Graham (ed.), *Cognitive Behaviour Therapy for Children and Families* (2nd edition). Cambridge: Cambridge University Press.

Durlak, J.A., Fuhrman, T. & Lampman, C. (1991). Effectiveness of cognitive-behaviour therapy for maladapting children: A meta analysis. *Psychological Bulletin*, *110*, 204–214.

Eley, T.C. & Gregory, A.M. (2004). Behavioural genetics. In T.L. Morris. & J.S. March (eds), *Anxiety Disorders in Children and Adolescents* (2nd edition, pp. 71–97). New York: Guilford Press.

Epkins, C.C. (1996). Cognitive specificity and affective confounding in social anxiety and dysphoria in children. *Journal of Psychopathology and Behavioural Assessment*, *18*, 83–101.

Epkins, C.C. (2000). Cognitive specificity in internalizing and externalizing problems in community and clinic-referred children. *Journal of Clinical Child Psychology*, *29*(2), 199–208.

Essau, C.A., Conradt, J. & Petermann, F. (2000). Frequency, comorbidity, and psychosocial impairment of anxiety disorders in German adolescents. *Journal of Anxiety Disorders*, *14*(3), 263–279.

Foley, D.L., Pickles, A., Maes, H.M., Silberg, J.L. & Eaves, L.J. (2004). Course and short-term outcomes of separation anxiety disorder in a community sample of twins. *Journal of the American Academy of Child and Adolescent Psychiatry*, *43*(9), 1107–1114.

Francis, G., Last, C.G. & Strauss, C.C. (1987). Expression of separation anxiety disorder. The roles of age and gender. *Child Psychiatry and Human Development*, *18*(2), 82–89.

Ginsburg, G.S. & Schlossberg, M.C. (2002). Family based treatment of childhood anxiety disorders. *International Review of Psychiatry*, *14*, 143–154.

Ginsburg, G.S., Silverman, W.K. & Kurtines, W.K. (1995). Family involvement in treating children with phobic and anxiety disorders: A look ahead. *Clinical Psychology Review*, *15*(5), 457–473.

Goodwin, R.D. & Gotlib, I.H. (2004). Panic attacks and psychopathology among youth. *Acta Psychiatrica Scandinavica*, *109*, 216–221.

Graham, P. (2005). Jack Tizard Lecture: Cognitive behaviour therapies for children: Passing fashion or here to stay? *Child and Adolescent Mental Health*, *10*(2), 57–62.

Greco, L.A. & Morris, T.M. (2002). Parent child-rearing style and child social anxiety: Investigation of child perceptions and actual father behaviour. *Journal of Psychopathology and Behavioural Assessment*, *24*, 259–267.

Greco, L.A. & Morris, T.L. (2004). Assessment. In Morris, T.L & March, J.S. (eds), *Anxiety Disorders in Children and Adolescents* (2nd edition). New York: Guilford

Press.

Hayward, C., Killen, J.D., Kraemer, H.C., Blair-Greiner, A., Strachowski, D., Cunning, D. & Taylor, C.B. (1997). Assessment and phenomenology of non-clinical panic attacks in adolescent girls. *Journal of Anxiety Disorders*, *11*(1), 17–32.

Hayward, C., Varady, S., Alban, A.M., Thienemann, M., Henderson, L. & Schatzberg, A.F. (2000). Cognitive-behavioural group therapy for social phobia in female adolescents: Results of a pilot study. *Journal of the American Academy of Child and Adolescent Psychiatry*, *39*, 721–726.

Henker, B., Whalen, C.K. & O'Neil, R. (1995). Worldly and workaday worries: Contemporary concerns of children and young adolescents. *Journal of Abnormal Child Psychology*, *23*(6), 685–702.

Herjanic, B. & Reich, W. (1982). Development of a structured psychiatric interview for children: Agreement between child and parent on individual symptoms. *Journal of Abnormal Child Psychology*, *10*, 307–324.

Heyne, D., King, N.J., Tonge, B., Rollings, S., Young, D., Pritchard, M. & Ollendick, T.H. (2002). Evaluation of child therapy and caregiver training in the treatment of school refusal. *Journal of the American Academy of Child and Adolescent Psychiatry*, *41*(6), 687–695.

Hudson, J.L. & Rapee, R.M. (2001). Parent–child interaction and anxiety disorders: An observational study. *Behaviour Research and Therapy*, *39*, 1411–1427.

Hudson, J.L. & Rapee, R.M. (2002). Parent–child interactions in clinically anxious children and their siblings. *Journal of Clinical Child and Adolescent Psychology*, *31*, 548–555.

Hughes, A.A. & Kendall, P.C. (2007). Prediction of cognitive behaviour treatment outcome for children with anxiety disorders: Therapeutic relationship and homework completion. *Behavioural and Cognitive Psychotherapy*, *35*, 487–494.

Kaufman, J.D, Birhamer. B., Brent, D., Rao, U., Flynn, C., Moreci, P., Williamson, D., & Ryan, N. (1997). Schedule for Affective Disorders and Schizophrenia for School-Age Children – Present and Lifetime Version (K-SADS-PL): Initial reliability and validity data. *Journal of the American Academy of Child and Adolescent Psychiatry*, *36*(7), 980–988.

Kazantzis, N., Deane, F.P. & Ronan, K.R. (2000). Homework assignments in cognitive and behavioural therapy: A meta-analysis. *Clinical Psychology Science and Practice*, *7*, 189–202.

Kazdin, A.E. & Weisz, J. (1998). Identifying and developing empirically supported child and adolescent treatments. *Journal of Consulting and Clinical Psychology*, *66*, 19–36.

Kearney, C.A., Albano, A.M., Eisen, A.R., Allan, W.D. & Barlow, D.H. (1997). The phenomenology of panic disorder in youngsters: An empirical study of a clinical sample. *Journal of Anxiety Disorders*, *11*(1), 49–62.

Kendall, P.C. (1984). Behavioural assessment and methodology. In G.T. Wilson, C.M. Franks, K.D. Braswell & P.C. Kendall (eds), *Annual Review of Behaviour Therapy: Theory and Practice*. New York. Guilford Press.

Kendall, P.C. (1994). Treating anxiety disorders in children: Results of a randomized clinical trial. *Journal of Consulting and Clinical Psychology*, *62*, 100–110.

Kendall, P.C. & Chansky, T.E. (1991). Considering cognition in anxiety-disordered children. *Journal of Anxiety Disorders*, *5*, 167–185.

Kendall, P.C., Flannery-Schroeder, E., Panichelli-Mindel, S.M., Southam-Gerow, M., Henin, A. & Warman, M. (1997). Therapy for youths with anxiety disorders: A second randomized clinical trial. *Journal of Consulting and Clinical Psychology*, *65*(3), 366–380.

Kendall, P.C. & MacDonald, J.P. (1993). Cognition in the psychopathology of youth and implications for treatment. In K.S. Dobson and P.C. Kendall (eds), *Psychopathology and Cognition* (pp. 387–427). San Diego, CA: Academic Press.

Kendall, P.C. & Pimentel, S.S. (2003). On the physiological symptom constellation in youth with generalized anxiety disorder (GAD). *Journal of Anxiety Disorders*, *17*(2), 211–221.

Kendall, P.C., Safford, S., Flannery-Schroeder, E. & Webb, A. (2004). Child anxiety treatment: Outcomes in adolescence and impact on substance use and depression at 7.4 year follow-up. *Journal of Consulting and Clinical Psychology*, *72*(2), 276–287.

Kim-Cohen, J., Caspi, A., Moffit, T.E., Harrington, H., Milne, B.J. & Poulton, R. (2003). Prior juvenile diagnoses in adults with mental disorder: Developmental follow-back of a prospective-longitudinal cohort. *Archives of General Psychiatry*, *60*, 709–717.

King, N.J. & Ollendick, T.H. (1992). Test note: Reliability of the Fear Survey Schedule for Children – Revised. *The Australian Educational and Developmental Psychologist*, 9, 55–57.

King, N.J. & Ollendick, T.H. (1997). Annotation: Treatment of childhood phobias. *Journal of Child Psychology and Psychiatry*, *38*(4), 389–400.

King, N.J., Tonge, B.J., Heyne, D., Pritchard, M., Rollings, S., Young, D., Myerson, N. & Ollendick, T.H. (1998). Cognitive behavioural treatment of school-refusing children: A controlled evaluation. *Journal of the American Academy of Child and Adolescent Psychiatry*, *37*(4), 395–403.

Kortlander, E., Kendall, P.C. & Panichelli-Mindel, S.M. (1997). Maternal expectations and attributions about coping in anxious children. *Journal of Anxiety Disorders*, *11*(3), 297–315.

Krohne, H.W. & Hock, M. (1991). Relationships between restrictive mother–child interactions and anxiety of the child. *Anxiety Research*, *4*(2), 109–124.

Last, C.G., Francis, G. & Strauss, C.C. (1989). Assessing fears in anxiety disordered children with the Revised Fear Survey Schedule for Children (FSSC-R). *Journal of Clinical Child Psychology*, *18*, 137–141.

Last, C.G., Hansen, C. & Franco, N. (1998). Cognitive behavioural treatment of school phobia. *Journal of the American Academy of Child and Adolescent Psychiatry*, *37*, 404–411.

Last, C.G., Hersen, M., Kazdin, A., Orvaschel, H. & Perrin, S. (1991). Anxiety disorders in children and their families. *Archives of General Psychiatry*, *48*, 928–945.

Last, C.G., Phillips, J.E. & Statfeld, A. (1987). Childhood anxiety disorders in mothers and their children. *Child Psychiatry and Human Development*, *18*(2), 103–112.

Leitenberg, H., Yost, L. & Carroll-Wilson, M. (1986). Negative cognitive errors in children: Questionnaire development, normative data, and comparisons between children with and without symptoms of depression, low self-esteem and evaluation anxiety. *Journal of Consulting and Clinical Psychology*, *54*, 528–536.

Leung, P.W.L. & Poon, M.W.L. (2001). Dysfunctional schemas and cognitive distortions in psychopathology: A test of the specificity hypothesis. *Journal of Child Psychology and Psychiatry*, *42*(6), 755–765.

Lonigan, C.L., Vasey, M.W., Phillips, B.M. & Hazen, R.A. (2004). Temperament, anxiety and the processing of threat relevant stimuli. *Journal of Clinical Child and Adolescent Psychology*, *33*, 8–20.

Manassis, K., Mendlowitz, S.L., Scapillato, D., Avery, D., Fiksenbaum, L., Freire, M., Monga, S. & Owens, M. (2002). Group and individual cognitive behavioural therapy for childhood anxiety disorders: A randomised trial. *Journal of the American Academy of Child and Adolescent Psychiatry*, *41*, 1423–1430.

March J.S., Parker J., Sullivan K., Stallings P. & Conners, C.K. (1997). The Multi-dimensional Anxiety Scale for Children (MASC): Factor structure, reliability, and validity. *Journal of the American Academy of Child and Adolescent Psychiatry*, *36*, 554–565.

Marks, I.M. (1969). *Fears and Phobias.* New York: Academic Press.
Martin, M., Horder, P. & Jones, G.V. (1992). Integral bias in naming of phobia-related words. *Cognition and Emotion, 6,* 479–486.
Masi, G., Millepiedi, S., Mucci, M., Poli, P., Bertini, N. & Milantoni, L. (2004). Generalized anxiety disorder in referred children and adolescents. *Journal of the American Academy of Child and Adolescent Psychiatry, 43*(6), 752–760.
Masi, G., Mucci, M., Favilla, L., Romano, R. & Poli, P. (1999). Symptomatology and comorbidity of generalized anxiety disorder in children and adolescents. *Comprehensive Psychiatry, 40*(3), 210–215.
Meltzer, H., Gatward, R., Goodman, R. & Ford, T. (2003). Mental health of children and adolescents in Great Britain. *International Review of Psychiatry, 15,* 185–187.
Mendlowitz, S.L., Manassis, M.D., Bradley, S., Scapillato, D., Miezitis, S. & Shaw, B.F. (1999). Cognitive behaviour group treatments in childhood anxiety disorders: The role of parental involvement. *Journal of the American Academy of Child and Adolescent Psychiatry, 38*(10), 1223–1229.
Miller, L.C., Barrett, C.L. & Hampe, E. (1974). Phobias of childhood in a pre-scientific era. In A. Davis (ed.), *Child Personality and Psychopathology: Current Topics.* New York: Wiley.
Mills, R.S.L. & Rubin, K.H. ((1990). Parental beliefs about problematic social behaviours in early childhood. *Child Development, 61*(1), 138–151.
Mills, R.S.L. & Rubin, K.H. (1992). A longitudinal study of maternal beliefs about children's social behaviours. *Merrill Palmer Quarterly, 38*(4), 494–512.
Mills, R.S.L. & Rubin, K.H. (1993). Socialization factors in the development of social withdrawal. In K.H. Rubin & J.B. Asendorpf (eds). *Social Withdrawal, Inhibition and Shyness in Childhood.* Hillsdale, NJ: Lawerence Erlbaum Associates.
Mills, R.S.L. & Rubin, K.H. (1998). Are behavioural and psychological control both differentially associated with childhood aggression and social withdrawal? *Canadian Journal of Behavioural Science, 30,* 132–136.
Moore, P.S., Whaley, S.E. & Sigman, M. (2004). Interactions between mothers and children: Impacts of maternal and child anxiety. *Journal of Abnormal Psychology, 113,* 471–476.
Muris, P., Dreessen, L., Bogels, S., Weckx, M. & van Melick, M. (2004). A questionnaire for screening a broad range of DSM-defined anxiety disorder symptoms in clinically referred children and adolescents. *Journal of Child Psychology and Psychiatry, 45,* 813–820.
Muris, P., Kindt, M., Bogels, S., Merckelbach, H., Gadet, B. & Moularet, V. (2000a). Anxiety and threat perception abnormalities in normal children. *Journal of Psychopathology and Behavioural Assessment, 22*(2), 183–199.
Muris, P., Meesters, C., Merckelbach, H., Sermon, A. & Zwakhalen, S. (1998). Worry in normal children. *Journal of the American Academy of Child and Adolescent Psychiatry, 37,* 7, 703–710.
Muris, P., Merckelbach, H. & Damsma, E. (2000b). Threat perception bias in non-referred, socially anxious children. *Journal of Clinical Child Psychology, 29,* 348–359.
Muris, P., Merckelbach, H., Ollendick, T., King, N. & Bogie, N. (2002). Three traditional and three new childhood anxiety questionnaires: Their reliability and validity in a normal adolescent sample. *Behaviour Research and Therapy, 40,* 753–772.
Muris, P., Merckelbach, H., Schmidt, H. & Mayer, B. (1999). The revised version of the Screen for Child Anxiety Related Emotional Disorders (SCARED-R): Factor structure in normal children. *Personality and Individual Differences, 26,* 99–112.
Myers, K. & Winters, N.C. (2002). Ten-year review of rating scales. 11: Scales for internalising disorders. *Journal of the American Academy of Child and Adolescent*

Psychiatry, 41(6), 634–659.

Nauta, M.H., Scholing, A., Emmelkamp, P.M.G. & Minderaa, R.B. (2001). Cognitive behaviour therapy for anxiety disordered children in a clinical setting: Does additional cognitive parent training enhance treatment effectiveness? *Clinical Psychology and Psychotherapy, 8*, 300–340.

Nauta, M.H., Scholing, A., Emmelkamp, P.M.G. & Minderaa, R.B. (2003). Cognitive behaviour therapy for children with anxiety disorders in a clinical setting: No additional effect of a cognitive parent training. *Journal of the American Academy of Child and Adolescent Psychiatry, 42*(11), 1270–1278.

Newman, D.L., Moffit, T.E., Caspi, A., Magdol, L., Silva, P.A. & Stanton, W.R. (1996). Psychiatric disorder in a birth cohort of young adults: Comorbidity, clinical significance and new case incidence from ages 11–21. *Journal of Consulting and Clinical Psychology, 64*(3), 552–562.

Ollendick, T.H. (1983). Reliability and validity of the Revised Fear Survey Schedule for Children (FSSC-R). *Behaviour Research and Therapy, 21*, 685–692.

Ollendick, T.H., King, N. & Muris, P. (2002). Fears and phobias in children: Phenomenology, epidemiology and aetiology. *Child and Adolescent Mental Health, 7*(3), 98–106.

Padesky, C. & Greenberger, D. (1995), *Clinician's Guide to Mind over Mood*. New York: Guilford Press.

Perrin, S. & Last, C.G. (1992). Do childhood anxiety measures measure anxiety? *Journal of Abnormal Child Psychology, 20*, 567–578.

Perrin, S. & Last, C.G. (1997). Worrisome thoughts in children clinically referred for anxiety disorders. *Journal of Child Clinical Psychology, 26*, 181–189.

Pine, D.S., Cohen, P., Gurley, D., Brook, J. & Ma, Y. (1998). The risk for early-adulthood anxiety and depressive disorders in adolescents with anxiety and depressive disorders. *Archives of General Psychiatry, 55*, 56–64.

Prins, P.J.M. (1985). Self-speech and self-regulation of high and low anxious children in the dental situation: An interview study. *Behaviour Research and Therapy, 23*, 641–650.

Prins, P.J.M. & Hanewald, G.J.F.P. (1997). Self-statements of test anxious children: Thought-listing and questionnaire approaches. *Journal of Consulting and Clinical Psychology, 65*(3), 440–447.

Prins, P.J.M. & Ollendick, T.H. (2003). Cognitive change and enhanced coping: Missing mediational links in cognitive behaviour therapy with anxiety-disordered children. *Clinical Child and Family Psychology Review, 6*(2), 87–105.

Prochaska, J.O., DiClemente, C.C. & Norcross, J. (1992). In search of how people change. *American Psychologist, 47*, 1102–1114.

Puliafico, A.C. & Kendall, P.C. (2006). Threat-related attentional bias in anxious youth: A review. *Clinical Child & Family Psychology Review, 9*, 162–180.

Rapee, R.M. (1997). Potential role of childrearing practices in the development of anxiety and depression. *Clinical Psychology Review, 17*(1), 47–67.

Rapee, R.M. (2001). The development of generalised anxiety. In M.W. Vasey & M.R. Dadds (eds), *The Developmental Psychopathology of Anxiety*. New York: Oxford University Press.

Reich, W. (2000). Diagnostic Interview for Children and Adolescents (DICA). *Journal of the American Academy of Child and Adolescent Psychiatry, 39*(1), 59–66.

Reynolds, C.R. & Paget, K.D. (1981). Factor analysis of the revised children's manifest anxiety scale for blacks, males and females with national innovative sample. *Journal of Consulting and Clinical Psychology, 49*, 352–359.

Reynolds, C.R. & Richmond, B.O. (1978). What I think and feel: A revised measure of children's manifest anxiety. *Journal of Abnormal Child Psychology, 6*, 271–280.

Robins, L.W., Helzer, J.E., Ratcliff, K.S. & Seyfried, W. (1982). Validity of the Diagnostic Interview Schedule Version II: DSM-III diagnoses. *Psychological*

Medicine, 12, 855–870.

Rollnick, S. & Miller, W.R. (1995). What is motivational interviewing? *Behavioural and Cognitive Psychotherapy, 23,* 325–334.

Rynn, M., Barber, J., Khalid-Khan, S., Siqueland, L., Dembiski, M., McCarthy, S. et al. (2006). The psychometric properties of the MASC in a pediatric psychiatric sample. *Journal of Anxiety Disorders, 20,* 139–157.

Schniering, A.A. & Rapee, R.M. (2002). Development and validation of a measure of children's automatic thoughts: The children's automatic thoughts scale. *Behaviour Research and Therapy, 40,* 1091–1109.

Schniering, A.A. & Rapee, R.M. (2004). The relationship between automatic thoughts and negative emotions in children and adolescents: A test of the content-specificity hypothesis. *Journal of Abnormal Child Psychology, 113*(3), 464–470.

Schuckit, M.A. & Hesselbrock, V. (1994). Alcohol dependence and anxiety disorders: What is the relationship? *American Journal of Psychiatry, 151,* 1723–1734.

Schwartz, R.M. & Garamoni, G.L. (1986). A structural model of positive and negative states of mind: Asymmetry in the internal dialogue. In P.C. Kendall (ed.), *Advances in Cognitive-Behavioural Research and Therapy* (Vol. 5). New York: Academic Press.

Shaffer, D., Fisher, P., Dulcan, M.K., Davies, M., Piacentini, J., Schwab-Stone, M.E. et al. (1996). The NIMH Diagnostic Interview Schedule for Children, Version 2.3 (DISC-2.3): Description, acceptability, prevalence rates, and performance in the MECA study. *Journal of the American Academy of Child and Adolescent Psychiatry, 35,* 865–877.

Shaffer, D., Fisher, P., Lucas, C., Dulcan, M.K. & Schwab-Stone, M.E. (2000). NIMH Diagnostic Interview Schedule for Children version IV (NIMH DISC-IV): Description, differences from previous versions and reliability of some common diagnoses. *Journal of the American Academy of Child and Adolescent Psychiatry, 39*(1), 28–38.

Shortt, A.L., Barrett, P.M., Dadds, M.R. & Fox, T.L. (2001). The influence of family and experimental context on cognition in anxious children. *Journal of Abnormal Child Psychology, 29*(6), 585–596.

Silverman, W.K. & Albano, A.M. (1996). *Anxiety Disorders Interview Schedule for Children for DSM-IV (Child & Parent Versions).* San Antonio, TX: Psychological Corporation/Graywind.

Silverman, W.K. & Dick-Niederhauser, A. (2004). Separation anxiety disorder. In T.L. Morris & J.S. March (eds), *Anxiety Disorders in Children and Adolescents.* New York: Guilford Press.

Silverman, W.K., Kurtines, W.M., Ginsburg, G.S., Weems, C.F., Lumpkin, P.W. & Carmichael, D.H. (1999a). Treating anxiety disorders in children with group cognitive behavioural therapy: A randomised clinical trial. *Journal of Consulting and Clinical Psychology, 67*(6), 995–1003.

Silverman, W.K., Kurtines, W.M., Ginsburg, G.S., Weems, C.F., Rabian, B. & Serafini, L.T. (1999b). Contingency management, self-control and educational support in the treatment of childhood phobic disorders: A randomized clinical trial. *Journal of Consulting and Clinical Psychology, 67*(5), 675–687.

Silverman, W.K., La Greca, A.M. & Wasserstein, S. (1995). What do children worry about? Worries and their relation to anxiety. *Child Development, 66*(3), 671–686.

Silverman, W.K. & Ollendick, T.K. (2005). Evidence-based assessment of anxiety and its disorders in children and adolescents. *Journal of Clinical Child and Adolescent Psychology, 34*(3), 380–411.

Silverman, W.K., Saavedra, L.M. & Pina, A.A. (2001). Test–re-test reliability of anxiety symptoms and diagnoses using the Anxiety Disorder Interview Schedule for DSM-IV: Child and Parent Versions (ADIS for DSM-IV: C/P). *Journal of the*

American Academy of Child and Adolescent Psychiatry, 40, 937–944.

Siqueland, L. & Diamond, G. (1998). Engaging parents in cognitive behavioural treatment for children with anxiety disorders. *Cognitive and Behavioural Practice, 5,* 81–102.

Siqueland, L., Kendall, P.C. & Steinberg, L. (1996). Anxiety in children: Perceived family environments and observed family interaction. *Journal of Clinical Child Psychology, 25*(2), 225–237.

Soler, J.A. & Weatherall, R. (2007). *Cognitive Behaviour Therapy for Anxiety Disorders in Children and Adolescents (Review).* The Cochrane Library, Issue 3. Chichester, UK: Wiley.

Spence, S.H. (1997). Structure of anxiety symptoms among children: A confirmatory factor-analytic study. *Journal of Abnormal Child Psychology, 106,* 280–297.

Spence, S.H. (1998). A measure of anxiety symptoms among children. *Behaviour Research and Therapy 36,* 545–566.

Spence, S.H., Donovan, C. & Brechman-Toussaint, M. (1999). Social skills, social outcomes and cognitive features of childhood social phobia. *Journal of Abnormal Psychology, 108*(2), 211–221.

Spence, S.H., Donovan, C. & Brechman-Toussaint, M. (2000). The treatment of childhood social phobia: The effectiveness of a social skills training based, cognitive-behavioural intervention, with and without parental involvement. *Journal of Child Psychology and Psychiatry, 41*(6), 713–726.

Spielberger, C.D., Edwards, C.D., Montuori, J. & Lushene, R. (1973). *State–Trait Anxiety Inventory for Children.* Palo Alto, CA: Consulting Psychologists Press.

Stallard, P. (2002). *Think Good Feel Good: A Cognitive Behaviour Therapy Workbook for Children and Young People.* Chichester, UK: Wiley.

Stallard, P. (2005). *A Clinician's Guide to Think Good Feel Good: A Cognitive Behaviour Therapy Workbook for Children and Young People.* Chichester, UK: Wiley.

Stallings, P. & March, J.S. (1995). Assessment. In J.S. March (ed.), *Anxiety Disorders in Children and Adolescents* (pp. 125–147). New York: Guildford Press.

Taghavi, M.R., Dalgleish, T., Moradi, A.R., Neshat-Doost, H.T. & Yule, W. (2003). Selective processing of negative emotional information in children and adolescents with generalised anxiety disorder. *British Journal of Clinical Psychology, 42,* 221–230.

Taghavi, M.R., Neshat-Doost, H.T., Moradi, A.R., Yule, W. & Dalgleish, T. (1999). Biases in visual attention in children and adolescents with clinical anxiety and mixed anxiety–depression. *Journal of Abnormal Child Psychology, 27*(3), 215–223.

Toren, P., Wolmer, L., Rosental, B., Eldar, S., Koren, S., Lask, M. *et al.* (2000). Case series: Brief parent–child group therapy for childhood anxiety disorders using a manual based cognitive-behavioural technique. *Journal of the American Academy of Child and Adolescent Psychiatry, 39*(10), 1309–1312.

Treadwell, K.R.H. & Kendall, P.C. (1996). Self-talk in youth with anxiety disorders: State of mind, content specificity and treatment outcome. *Journal of Consulting and Clinical Psychology, 64*(5), 941–950.

Turner, S.M., Beidel, D.C. & Costello, A. (1987). Psychopathology in the offspring of anxiety disorder patients. *Journal of Consulting and Clinical Psychology, 55,* 229–235.

Vasey, M.W., Daleiden, E.L., Williams, L.L. & Brown, L. (1995). Biased attention in childhood anxiety disorders: A preliminary study. *Journal of Abnormal Child Psychology, 23,* 267–279.

Warren, S.L. & Sroufe, L.A. (2004). Developmental issues. In T.H. Ollendick & J.S. March (eds), *Phobic and Anxiety Disorders in Children and Adolescents: A Clinician's guide to effective psychosocial and pharmacological interventions* (pp. 92–115). New York: Oxford University Press.

Waters, A.M., Lipp, O.V. & Spence, S.H. (2004). Attentional bias toward fear related stimuli: An investigation with non-selected children and adults and children with anxiety disorders. *Journal of Experimental Child Psychology, 89*, 320–337.

Weems, C.F., Berman, S.L., Silverman, W.K. & Saavedra, L.M. (2001). Cognitive errors in youth with anxiety disorders: The linkages between negative cognitive errors and anxious symptoms. *Cognitive Therapy and Research, 25*(5), 559–575.

Weems, C.F., Silverman, W.K. & La Greca, A.M. (2000). What do youth referred for anxiety problems worry about? Worry and its relation to anxiety and anxiety disorders in children and adolescents. *Journal of Abnormal Child Psychology, 28*(1), 63–72.

Weems, C.F., Silverman, W.K., Rapee, R. & Pina, A.A. (2003). The role of control in anxiety disorders. *Cognitive Therapy and Research, 27*(5), 557–568.

Weems, C.F., Silverman, W.K., Saaverda, L.M., Pina, A.A. & Lumpkin, P.W. (1999). The discrimination of children's phobias using the Revised Fear Survey Schedule for Children. *Journal of Child Psychology and Psychiatry, 40*, 941–952.

Weems, C.F. & Stickle, T.R. (2005). Anxiety disorders in childhood: Casting a nomological net. *Clinical Child & Family Psychology Review, 8*(2), 107–134.

Whaley, S.E., Pinto, A. & Sigman, M. (1999). Characterizing interactions between anxious mothers and their children. *Journal of Consulting and Clinical Psychology, 67*(6), 826–836.

Wittchen, H.U., Nelson, C.B. & Lachner, G. (1998). Prevalence of mental disorders and psychosocial impairment in adolescents and young adults. *Psychological Medicine, 28*, 109–126.

Wood, J., McLeod, B.D., Sigman, M., Hwang, C., & Chu, B.C. (2003). Parenting and childhood anxiety: Theory, empirical findings and future directions. *Journal of Child Psychology and Psychiatry, 44*(1), 134–151.

Wood, J.J., Piacentini, J.C., Southam-Gerow, M., Chu, B.C. & Sigman, M. (2006). Family cognitive behavioural therapy for child anxiety disorders. *Journal of the American Academy of Child and Adolescent Psychiatry, 45*(3), 314–321.

Woodward, L.J. & Fergusson, D.M. (2001). Life course outcomes of young people with anxiety disorders in adolescence. *Journal of the American Academy of Child and Adolescent Psychiatry, 40*(9), 1086–1093.

World Health Organization. (1993). *International Classification of Mental and Behavioural Disorders, Clinical Descriptors and Diagnostic Guidelines* (10th edition). Geneva, Switzerland: World Health Organization.

邦訳文献

▼ American Psychiatric Association（1994）
　米国精神医学会『DSM-IV　精神疾患の診断・統計マニュアル』高橋三郎・大野裕・染矢俊幸訳，医学書院，1996.

▼ American Psychiatric Association（2000）
　米国精神医学会『DSM-IV-TR　精神疾患の診断・統計マニュアル』高橋三郎・大野裕・染矢俊幸訳，医学書院，2004.

▼ Beck（1976）
　ベック，A. T.『認知療法――精神療法の新しい発展』大野裕訳，岩崎学術出版社，1990.
　Padesky & Greenberger（1995）
　パデスキー，C. A.・グリーンバーガー，D.『うつと不安の認知療法練習帳ガイドブック』大野裕監訳，岩坂彰訳，創元社，2002.

▼ Stallard（2002）
　スタラード，P.『子どもと若者のための認知行動療法ワークブック――上手に考え，気分はスッキリ』下山晴彦監訳，金剛出版，2006.

▼ Stallard（2005）
　スタラード，P.『子どもと若者のための認知行動療法ガイドブック――上手に考え，気分はスッキリ』下山晴彦監訳，金剛出版，2008.

▼ World Health Organization（1993）
　World Health Organization編『ICD-10 精神および行動の障害――臨床記述と診断ガイドライン』融道男・中根允文・小見山実・岡崎祐士・大久保善朗監訳，医学書院，2005.

索引

ア行

愛着　8
アセスメント　21, 67, 68, 107, 111
アンビヴァレント　171
遺伝的な因子　52
今ここで　16
イメージ　133, 134, 143
占い師　145
エクスポージャー　20, 22, 23, 110, 153, 156-158, 174
SUDS　124
思い込み　49, 101, 103, 110, 163
　　親の――　55, 56, 86, 116
親の過度のコントロール　53
親の干渉　53
親の行動　86
親の参加　63, 65, 106, 117, 118
親の動機づけ　107
親の否定的な態度　53
親の不安　109, 180
親のマネージメント　111
親の役割　56
親の養育態度　53

カ行

外在化障害　47
介入目標　87, 94, 95, 96
回避　110, 139, 153
　　――行動　5, 49, 55, 84, 106, 153
　　――的な方略　52
　　――のサイクル　90, 91, 107
開放性　93
過剰な干渉　52
過小評価　144
過剰不安障害　13, 14
仮説の検証　161
家族　5, 17, 52

――認知行動療法　27, 64
――の協力　168
――要因　81
課題階層表　158, 159
課題実行　153, 157, 159, 172, 173
学校恐怖　35
過度の一般化　45-47
過保護　5, 52
環境要因　52
干渉的な養育態度　56
感情と症状の区別　102
感情の記録　128
関心がない　169
完全主義　182, 183
危険の徴候　147, 148
気質　5
気づき　136
脅威　40
強化のプロセス　114
協働　16, 92, 93, 97, 106, 175
　　――関係　92, 93
恐怖症　9, 84
　　――性障害　31
　　――性不安障害　9
「緊張した」感情　126
「緊張した」状況　122, 125, 126
緊張と弛緩　131, 133
欠席　181
攻撃性　45, 46
構造化診断面接　69
行動実験　16, 20, 79, 150, 160-162, 164
行動の活性化　120
行動の領域　85, 86, 153
行動反応　84
行動マネージメント　34
呼吸のコントロール　129, 148

サ行

コ・クライアント　57, 119
コ・セラピスト　57, 118
誇大化　46, 47
誇張　146
コーピング・キャット・プログラム　24, 26
個別課題　97
コミュニケーションスキル　58
コントロール能力　54

再発防止　165, 167
災厄思考　147
作業仮説　82
参加　175
思考の罠　143, 144, 147
自己記入式の質問票　67, 72
自己効力感　16, 53, 92, 93, 175
自己コントロール　49
自己発見　94
自己への関連づけ　45-47
自己モニタリング　86, 95, 102, 126, 127, 157, 173
下向き矢印　80, 81
実験　161, 175
自動思考　39, 79, 100
社交恐怖　10, 11, 32, 48, 49
社交不安　10, 11, 48
　　――障害　10, 11
集団認知行動療法　26
重要な出来事　101
守秘義務　18
証拠の検証　150
賞賛　85
情動　39, 122
　　――コントロール　49
　　――障害　40, 45, 46

――のモニタリング　124, 125
――の領域　85, 86, 120
――評価尺度　124
情報処理　39
初回面接　68, 69, 92, 94
所有感覚　171
身体活動　131, 132
身体徴候　122, 123
診断面接　67
心配　1
信頼関係　88
心理教育　56, 85-87, 89, 107, 121, 137, 165, 168, 187
随伴性マネージメント　32, 58
スキーマ　39, 79, 80, 99
ストループ課題　40
脆弱性　5
生理的な症状　120, 121
生理反応　84
セッション構造　18
セルフトーク　21, 23, 27, 34, 42, 100, 136, 142
漸進的筋弛緩法　132
選択的抽象化　46, 47
先入観　39, 79, 99-101, 108, 136, 183
全般性不安障害（GAD）　13, 14, 23
ソクラテス的問答　185

タ行
対処バイアス　143
達成目標　162
注意の向け変え　130
注意バイアス　40, 148
中核的思い込み　79, 80, 99
投影　39
動機づけ　85, 87-89, 91, 107, 168-170
　　――面接　170
逃走か闘争か　90, 120, 121, 187
読心術師　145

ナ行
内在化障害　47

日記　115, 125, 173
二分法的な思考　94
認知　21
　　――再構成　108
　　――の誤り　46, 50
　　――の強化　189
　　――の特異性　45
　　――の歪み　39, 45, 47, 115, 135, 136, 143, 147, 148, 184
　　――の領域　85, 86, 135
　　――の罠　86
　　――バイアス　41, 50
　　――プロセス　39
　　――モデル　39, 84, 89
　　脅威の――　41
　　肯定的な――　44
　　否定的な――　42, 44
　　不適切な――　39, 79
認知行動療法　16, 20
能動性　93

ハ行
パソコンの記録　127
パニック発作　11, 12
反抗性障害　49, 53
否定のメガネ　144
ファシリテーター　56, 118
不安　1
　　――階層表　86, 164
　　――感情　135
　　――行動　153
　　――障害の症状　2
　　――障害のタイプ　6
　　――の温度計　124
　　――の罠　90
　　――反応　84
　　――マネージメント　129
　　――マネージメントプログラム　27, 58
フォーミュレーション　21, 77, 82, 85, 97, 98, 102, 104
　　維持の――　77, 98

　　発現の――　79, 99, 100
　　問題の――　22, 76, 77, 79, 97
吹き出し　137
不登校　34
FRIENDS（フレンズ）プログラム　31
プログラムの構造　21
分離不安　169
　　――障害（SAD）　7, 8
併存症　3
変化の代償　88
変化のプロセス　89
褒美　86, 114, 115
褒め言葉　86

マ行
マネージメント　187
メタ認知　50
目標　85, 96, 140
モデリング　54
モニター　85, 86
モニタリングシート　127
問題解決　153, 189
　　――スキル　58, 86, 112, 153
　　――のための6段階　153
　　――のトレーニング　33
問題の認識　89
問題の明確化　154

ユ行
有益な思考　138, 140
有害な思考　138, 140, 149, 151
有病率　2
雪だるま　146

ラ行
ランダム化比較試験　23
リラクセーション　133
リラックス　132, 133

ワ行
ワークシート　127, 129, 138-140, 154, 186, 187, 189

監訳者紹介
下山　晴彦（しもやま　はるひこ）

1957年　静岡県生まれ
1983年　東京大学大学院教育学研究科博士課程中退
現　在　東京大学大学院臨床心理学コース教授，博士（教育学）
著訳書　『精神医療の最前線と心理職への期待』（共編著）誠信書房
　　　　2011，『今，心理職に求められていること——医療と福祉の現
　　　　場から』（共編著）誠信書房　2010，『臨床心理学全書』全13
　　　　巻（共監修）誠信書房　2003-2005，『心理学の新しいかたち』
　　　　全11巻（共編著）誠信書房　2004-2006，デビソン，ニール
　　　　他『テキスト臨床心理学』全5巻（編訳）別巻（編著）誠信書
　　　　房　2006-2008

訳者紹介
高橋　洋（たかはし　ひろし）

1983年　同志社大学文学部文化学科（哲学・倫理学専攻）卒業
現　在　翻訳家

本文・カバーイラスト
村山　宇希（むらやま　うき）

P. スタラード著
子どもと家族の認知行動療法2
不安障害

2013年3月30日　第1刷発行

　　　　　　　　　　　　　　　監訳者　下　山　晴　彦
　　　　　　　　　　　　　　　発行者　柴　田　敏　樹
　　　　　　　　　　　　　　　印刷者　日　岐　浩　和

　　　　　　　　　　　　　　　発行所　株式会社　誠信書房

　　　　　　　　　　　　　　　〒112-0012　東京都文京区大塚3-20-6
　　　　　　　　　　　　　　　電話　03(3946)5666
　　　　　　　　　　　　　　　http://www.seishinshobo.co.jp/

中央印刷　協栄製本　　　　　　落丁・乱丁本はお取り替えいたします
検印省略　　　　　　　　　　　無断で本書の一部または全部の複写・複製を禁じます
©Seishin Shobo, 2013　　　　　　　　　　　　　　　　Printed in Japan
　　　　　　　　　　　　　　　ISBN 978-4-414-41335-9 C3311

子どもと家族の認知行動療法
〈全5巻〉

シリーズ編集：ポール・スタラード（バース大学心理学部教授）
シリーズ監訳：下山晴彦（東京大学大学院臨床心理学コース教授）

明快で実施が簡単な認知行動療法を使い，子どもを援助するための方策を満載した専門書シリーズ。シリーズ編集を英国の第一人者であるP.スタラードが担当し，各巻を最前線で活躍する専門家が担当。うつ病や不安障害，摂食障害など，子どもが抱える根本的な問題への対処法を多数の事例を交えて詳説した。問題点を具体的に挙げて整理し，いじめやひきこもりなどの複合的な問題に対処する。

1『うつ病』	C.ヴァーダイン，J.ロジャーズ，A.ウッド著	3570円
2『不安障害』	P.スタラード著	3570円
3『PTSD』	P.スミス，S.ペリン，W.ユール，D.M.クラーク著	未刊
4『摂食障害』	S.G.ガワーズ，L.グリーン著	未刊
5『強迫性障害』	P.ウェイト，T.ウィリアムズ編著	未刊

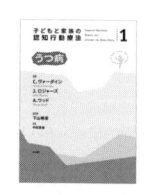

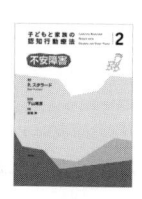

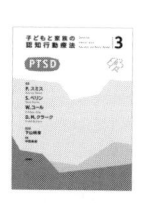

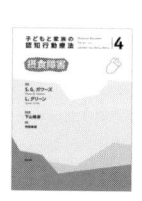

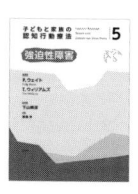

各巻　B5判並製　240〜280頁　価格は税込

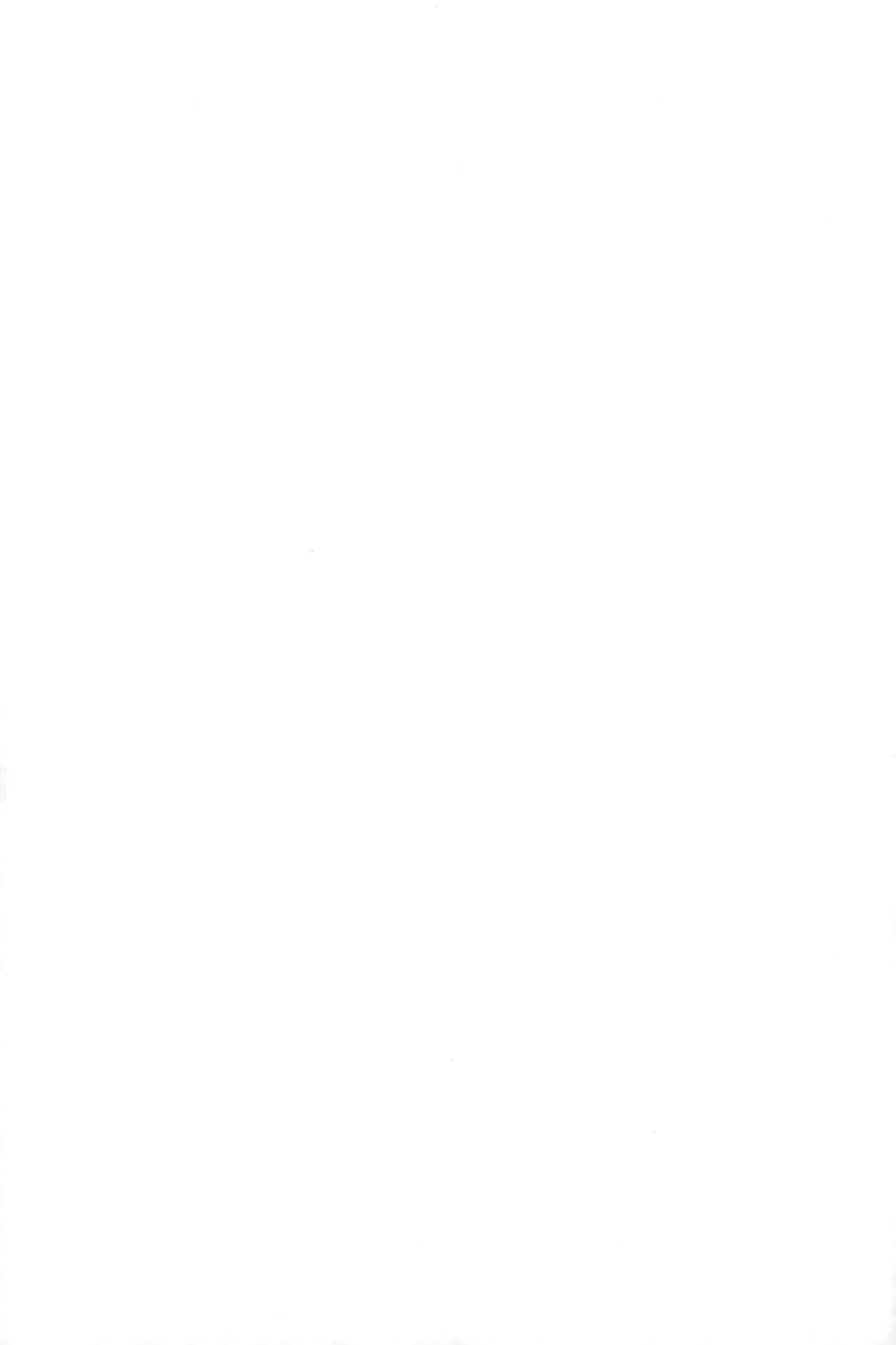